J. Jerosch, J. Heisel, A. B. Imhoff (Hrsg.) Fortbildung Orthopädie · Traumatologie – Die ASG-Kurse der DGOOC

Band 8: **Schulter**

J. Jerosch J. Heisel A. B. Imhoff (Hrsg.)

Fortbildung
Orthopädie · Traumatologie
Die ASG-Kurse der DGOOC

Band 8: **Schulter**

Mit 119 Abbildungen in 171 Einzeldarstellungen
und 37 Tabellen

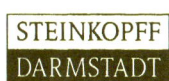

Prof. Dr. med. Dr. h.c. mult. *Jörg Jerosch*
Johanna-Etienne-Krankenhaus
Klinik für Orthopädie und Orthopädische Chirurgie
Am Hasenberg 46, 41462 Neuss

Prof. Dr. med. Dr. h.c. mult. *Jürgen Heisel*
Fachkliniken Hohenurach
Orthopädische Abteilung
Immanuel-Kant-Straße 31, 72574 Bad Urach

Prof. Dr. med. *Andreas B. Imhoff*
Abteilung und Poliklinik für Sportorthopädie
TU München
Connollystraße 32, 80809 München

ISBN 978-3-7985-1441-6   ISBN 978-3-642-57329-3 (eBook)
DOI 10.1007/978-3-642-57329-3

Bibliografische Information Der Deutschen Bibliothek
Die Deutsche Bibliothek verzeichnet diese Publikation in der Deutschen Nationalbibliografie;
detaillierte bibliografische Daten sind im Internet über <http://dnb.ddb.de> abrufbar.

Dieses Werk ist urheberrechtlich geschützt. Die dadurch begründeten Rechte, insbesondere die der Übersetzung, des Nachdrucks, des Vortrags, der Entnahme von Abbildungen und Tabellen, der Funksendung, der Mikroverfilmung oder der Vervielfältigung auf anderen Wegen und der Speicherung in Datenverarbeitungsanlagen, bleiben, auch bei nur auszugsweiser Verwertung, vorbehalten. Eine Vervielfältigung dieses Werkes oder von Teilen dieses Werkes ist auch im Einzelfall nur in den Grenzen der gesetzlichen Bestimmungen des Urheberrechtsgesetzes der Bundesrepublik Deutschland vom 9. September 1965 in der jeweils geltenden Fassung zulässig. Sie ist grundsätzlich vergütungspflichtig. Zuwiderhandlungen unterliegen den Strafbestimmungen des Urheberrechtsgesetzes.

steinkopff.springer.de

© Springer-Verlag Berlin Heidelberg 2003
Ursprünglich erschienen bei Steinkopff Verlag Darmstadt 2003

Die Wiedergabe von Gebrauchsnamen, Handelsnamen, Warenbezeichnungen usw. in diesem Werk berechtigt auch ohne besondere Kennzeichnung nicht zu der Annahme, dass solche Namen im Sinne der Warenzeichen- und Markenschutz-Gesetzgebung als frei zu betrachten wären und daher von jedermann benutzt werden dürften.

Produkthaftung: Für Angaben über Dosierungsanweisungen und Applikationsformen kann vom Verlag keine Gewähr übernommen werden. Derartige Angaben müssen vom jeweiligen Anwender im Einzelfall anhand anderer Literaturstellen auf ihre Richtigkeit überprüft werden.

Herstellung: Klemens Schwind
Umschlaggestaltung: Erich Kirchner, Heidelberg
Satz: K+V Fotosatz GmbH, Beerfelden

SPIN 10966020   105/7231-5 4 3 2 1 0 – Gedruckt auf säurefreiem Papier

Vorwort

Der achte Band der ASG-Fortbildungskurse, die fester integrativer Programmbestandteil der jährlichen DGOOC-Kongresse sind, fasst Probleme des Schultergelenkes im Sinne eines orthopädischen und traumatologischen Updates zusammen.

Gerade beim Schultergelenk haben die minimal-invasive Diagnostik und Therapie im Laufe der letzten Jahre einen enormen Aufschwung erfahren. Auch bei der offenen Rekonstruktion degenerativer und traumatischer Defekte der Rotatorenmanschette besteht mittlerweile ein breites therapeutisches Spektrum. Die anfänglich oft stiefmütterlich behandelte Schulteralloarthroplastik hat mit wesentlichen technischen Neuerungen in den letzten Jahren ebenfalls Einzug in die operative Orthopädie und Unfallchirurgie genommen. Diesen wichtigen Entwicklungen trägt der vorliegende Band der ASG-Fortbildungsreihe Rechnung. Ergänzende Beiträge beleuchten konservative Behandlungsstrategien bei chronischen Schmerzsyndromen im Bereich der oberen Extremität.

Wie bisher wurden auch diesmal wieder namhafte Referenten für die differenzierte Bearbeitung wichtiger Einzelproblematiken gewonnen. Den Autoren sei für die zeitgerechte Abfassung der Manuskripte herzlich gedankt. Abschließend möchten wir erneut die stets hervorragende harmonische Zusammenarbeit mit „unserer" geschätzten Frau Dr. Gertrud Volkert, Steinkopff Verlag, herausstellen.

Im Herbst 2003

Für die ASG-Kommission

Jörg Jerosch
Jürgen Heisel
Andreas B. Imhoff

Inhaltsverzeichnis

Schulter und Sport

1 Sportlerschulter – Differenzialdiagnose und funktionelle Therapie   3
  R. Schmidt-Wiethoff, T. Schneider

2 Die instabile Schulter   16
  J. Steinbeck

Schmerztherapie

3 Schmerztherapie bei Schulter- und Ellenbogenerkrankungen   23
  J. Bauer, E. Broll-Zeitvogel

4 Akupunktur beim Schulterschmerz – Eine Übersicht   26
  J. Bachmann

5 Opioid-Therapie bei Nicht-Tumorschmerz in der Orthopädie   30
  T. Kausch

Spezielle OP-Techniken

6 Wertigkeit und Bedeutung der Narkosemobilisation   35
  H. Hempfling

7 360° Arthroskopisches Kapselrelease (AKR) bei adhäsiver Kapsulitis
  des glenohumeralen Gelenkes   42
  J. Jerosch, J. Schunck

8 Die arthroskopische Resektion des Acromioklavikulargelenkes (ARAC)   51
  J. Schunck, J. Jerosch

9 Der anteriore, transdeltoidale Zugang zum Subakromialraum   57
  H. Hempfling

10 OP-Technik bei Versorgung proximaler Oberarmfrakturen
   mit einem intramedullären Kraftträger   61
   W. Attmanspacher, K. Thaler, B. Frosch, H.-W. Stedtfeld

11 Intramedulläre Stabilisierung proximaler Humerusfrakturen nach Kapandji . .   68
   F. Gohlke, D. Böhm, A. Werner

Schulterendoprothetik

12 Schulterendoprothetik – Implantate und Indikationen 77
   J. Jerosch, J. Heisel

13 Probleme und Problemlösungen der Frakturprothese
   des proximalen Humerus 84
   J. Jerosch

14 Erregerspektrum und Diagnostik der infizierten Schulterendoprothese 104
   A. Ince, L. Frommelt, J. Gille, A. Katzer, K. Seemann, J. F. Löhr

15 Richtlinien für die Nachbehandlung
   nach endoprothetischem Schultergelenkersatz 108
   J. Heisel, J. Jerosch

Begutachtung

16 Das pathomorphologische Substrat (PMS) als Grundlage der Beurteilung
   in der gesetzlichen Unfallversicherung 117
   H. Hempfling

Autorenverzeichnis

Dr. med. Willi Attmanspacher
Klinik für Unfallchirurgie
Klinikum Nürnberg Süd
Breslauer Straße 201
90471 Nürnberg

Dr. med. Jürgen Bachmann
Orthopäde – Rheumatologe
Chirotherapie – Spezielle Schmerztherapie
– Sportmedizin – Physikalische Therapie
amc augusta medical center
August-Bebel-Straße 8–10
45525 Hattingen

Dr. med. Jochen Bauer
Facharzt für Orthopädie/Rheumatologie/
Chirotherapie
Ärztlicher Direktor der Parkklinik
Parkstraße 12–14
49214 Bad Rothenfelde

Dr. med. Dirk Böhm
Orthopädische Universitätsklinik
Würzburg
König-Ludwig-Haus
Brettreichstraße 11
97074 Würzburg

Dr. med. Eliane Broll-Zeitvogel
Fachärztin für Orthopädie/Chirotherapie/
Spezielle Schmerztherapie
Parkklinik
Parkstraße 12–14
49214 Bad Rothenfelde

Dr. med. Lars Frommelt
ENDO-Klinik
Abteilung für Orthopädische Chirurgie
Research Unit
 Holstenstraße 2
22767 Hamburg

Barbara Frosch
Klinik für Unfallchirurgie
Klinikum Nürnberg Süd
Breslauer Straße 201
90471 Nürnberg

Dr. med. Justus Gille
ENDO-Klinik
Abteilung für Orthopädische Chirurgie
Research Unit
Holstenstraße 2
22767 Hamburg

Priv.-Doz. Dr. med. Frank Gohlke
Orthopädische Universitätsklinik
Würzburg
König-Ludwig-Haus
Brettreichstraße 11
97074 Würzburg

Prof. Dr. med. Dr. h.c. mult. Jürgen Heisel
Orthopädische Abteilung
Fachkliniken Hohenurach
Immanuel-Kant-Straße 31
72574 Bad Urach

Prof. Dr. med. Harald Hempfling
Abteilung für Arthroskopische Chirurgie
BG-Unfallklinik Murnau
Prof.-Küntscher-Straße 8
82418 Murnau

Dr. med. Akif Ince
ENDO-Klinik
Abteilung für Orthopädische Chirurgie
Research Unit
Holstenstraße 2
22767 Hamburg

Prof. Dr. med. Dr. h.c. mult. Jörg Jerosch
Orthopädische Abteilung
Johanna-Etienne-Krankenhaus
Am Hasenberg 46
41462 Neuss

Priv.-Doz. Dr. med. Alexander Katzer
ENDO-Klinik
Abteilung für Orthopädische Chirurgie
Research Unit
Holstenstraße 2
22767 Hamburg

Dr. med. Thomas Kausch
Facharzt für Orthopädie
Chefarzt Orthopädische Fachklinik
KurKöln
Landgrafenstraße 32–38
53474 Bad Neuenahr-Ahrweiler

Prof. Dr. med. Jochen F. Löhr
ENDO-Klinik
Abteilung für Orthopädische Chirurgie
Research Unit
Holstenstraße 2
22767 Hamburg

Dr. med. Rüdiger Schmidt-Wiethoff
Klinik für Orthopädie
und Sporttraumatologie
Dreifaltigkeitskrankenhaus
Aachener Straße 445–449
50933 Köln

Priv.-Doz. Dr. med. Thomas Schneider
Klinik für Orthopädie
und Sporttraumatologie
Dreifaltigkeitskrankenhaus
Aachener Straße 445–449
50933 Köln

Dr. med. Jochem Schunck
Orthopädische Abteilung
Johanna-Etienne-Krankenhaus
Am Hasenberg 46
41462 Neuss

Dr. med. Klaus Seemann
ENDO-Klinik
Abteilung für Orthopädische Chirurgie
Research Unit
Holstenstraße 2
22767 Hamburg

Priv.-Doz. Dr. med.
Hans-Werner Stedtfeld
Klinik für Unfallchirurgie
Klinikum Nürnberg Süd
Breslauer Straße 201
90471 Nürnberg

Priv.-Doz. Dr. med. Jörn Steinbeck
Klinik und Poliklinik für Allgemeine
Orthopädie
Universitätsklinikum
Albert-Schweitzer-Straße 33
48149 Münster

Dr. med. Karlheinz Thaler
Klinik für Unfallchirurgie
Klinikum Nürnberg Süd
Breslauer Straße 201
90471 Nürnberg

Dr. med. Andreas Werner
Orthopädische Klinik der
Heinrich-Heine-Universität Düsseldorf
Moorenstraße 5
40225 Düsseldorf

Schulter und Sport

Sportlerschulter – Differenzialdiagnose und funktionelle Therapie

R. Schmidt-Wiethoff, T. Schneider

Einleitung

Sportassoziierte und sportfremde Schulterverletzungen unterscheiden sich in morphologischer Hinsicht nur unwesentlich [41]. Hingegen sind sportartspezifische Besonderheiten hervorzuheben, die angesichts der in einer Sportart resultierenden Überlastungsphänomene typische Problemkomplexe (Tennis-, Werfer-, Schwimmer-, Fechterschulter usw.) hervorrufen können. Die Häufigkeit behandlungsbedürftiger Probleme im Bereich der Schulter bei Überkopfdisziplinen – Tennis, Baseball, Volleyball, Schwimmen, Wurf- und Stoßdisziplinen – wird mit bis zu 24% angegeben [21, 41]. Hauptschmerzursachen sind oft funktionelle Defizite und eine unausgewogene muskuläre Balance aufgrund einseitiger Belastungsanforderungen ohne entsprechende aktive und passive Protektion.

Als klassische Problemkomplexe des Überkopfsportlers werden vor allem Überlastungssyndrome der capsulo-labro-ligamentären Strukturen, primäre und sekundäre Schulterinstabilitäten und das intraartikuläre Impingement der Rotatorenmanschette am dorsalen Glenoidrand angesehen. Ferner werden mechanische und funktionelle Konzepte des subacromialen Impingementsyndroms sowie Imbalancen der scapulohumeralen und scapulothorakalen Muskulatur diskutiert [5, 10, 15, 16, 20, 31, 42, 43].

In den letzten Jahren wurde bei Leistungsschwimmern und Überkopfsportlern – Tennis, Volleyball, Wurf- und Stoßdisziplinen – zunehmend auf die Bedeutung muskulärer Ungleichgewichte am Schultergürtel hingewiesen [7, 15, 18, 19, 20]. Dabei handelt es sich vor allem um Imbalancen der Innen- und Außenrotatoren sowie der scapulothorakalen Muskulatur. Auf diese Problematik sollte bereits beim jugendlichen Sportler geachtet werden, da nicht selten schmerzhafte Störungen der Kinematik des Schultergelenkes resultieren können [1, 25].

Im Bereich des Schultergürtels stehen als Hauptprobleme anatomische und kinematische Besonderheiten im Vordergrund [16]. Die Stabilität des Gelenkes wird durch die Balance der muskulären und capsuloligamentären Führung zusammen mit einer idealen Gelenkgeometrie gewährleistet [28]. Das Glenoid bildet den „Sockel" für die glenohumerale Artikulation. Die Kinematik zwischen Humeruskopf und Glenoid spielt eine wesentliche Rolle für die Funktion und Belastbarkeit des Gelenkes. Klinische Beobachtungen weisen auf die zentrale Bedeutung der Scapulaführung im Zusammenhang mit dem Symptomkomplex des Schulterimpingement beim Sportler hin [16, 18, 22, 43].

Impingement

Das *„Impingement"*-Syndrom des Sportlers muss hinsichtlich Ätiologie und Therapie sorgfältig von dem Impingement des älteren Patienten abgegrenzt werden [11]. Beim älteren Patienten finden sich oft radiologisch nachweisbare Traktionsosteophyten am antero-lateralen Acromionrand, die zu einer strukturell-mechanischen Einengung der Rotatorenmanschette prädisponieren. Dieses *mechanische* Konzept des „Outlet-Impingement" findet bei der Interpretation schmerzhafter Funktionsstörungen im Rahmen schulterbelastender Disziplinen beim jüngeren Sportler wenig Anwendung. Beim jüngeren Patienten und insbesondere beim Überkopfsportler stehen funktionelle Aspekte im Vordergrund, welche jedoch auch beim älteren Patienten beachtet und ggf. physiotherapeutisch behandelt werden sollten [20].

Als typische pathomorphologische Entität des Überkopfsportlers ist einerseits das *postero-superiore Impingement* durch die Publikationen von Jobe und Walch bekannt [5, 42]. Arthroskopisch finden sich gelenkseitige Partialläsionen der Supra- und Infraspinatussehne, welche als Folge einer Kompression und Scherbelastung der Sehneninsertion am postero-superioren Glenoidrand während extremer Außenrotation und Abduktion entstehen. Im Bereich des posterioren Labrums werden degenerative Einrisse beobachtet [20].

Beim sog. *funktionellen* Impingementsyndrom wird die Einengung im Subacromialraum durch eine ungenügende Depression des Humeruskopfes infolge Dysfunktion und Schwäche der außenrotatorisch wirkenden Anteile der Rotatorenmanschette, fehlender mechanischer Fixierung des Kopfes bei Kapsel-Bandlaxizität sowie mangelhafter Scapularotation oder insuffizienter Scapulastabilisation verursacht [10, 18, 36, 37, 43].

Ein weiterer pathogenetischer Aspekt ist die Verkürzung der dorsalen Gelenkkapsel, welche sich klinisch in einer reduzierten Innenrotationsamplitude äußert [17]. Die Folge ist eine vermehrte anterior-superiore Translation des Humeruskopfes, die einen subacromialen Impingementmechanismus verursacht und im Laufe der Zeit zu strukturellen Veränderungen an der Rotatorenmanschette führen kann [41].

Instabilität

Überkopfsportarten wie Schwimmen, Tennis oder Wurfsportarten stellen höchste mechanische Anforderungen an die Stabilität des Schultergelenkes. Als typisches Merkmal bei Werfern und Tennisspielern wird häufig eine im Seitenvergleich vermehrte Außenrotation vorgeführt. Die vermehrte Außenrotationsbeweglichkeit ist einerseits Leistungsvoraussetzung und darf primär nicht als pathologisch gewertet werden, andererseits bedingt sie potentielle Schädigungsmechanismen durch chronische Überdehnung der vorderen Gelenkkapsel und kann sich somit zu ungunsten der Stabilität auswirken.

Als wichtigste Stabilisierungsmechanismen der Schulter sind der kapsulo-labro-ligamentäre Komplex, die Muskeln der Rotatorenmanschette und die scapulastabilisierenden Muskelgruppen zu nennen. Instabilitätsbedingte Schulterbeschwerden des Sportlers sind häufig mit dem Problemkomplex des Impingementsyndroms kombiniert, müssen jedoch sorgfältig differenziert werden [35]. Die chronische Überdehnung der vorderen Gelenkkapsel kann bis zu Subluxationen mit sekundären Impingementmechanismen führen. Mechanisch resultiert eine chronische Überlastung der capsulo-ligamentären Stabilisatoren und letztendlich eine vermehrte anteriore Translation des Humeruskopfes. Das klinische Bild beinhaltet die Zeichen einer Instabilität und pathologischer subacromialer Veränderungen.

Die vermehrte glenohumerale Mobilität oder Laxität ist differentialdiagnostisch sorgfältig von dem Begriff der Instabilität zu trennen. Neben der klassischen traumatischen und der atraumatischen Instabilität ist beim Überkopfsportler die schmerzhaft-instabile Schulter ohne reelle Luxationsanamnese zu nennen. Der Relocationstest und eine vermehrte translatorische Komponente sind bei diesen Sportlern diagnostisch wegweisend.

Funktionelle Defizite und Muskelimbalancen

■ **Bedeutung der Scapula.** Die Scapula übernimmt die Hauptfunktion für die zentrierende Stellung des Glenoids zum Humeruskopf. Die muskuläre Führung der Scapula ist für die jeweils effektivste Ausrichtung des Glenoids bei Überkopfbelastungen verantwortlich [4, 16, 18, 33]. Für den vollen Bewegungsumfang der Schulter ist eine scapuläre Abduktion und Rotation im Schulterblatt-Thoraxgelenk erforderlich. Als dynamische Stabilisatoren der Scapula sind der M. serratus anterior und die Mm. rhomboidei bekannt, die als Gegenspieler die Scapula auf der Thoraxwand steuern, sowie der M. trapezius und der M. levator scapulae als Stabilisatoren der Scapulaposition [8, 10, 14]. Gemeinsam agieren diese Muskeln während der Ausholphase der Wurfbewegung scapularotierend und -retrahierend. Die relative Weite im Subacromialraum wird dadurch vergrößert [40]. Um die fein abgestimmte Balance zwischen Stabilität und Mobilität zu gewährleisten, ist eine synchronisierte Aktivität der Scapulastabilisatoren notwendig. Die rotatorische und translatorische Mitbewegung der Scapula verhindert letztendlich ein Anschlagen des Humeruskopfes am Akromion [10].

■ **Bedeutung des M. infraspinatus.** Das Schulterblatt bildet die Ursprungsfläche für die Muskeln der Rotatorenmanschette (Mm. subscapularis, supraspinatus und infraspinatus). Durch neuromuskuläre Kontrollmechanismen wird der Humeruskopf auch bei komplexen Bewegungsanforderungen aktiv im Glenoid zentriert [38].

Auf die Bedeutung des M. infraspinatus bei der Wurfbewegung wird in verschiedenen Publikationen hingewiesen [8, 10, 16, 26, 29]. Während der Ausholphase wird der Humeruskopf durch konzentrische Aktivität des M. infraspinatus auswärts gedreht. In der Dezelerationsphase überwiegt exzentrische Aktivität des M. infraspinatus, um die Wurfbewegung abzubremsen [10]. Dieser Dezelerationsmechanismus impliziert eine potentielle Schädigung der Infraspinatussehne bei Wurfsportarten.

Hinsichtlich der Ätiologie einer chronischen Infraspinatusatrophie im Rahmen repetitiver Überkopfbelastungen existieren unterschiedliche Ansichten (Abb. 1a,b). Einige Autoren postulieren eine Entrapment-Neuropathie des Nervus suprascapularis im Bereich der Incisura scapulae oder des Ligamentum transversum, andere diskutieren eine chronische Dehnungsbeanspruchung mit konsekutiver Schädigung des Nerven [6, 34]. Außerdem wird eine chronische Mikrotraumatisierung des Infraspinatus aufgrund repetitiver Dezelerationsbeanspruchung der Muskel-Sehneneinheit angenommen.

■ **Bedeutung der BWS.** Die Morphologie der Brustwirbelsäule kann unmittelbar mit der Entstehung eines Subacromialsyndroms zusammenhängen. Beim älteren Patienten finden sich überwiegend eine vermehrte Kyphosierung der BWS und eine Scapulaprotraktion. Diese Konstellation prädisponiert zu einer strukturell-mechanischen Einengung der Rotatorenmanschette im subacromialen Gleitraum. Therapeutisch steht eine Aufrichtung und Mobilisation der Brustwirbelsäule sowie das Erlernen der Scapuladynamik im Vordergrund [45].

Beim Überkopfathleten bestehen oft segmentale Steilstellungen der Brustwirbelsäule und eine Seitausweichung in Richtung der nicht-dominanten Seite (Abb. 2). Hinsichtlich der paravertebralen Muskulatur imponiert typischerweise eine Seitendifferenz mit deutlicher Hypertrophie der dominanten Seite (Wurfseite). Klinische Beobachtungen bei Hochleistungs-Tennisspielern zeigen eine häufige Assoziation zwischen Formveränderungen der BWS und Muskelimbalancen der Schultergürtelregion sowie des Schulterblatt-Thoraxgelenkes [36].

■ **Scapulo-humerale Imbalancen.** Es wird angenommen, dass eine Veränderung des Kräftegleichgewichtes zu Veränderungen der Kinematik des Schultergelenkes und sekundär zu Beschwerden führen kann. Die funktionell unausgewogene Balance der in einer Sportart vermehrt eingesetzten Muskelgruppen wird im Allgemeinen als „Imbalance" bezeichnet, wobei eine physiologische Norm der Kraftverhältnisse vorausgesetzt wird [23].

Eine Reihe von isokinetischen Untersuchungen beschäftigt sich mit den Veränderungen der Kraftverhältnisse im Bereich der Schultermuskulatur bei Überkopfsportarten [1, 3, 13, 22, 24, 44]. Bieder und Ungerechts [1] stellten bei jugendlichen Leistungsschwimmern ein Ungleichgewicht bezüglich der Kraftentfaltung der Oberarmrotatoren mit deutlicher Dominanz der In-

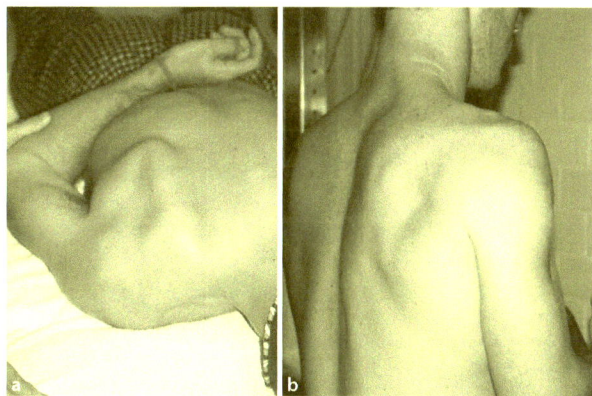

Abb. 1a,b. Beispiele für eine manifeste Infraspinatusatrophie mit assoziierter Außenrotationsschwäche im Bereich des Schlagarms bei zwei Hochleistungs-Tennisspielern

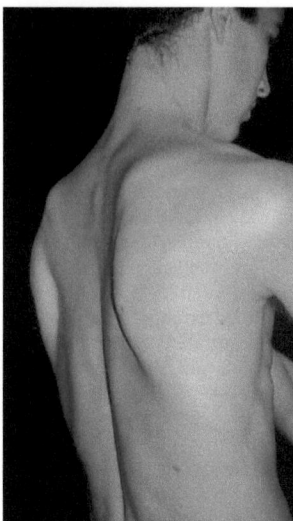

Abb. 2. Inspektion der hinteren Thoraxwand und der Schulterblattkonturen bei einem 22-jährigen Tennisprofi. Auffällig ist die Steilstellung der oberen BWS, wodurch die biomechanischen Eigenschaften und Zugkräfte der thorakoscapulären Muskulatur beeinträchtigt sein können

– verändert sich in Abhängigkeit von der Scapulaposition. Retraktion der Scapula führt zur Erweiterung und Protraktion zu einer Einengung des subakromialen Gleitraums [40]. Diese radiologische Betrachtungsweise korreliert mit der klinischen Interpretation des Zusammenhangs zwischen Scapulasteuerung und Impingementsyndrom [18].

Warner [43] demonstrierte unter Verwendung der Moiré-Topographie scapulothorakale Dysfunktionen bei Patienten mit Schulterimpingement. Die Methode erfordert jedoch relativ aufwendige Auswertungsmethoden und konnte sich für Routineanwendungen nicht durchsetzen. Kibler [18] definierte den Grad der Scapulalateralisierung durch direkte Messungen der Distanz zwischen thorakaler Wirbelsäule und Margo medialis scapulae. In einer vergleichenden Untersuchung zwischen Normalprobanden und Patienten mit Subacromialsyndrom bestimmte er das Ausmaß der Scapulalateralisierung bei Abduktion des Armes. Dabei fand Kibler eine annähernd symmetrische Abstandsänderung beider Scapulae in der Normalgruppe. Bei den Impingementpatienten bestand eine signifikante Asymmetrie der Scapulabewegung im Seitenvergleich von bis zu 3 cm. Als physiologischer Normbereich wird eine Seitendifferenz von bis zu 1,5 cm angesehen.

Imbalancen der scapulothorakalen Muskulatur wurden bei verschiedenen Überkopfdisziplinen beschrieben. Kugler [19] untersuchte 30 Leistungs-Volleyballer im Hinblick auf funktionelle Defizite und Veränderungen der Muskelfunktion. 15 der 30 Volleyballer litten unter Schulterschmerzen. Die Auswertung ergab bei allen Probanden relevante Imbalancen der scapulothorakalen Muskulatur, wobei die Lateralisierung der Scapula und eine Verkürzung der postero-inferioren Gelenkkapsel im Vordergrund der Problematik standen.

nenrotatoren fest. Es wurden die Drehmomentverhältnisse bei konzentrischen Bewegungszyklen und einer Winkelgeschwindigkeit von 60°/s bestimmt. Die Messungen erfolgten in 90°-iger Abduktion des Armes.

Relativ vereinzelt werden in der Literatur Angaben über Normalwerte der Kräfteverhältnisse der Innen- und Außenrotatoren genannt, was vor allem mit den unterschiedlichen methodischen Vorgehensweisen der Untersucher zu begründen ist [23]. Nach allgemeinen Empfehlungen soll die Außenrotationskraft etwa 65% der Innenrotationskraft betragen, was einem Quotienten ARO/IRO von 0,65 bzw. IRO/ARO von 1,5 entspricht [1].

■ **Scapulo-thorakale Imbalancen.** Das Verhältnis von scapulärer und humeraler Abduktion wurde durch radiologische Untersuchungen beschrieben [30]. Auf der Basis kernspintomographischer Messungen wurde auf die Änderung der Weite im Subacromialraum bei verschiedenen Scapulapositionen hingewiesen. Die acromiohumerale Distanz – darunter versteht man den Abstand zwischen dem Acromionunterrand und der cranialen Zirkumferenz des Humeruskopfes

Diagnostik

Klinische Untersuchung

Die Differentialdiagnose chronischer Schulterschmerzen beim Sportler ist schwierig und das subjektive Beschwerdebild der Athleten oft uncharakteristisch. Neben der Kenntnis der spezifischen Bewegungsanforderungen und einer gezielten Trainings- und Technikanalyse steht die

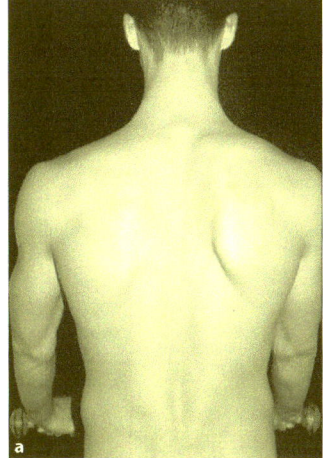
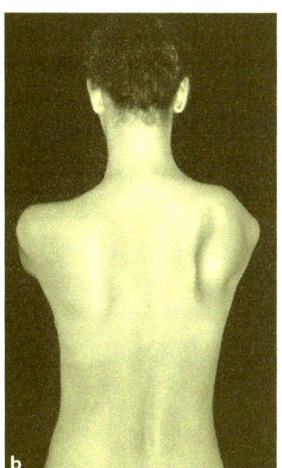

Abb. 3 a, b. Inspektion der Scapulabewegung während beiderseitiger Armelevation gegen leichten Widerstand (2 kg Hanteln): **a** Jugendlicher Speerwerfer mit leichter Asymmetrie der Scapulabewegung rechts gegenüber links. **b** 19-jährige Hochleistungsschwimmerin mit ausgeprägter Scapula alata rechts. Elektromyographisch Minderaktivierung des M. serratus anterior unklarer Genese

sorgfältige Anamnese und klinische Untersuchung des Sportlers im Vordergrund.

Im Rahmen der Beweglichkeitsmessung werden die Abduktion, Elevation und Rotation des Glenohumeralgelenkes bei aktiver und passiver Funktionsprüfung im Seitenvergleich getestet. Um scapulo-thorakale Mitbewegungen zu vermeiden, fixiert der Untersucher im „Codman-Griff" mit einer Hand die Scapula und führt mit der anderen den Arm des Patienten. Die Rotationsamplitude wird bei anliegendem Oberarm und rechtwinklig gebeugtem Ellenbogen sowie bei um 90 Grad abduziertem Oberarm beurteilt [2].

Von besonderem Interesse ist auch der scapulo-thorakale Rhythmus. Dabei wird nicht nur die Rotation und Lateralisierung, sondern auch die sagittale Ausrichtung der Scapula getestet (Abb. 3 a, b). Die Untersuchung der Scapulaanbindung erfolgt durch langsames Anheben und Absenken der ausgestreckten Arme gegen Widerstand des Untersuchers (Abb. 4). Dabei lässt sich vor allem bei Werfern und Überkopfsportlern gelegentlich ein asymmetrischer „tilt" mit Kippung des medialen Scapularandes als Ausdruck einer scapulo-thorakalen Imbalance beobachten.

Bei der klinischen Untersuchung ist die typische Schmerzmanifestation im Zusammenhang mit den Provokationstests der Rotatorenmanschette von besonderer Bedeutung (Tabelle 1). In der sportmedizinischen Praxis haben sich die Rotatorentests nach Jobe und Patte bewährt. Die

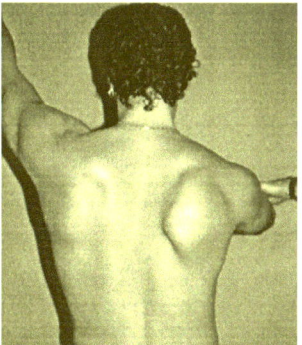

Abb. 4. Prüfung der dynamischen Scapulastabilisierung bei einem Kraftsportler: Absenken der Arme gegen Widerstand des Untersuchers von oben. Beurteilt wird der Grad der Scapulakippung (scapular winging) anhand des sagittalen Neigungswinkels der Scapula am Rumpf

weiteren klinischen Tests beinhalten eine isometrische, exzentrische und dynamisch konzentrische Rotatorentestung sowie eine selektive Kraftprüfung in allen Bewegungsebenen [2].

Zur Beurteilung der Laxität des Glenohumeralgelenkes wird die translatorische Verschieblichkeit des Humeruskopfes gemessen. Nicht selten demonstrieren Überkopfsportler eine multidirektionale Laxität. Die vermehrte anteriore oder posteriore Translation darf jedoch nicht prinzipiell als Instabilitätskriterium gedeutet werden. Für die Instabilitätsdiagnostik besitzen der Relokationstest und der vordere Apprehen-

Tabelle 1. Spezifische Schulterfunktionstests

Rotatorentestung
- *Null-Grad-Abduktionstest* zur Prüfung der Starterfunktion des M. supraspinatus. Der Proband abduziert die am Körper anliegenden Arme gegen Widerstand des Untersuchers.
- *90-Grad-Supraspinatustest (Jobe-Test):* Getestet wird die statische Haltefunktion des M. supraspinatus in 90 Grad Abduktion, 30 Grad Horizontalflexion und 30 Grad Innenrotation.
- *Außenrotationstest (nach Patte):* Außenrotation des um 90 Grad abduzierten Arms gegen Widerstand.

Impingementtests
- *Impingement-Zeichen nach Neer:* Der Arm des Probanden wird bei fixierter Scapula passiv flektiert und innenrotiert, um ein Anstoßen des Tuberculum majus am Akromion zu provozieren.
- *Hawkins Test:* Innenrotation und Adduktion des Arms bei mittlerer Flexionsstellung.

Instabilitätstests
- *Load-and-Shift-Test nach Hawkins* zur Beurteilung der Schulterlaxität. Mit dem vorderen und hinteren Schubladentest wird die relative Verschieblichkeit des Humeruskopfes in Bezug zum Glenoid in drei Grade eingeteilt.
- *Apprehension-Test:* Außenrotation des Arms bei 60, 90 und 120 Grad Abduktion im Schultergelenk bei gleichzeitigem Druck gegen den Humeruskopf von dorsal.
- *Relokationstest:* Außenrotations-Abduktionsmanöver beim liegenden Probanden mit resultierender Apprehensionsymptomatik. Durch ventralen Druck gegen den Humeruskopf wird die Schmerzprovokation durch Rezentrierung des Gelenkes reduziert.

Testung der langen Bicepssehne
- *Yergason Test:* Supination gegen Widerstand bei rechtwinklig gebeugtem Ellenbogengelenk.
- *Palm up Test:* Anheben der gestreckten Arme bei 90-Grad-Abduktion, 30-Grad-Horizontalflexion und supinierten Unterarmen.

---

siontest bei verschiedenen Abduktionspositionen des Armes besondere Bedeutung. Die Symptomenkomplexe Schulterinstabilität und Impingement sind nicht selten überlappend, müssen jedoch im Hinblick auf die therapeutischen Konsequenzen sorgfältig differenziert werden.

Bildgebende Diagnostik (Sonographie, MRT)

Die Ultraschalldiagnostik der Schultern erfolgt zur routinemäßigen Darstellung der Rotatorenmanschette, des Rotatorenintervalls und der langen Bizepssehne. Die Untersuchung wird mit einem 5-MHz- oder 7,5-MHz-Linearschallkopf in Real-time-Technik durchgeführt [12]. Für die dynamische Untersuchung wird der Arm des Patienten rotatorisch mitbewegt. Die Sonographie hat sich insbesondere für die Erfassung struktureller Läsionen der Rotatorenmanschette etabliert. Die Sensitivität und Spezifität des Verfahrens ist von der Erfahrenheit des Untersuchers abhängig. Hedtmann [12] zeigte bei der Auswertung von über 6000 sonographischen Schulteruntersuchungen, dass die Sensitivität in der Erfassung von kompletten Rotatorenmanschettenrupturen 96% und die der Erfassung von Partialrupturen 90% übersteigt. Die Häufigkeit falschpositiver Befunde liegt hinsichtlich der Totalrupturen unter 2% und bei sonographisch diagnostizierten Teilrupturen bei 5 bis 10%.

Als weiteres bildgebendes Verfahren hat die Kernspintomographie in den letzten Jahren zunehmend an Bedeutung gewonnen. Der besondere Vorteil des MRI (magnetic resonance imaging) liegt im hohen Weichteilkontrast sowie in der freien Wahl der Schnittebenen. Mit der offenen Kernspintomographie ist nach neuen Erkenntnissen auch eine biomechanische und funktionelle Analyse des Schultergelenkes möglich.

Die Kernspintomographie ist hochsensitiv und eignet sich insbesondere zur Erkennung der nachfolgend aufgeführten pathologischen Veränderungen des Schultergelenkes:
- Ansatztendinose, -tendinitis der Rotatorenmanschette
- inkomplette oder komplette Rotatorenmanschettenruptur
- Bicepssehnentendinitis, -partialruptur, -instabilität
- SLAP-, Andrews-Läsion
- Kapsel-Labrum-Pathologie
- AC-Gelenksaffektionen.

Isokinetik

Die Isokinetik ist ein in der Schulterdiagnostik etabliertes Verfahren zur Bestimmung der Kraftverhältnisse der Außen- und Innenrotation [1, 3, 13, 22–24, 27, 39, 44]. Trotz unterschiedlicher Vorarbeiten zu isokinetischen Kraftmessungen der Schulter wurde bisher noch kein einheitliches methodisches Vorgehen definiert. Kritik an der Isokinetik wird in erster Linie mit der konstanten Winkelgeschwindigkeit und den relativ unphysiologischen Bewegungsmustern begründet. Zudem wirkt mit höherer Winkelgeschwindigkeit ein immer kleiner werdender Anteil der Bewegung wirklich isokinetisch, da der zu bewegende Hebel über einen zunehmenden Teil der Bewegung beschleunigt werden muss [1].

Eigene Untersuchungen

Wir führten bei 30 Hochleistungstennisspielern isokinetische Kraftanalysen der Außen- und Innenrotation des Schultergelenkes durch. Die Spieler waren im Mittel 26 Jahre alt (min./max. 21/34 Jahre) und durchschnittlich seit 8 Jahren als Profi aktiv.

Um Referenzwerte zu ermitteln, untersuchten wir 20 schultergesunde Sportstudenten. Die Probanden waren im Durchschnitt 29 Jahre alt und sportlich aktiv. Es wurden keine Tennisspieler oder Überkopfsportler in die Vergleichsgruppe aufgenommen. Vorbestehende Schultererkrankungen oder Schmerzsyndrome waren Ausschlusskriterien.

Für die isokinetischen Messungen verwendeten wir das System Moflex (Fa. Proxomed, Wolfratshausen). Aufgrund der Konstruktion des Gerätes als Seilzugapparat ist es möglich, funktionelle dreidimensionale Bewegungsmuster zu simulieren (Abb. 5).

Während der Untersuchung verfolgt der Proband den gesamten Bewegungszyklus anhand der visualisierten Kraft-Zeitkurve über einen

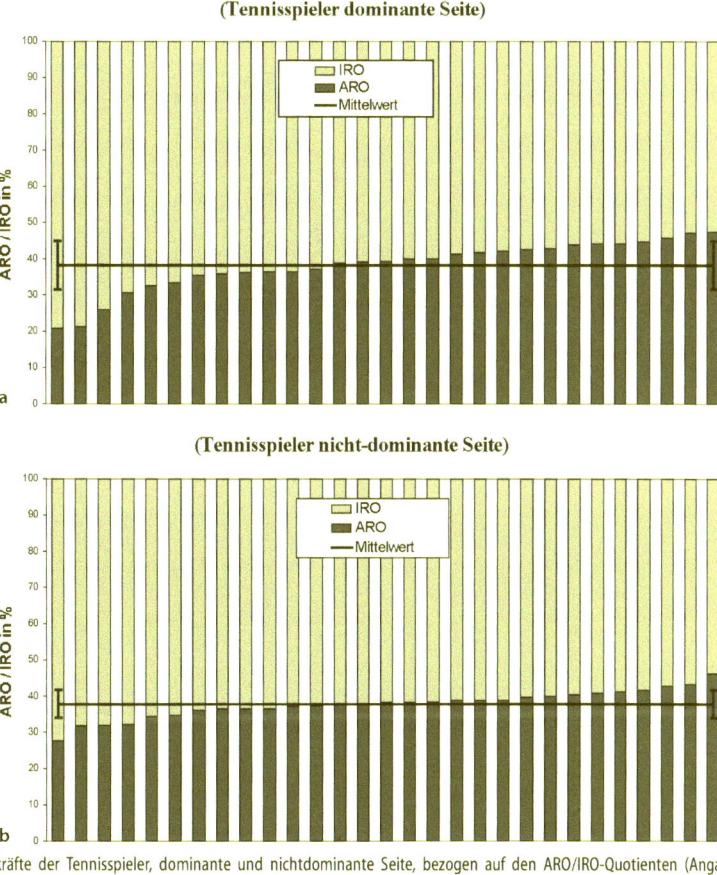

Abb. 5a, b. Außenrotationskräfte der Tennisspieler, dominante und nichtdominante Seite, bezogen auf den ARO/IRO-Quotienten (Angaben in Prozent)

Monitor. Unkoordinierte Bewegungen werden angezeigt. Die Positionierung der Testteilnehmer erfolgt sitzend bei aktiv aufgerichtetem Oberkörper und einem konstanten Hüft- und Kniewinkel von 90°. Mit einem 15°-Schaumstoffkeil wird der Arm in eine leichte Abduktion im Schultergelenk gebracht. Die Rotationsamplitude kann für jeden Probanden individuell eingestellt werden. Die Bewegungsgeschwindigkeit wird mit 30–60°/s moderat gewählt, um kontrollierte Bewegungen zu ermöglichen und Verletzungen bei hohen Beschleunigungen zu vermeiden.

Bei allen Probanden wurde in vier aufeinanderfolgenden Messreihen die maximale Außenrotation und Innenrotation der dominanten und der nichtdominanten Schulter bestimmt. Die erreichten Maximalwerte während der Außenrotation (Antagonist) wurden auf die entsprechenden Innenrotationswerte (Agonist) bezogen und als Relativwerte (Antagonist/Agonist-Ratio) ausgedrückt.

Ergebnisse

Die maximale Innenrotationskraft der Tennisspieler der dominanten Seite reichte von 127 Newton bis 252 Newton (182±33), die der Normalprobanden von 106 Newton bis 259 Newton

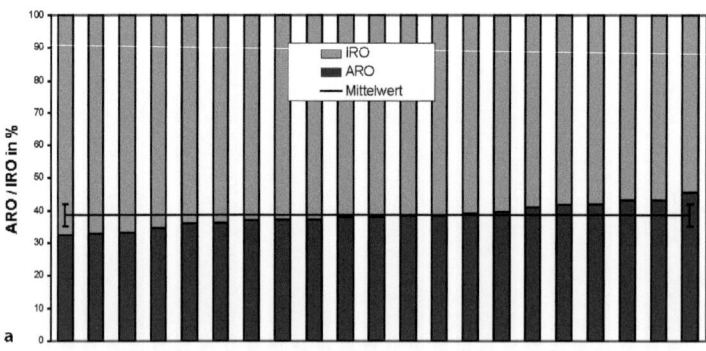

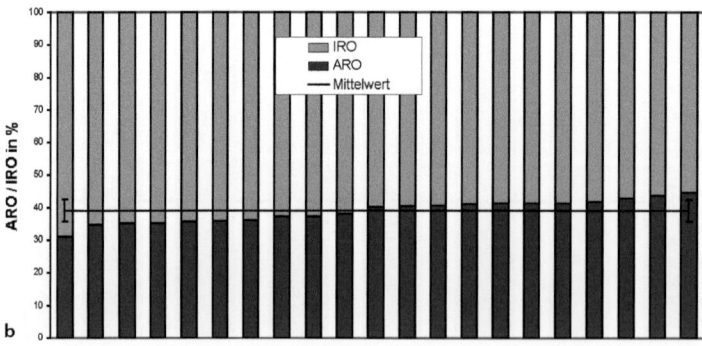

Abb. 6a, b. Außenrotationskräfte der Vergleichsgruppe (Sportstudenten), dominante und nichtdominante Seite, bezogen auf den ARO/IRO-Quotienten (Angaben in Prozent)

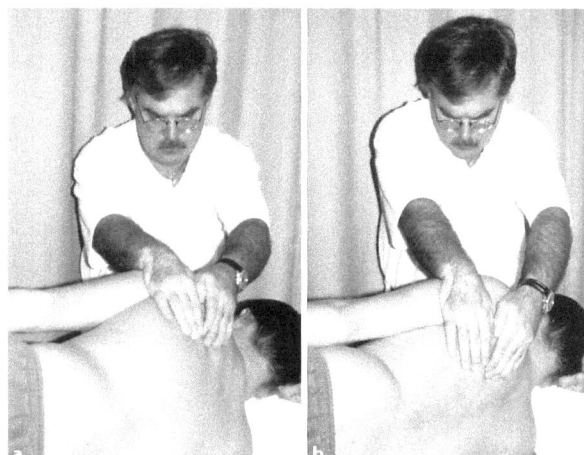

Abb. 7 a, b. Scapula PNF-Übung (Propriozeptive neuromuskuläre Fazilitation). Bewegungsbahnung der Scapula über Druck- und Dehnungsreize sowie durch taktile Stimulation in dreidimensionalen Mustern

(178 ± 38); Angaben Mittelwert ± Standardabweichung. Die Außenrotationswerte der Tennisspieler lagen zwischen 46 und 180 Newton (115 ± SD 32), die der Sportstudenten zwischen 79 und 170 Newton (110 ± SD 23).

Die Abbildung 6 a, b verdeutlicht die Relation der Außen- und Innenrotationskraft (ARO/IRO-Ratio) im Vergleich dominanter und nichtdominanter Seite bei den Tennisspielern und die Abbildung 7 a, b bei den Sportstudenten. Die durchgezogene Linie repräsentiert den Mittelwert und die dazugehörige Standardabweichung.

Die Betrachtung der Relativwerte beider Gruppen bietet eine annähernd gleiche Verteilung der relativen Kraftverhältnisse. Der Quotient ARO/IRO reichte bei den Tennisspielern auf der nichtdominanten Seite von 0,39 bis 0,85 (Mittelwert 0,61) und auf der dominanten von 0,23 bis 0,89 (Mittelwert 0,62). Bei den Sportstudenten lag der Quotient auf der nichtdominanten Seite zwischen 0,45 und 0,82 (Mittelwert 0,64) und auf der dominanten Seite zwischen 0,43 und 0,85 (Mittelwert 0,63). Auffälligstes Merkmal ist die höhergradige Minderung der Außenrotationskraft bei drei der untersuchten Tennisspieler. Klinisch fand sich in diesen drei Fällen eine manifeste Infraspinatus-Hypotrophie. Die Ergebnisse der isokinetischen Messungen zeigen, dass innerhalb der untersuchten Stichprobe von 30 Profi-Tennisspielern und 20 Sportstudenten die absoluten Kraftwerte der Innenrotatoren in etwa um den Faktor 1,6 gegenüber den Außenrotatoren überwiegen.

Konsequenzen für die Rehabilitation

Der überwiegende Anteil der Schultererkrankungen beim Sportler ist konservativ zu behandeln. Eine operative subakromiale Dekompression – darunter versteht man die Erweiterung des subakromialen Gleitraumes mittels Akromioplastik – ist bei Vorliegen eines funktionellen Impingementsyndroms kontraindiziert. Insbesondere

Tabelle 2. Therapie scapulohumeraler und scapulothorakaler Imbalancen (3-Phasen-Schema)

Phase 1
- BWS-Mobilisation
- Dehnung dorsale Gelenkkapsel
- Dekontraktion des M. subscapularis
- Optimierung der Gelenkstellung
- Gelenknahe Isometrie
- Scapula PNF-Pattern
- Aktive Humeruskopfzentrierung

Phase 2
- Isometrie (Agonist – Antagonist)
- Statische und dynamische Scapulastabilisation
- Rotatorentraining (offene und geschlossene Kette)
- Isokinetik konzentrisch, exzentrisch
- Propriozeptionstraining

Phase 3
- Trainingstherapie
- Sportartspezifische Kräftigung
- Dynamische Stabilisation (Bewegungsendpunkt)
- Koordinations- und Propriozeptionstraining

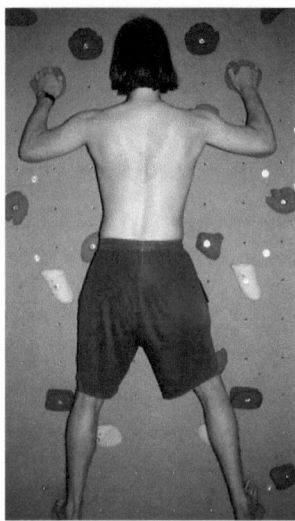

Abb. 8. Kletterwand. Statische und dynamische Halteaktivität und Training der Rumpfspannung

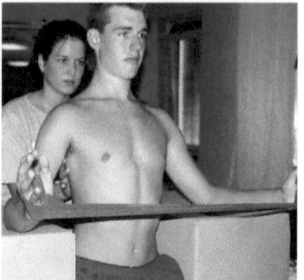

Abb. 9. Therabandübung. Konzentrisch-exzentrisches Training der Außenrotatoren bei kontrollierter Oberkörperaufrichtung und Scapulaanbindung

beim Überkopfsportler wird die subakromiale Dekompression eine vermehrte antero-superiore Translation des Humeruskopfes zur Folge haben. Klinische Studien nach operativen Eingriffen zeigen, dass die Wiedererlangung der Sportfähigkeit nach Akromioplastik bei Überkopfsportlern auf Hochleistungsniveau nur bei einem Viertel bis maximal der Hälfte der Athleten erreicht wird [31]. Die Indikation zur subakromialen Dekompression beim Überkopfsportler muss daher äußerst sorgfältig überprüft werden [11, 20].

Das differentialtherapeutische Konzept beinhaltet Elemente der Krankengymnastik und physikalischen Therapie sowie der Trainingstherapie. Darüber hinaus können peripher wirksame Schmerzmittel, Antiphlogistika, lokale und intraartikuläre Injektionen mit Lokalanästhetika sowie wasserlösliche Corticoide appliziert werden.

Ziele der physiotherapeutischen Behandlung sind [45]:
- Zentrierung des Humeruskopfes über gelenknahes Training der Außenrotatoren
- Erlernen der Scapuladynamik und -stabilität
- Mobilisation der Brustwirbelsäule und Training der Rumpfspannung
- Verbesserung der dynamischen Oberkörperaufrichtung mit Einordnung von Becken, Thorax und HWS
- Training der interscapulären Muskulatur bei komplexen Bewegungsanforderungen.

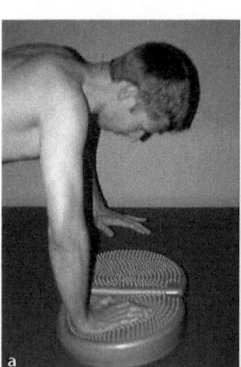
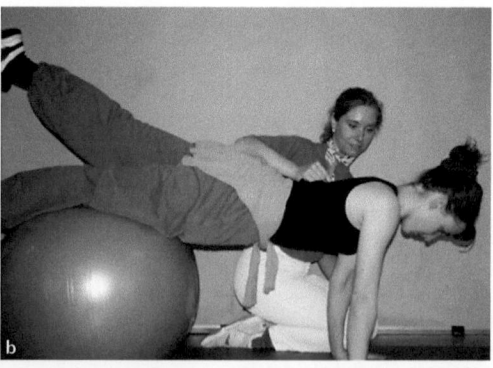

Abb. 10. Komplexes Stabilisationstraining. **a** Vierfüßlerstand mit dem Aerostep®. Wechselseitiges Anheben der Handfläche. **b** Gymnastikball – Ganzkörperstabilisations- und Balanceübung. Koordinatives Training der Rumpfspannung und der scapulothorakalen Muskulatur

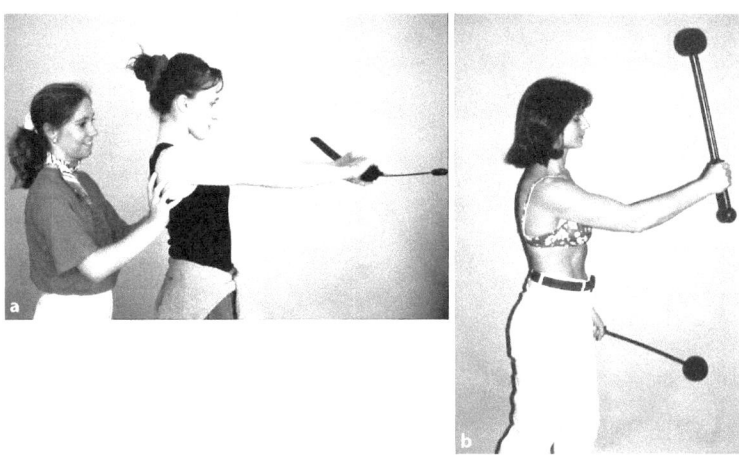

Abb. 11. Propriozeptives neuromuskuläres Training: **a** mit dem Bodyblade®, **b** mit dem BOING®. Faszilitieren der Gelenkstabilität

Grundsätzlich lassen sich drei Phasen der physiotherapeutischen Rehabilitation unterscheiden (Tabelle 2). In der Anfangsphase (Phase 1) ist das Hauptaugenmerk auf die scapulothorakale Muskulatur zu richten, die für eine biomechanisch optimale Ausrichtung des Schulterblattes verantwortlich ist (Abb. 8, 9). Hervorzuheben sind hierbei die Mm. serratus anterior und rhomboidei. Erst nach Erreichen einer suffizienten Scapulasteuerung kommt dem Training der Rotatorenmanschette vermehrt Bedeutung zu. Das Training basiert auf dem Prinzip des progressiven Belastungsaufbaus. Dabei wird in der frühen Phase von isometrischen zu konzentrischen und in der späteren Rehabilitationsphase von exzentrischen zu reaktiven Übungsformen aufgeschult. Als Trainingsmittel ist z. B. das Theraband® besonders geeignet (Abb. 10). Es ermöglicht funktionelle dreidimensionale Bewegungsmuster (offene und geschlossene Kette). Für die Koordination und Propriozeption stehen verschiedene Hilfsmittel (z. B. Aerostep, Gymnastikball, Bodyblade, BOING) zur Verfügung (Abb. 11, 12). Trainingsgeräte (Maschinen, Zugapparate) kommen erst in der dritten Phase der Rehabilitation zur Anwendung (Abb. 13). Hierbei ist auf die Verwendung kurzer Hebel zu achten.

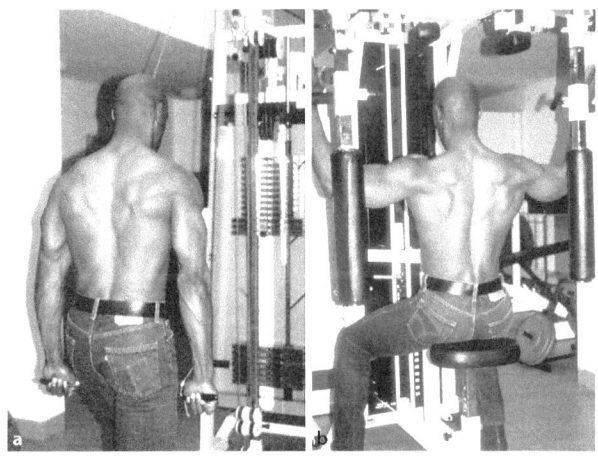

Abb. 12. Schultertrainingstherapie. **a** Seilzug – dreidimensionale symmetrische Übungsform zur Zentrierung und Kaudalisierung des Humeruskopfes. **b** Training der interscapulären Muskulatur (Mm. rhomboidei)

Literatur

1. Bieder A, Ungerecht BE (1995) Muskelkraftungleichgewichte in der Schultermuskulatur jugendlicher Leistungsschwimmer. Dt Z Sportmed 46(4):204–212
2. Brunner UH (1995) Klinische Untersuchung der Schulter. In: Habermeyer P, Schweiberer L (Hrsg) Schulterchirurgie. Urban & Schwarzenberg, München Wien Baltimore, S 41–58
3. Chandler TJ, Kibler WB, Stracener EC, Ziegler AK, Pace B (1992) Shoulder strength, power, and endurance in college tennis players. Am J Sports Med 20(4):455–458
4. Codine P, Bernard PL, Pocholle M, Benaim C, Brun V (1997) Influence of sports discipline on shoulder rotator cuff balance. Med Sci Sports Exerc 29(11): 1400–1405
5. Davidson PA, Elattrache NS, Jobe CM, Jobe FW (1995) Rotator cuff and posterior-superior glenoid labrum injury associated with increased glenohumeral motion: A new side of impingement. J Shoulder Ellbow Surg 4(5):384–390
6. Eggert S, Holzgraefe M (1993) Compression neuropathy of the suprascapular nerve in high performance volleyball players. Sportverletz Sportschaden 7(3):136–142
7. Ellenbecker TS, Roetert EP, Piorkowski PA, Schulz DA (1996) Glenohumeral joint internal and external rotation range of motion in elite junior tennis players. J Orthop Sports Phys Ther 24(6):336–341
8. Glousman R, Jobe FW, Tibone JE et al (1976) Dynamic EMG analysis of the throwing shoulder with glenohumeral instability. J Bone Joint Surg 70-A: 220–226
9. Graichen H, Bonel H, Stammberger T, Engelmeier KH, Reiser M, Eckstein F (1999) Möglichkeiten der offenen MRT für die biomechanische Analyse und funktionelle Diagnostik des Schultergelenkes. Sportorthopädie – Sporttraumatologie 15(1):37–43
10. Habermeyer P (1989) Sehnenrupturen im Schulterbereich. Orthopädie 18:257–267
11. Hawkins RJ, Kennedy JC (1980) Impingement syndrome in athletes. Am J Sports Med 8(3):151–158
12. Hedtmann A, Fett H (1995) Ultraschalluntersuchung der Schulter. In: Habermeyer P, Schweiberer L (Hrsg) Schulterchirurgie. Urban & Schwarzenberg, München Wien Baltimore, S 131–148
13. Ivey FM, Calhoun JH, Rusche K, Bierschenk J (1985) Isokinetic testing of shoulder strength: normal values. Arch Phys Med Rehabil 66(6):384–386
14. Kapandji IA (1992) Funktionelle Anatomie der Gelenke, Bd 1. Obere Extremität. Ferdinand Enke, Stuttgart
15. Kibler WB (1995) Current concepts of shoulder biomechanics for tennis. In: Krahl H, Pieper H-G, Kibler WB, Renström PA (Hrsg) Tennis – sports medicine and science. Second international conference of sports medicine and science in tennis, May 19–21 Essen, Germany. Walter Rau, Düsseldorf
16. Kibler WB (1995) Biomechanical analysis of the shoulder during tennis activities. Clin Sports Med 14(1):79–85
17. Kibler WB, Chandler TJ, Livingston BP, Roetert EP (1996) Shoulder range of motion in elite tennis players. Effect of age and years of tournament play. Am J Sports Med 24(3):279–285
18. Kibler WB (1998) The role of the scapula in athletic shoulder function. Am J Sports Med 26(2):325–337
19. Kugler A, Krüger-Franke M, Reininger S, Trouillier HH, Rosemeyer B (1996) Muscular imbalance and shoulder pain in volleyball attackers. Br J Sports Med 30(3):256–259
20. Lehmann M, Habermeyer P (1997) Schulter, AC- und Sternoklavikulargelenk. In: GOTS Manual Sporttraumatologie. Huber, S 91–103
21. Lehman RC (1988) Shoulder pain in the competitive tennis player. Clin Sports Med 7(2):309–327
22. Leroux JL, Codine P, Thomas E, Pocholle M, Mailhe D, Blotman F (1994) Isokinetic evaluation of rotational strength in normal shoulders and shoulders with impingement syndrome. Clin Orthop 304:108–115
23. Mayer F, Horstmann K, Röcker K, Heitkamp HC, Dickhuth HH (1994) Normal values of isokinetic maximum strength, the strength/velocity curve, and the angle at peak torque of all degrees of freedom in the shoulder. Int J Sports Med 15:19–25
24. McMasters WC, Long SC, Caiozzo VJ (1991) Isokinetic torque imbalances in the rotator cuff of the elite water polo player. Am J Sports Med 19(1):72–75
25. McMasters WC, Troup J (1993) A survey of interfering shoulder pain in United States competitive swimmers. Am J Sports Med 21(1):67–70
26. Moseley JB, Jobe FW, Pink M et al (1992) EMG analysis of the scapular muscles during a shoulder rehabilitation program. Am J Sports Med 20(2):128–134
27. Müller G, Hille E (1998) Biokinetische Meßverfahren – Übersicht. Dt Z Sportmed 49(1):192–197
28. Perry J (1983) Anatomy and biomechanics of the shoulder in throwing, swimming, gymnastics, and tennis. Clin Sports Med 2(2):247–270
29. Perry J (1988) Biomechanics of the shoulder. In: Rowe CR (ed) The shoulder. Churchill Livingstone, New York Edinburgh London, pp 1–15
30. Poppen NK, Walker PS (1976) Normal and abnormal motion of the shoulder. J Bone Joint Surg 58-A:195–201
31. Radas C, Pieper H-G, Quack G, Krahl H (1997) Schulterengpaßsyndrom des Überkopfsportlers – primäres oder sekundäres Subakromialsyndrom. Dt Z Sportmed 48(10):379–384
32. Richardson AB (1983) Overuse syndromes in baseball, tennis, gymnastics, and swimming. Clin Sports Med 2(2):379–390
33. Rockwood CA, Matsen FA (1998) The Shoulder, 2nd ed. Saunders, Philadelphia
34. Röhrich F, Kollmannsberger A (1995) Atypisches Engpaßsyndrom des N. suprascapularis distal der Incisura scapulae. Nervenarzt 66:638–642

35. Rupp S, Berninger K, Hopf T (1995) Shoulder problems in high level swimmers – impingement, anterior instability, muscular imbalance? Int J Sports Med 16(8):557–562
36. Schmidt-Wiethoff R, Rapp W, Schneider T, Haas H, Steinbrück K (2000) Funktionelle Schulterprobleme und Muskelimbalancen beim Leistungssportler mit Überkopfbelastung. Deutsche Zeitschrift für Sportmedizin 51(10):327–335
37. Scovazzo ML, Browne A, Pink M, Jobe FW, Kerrigan J (1991) The painful shoulder during freestyle swimming. Am J Sports Med 19:577–582
38. Sharkey NA, Marder RA (1995) The rotator cuff opposes superior translation of the humeral head. Am J Sports Med 23(3):270–275
39. Sirota SC, Malanga GA, Eischen JJ, Laskowski ER (1997) An eccentric- and concentric-strength profile of shoulder external and internal rotator muscles in professional baseball pitchers. Am J Sports Med 25(1):59–64
40. Solem-Bertoft E, Thomas K-A, Westerberg C-E (1993) The influence of scapular retraction and protraction on the width of the subacromial space. An MRI study. Clin Orthop 296:99–103
41. Steinbrück K, Lehmann M (1995) Sportmedizinische Aspekte von Schulterverletzungen. In: Habermeyer P, Schweiberer L (Hrsg) Schulterchirurgie. Urban & Schwarzenberg, München Wien Baltimore, S 357–366
42. Walch G, Boileau P, Noel E, Donell ST (1992) Impingement of the deep surface of the supraspinatus tendon on the posterosuperior rim: An arthroscopic study. J Shoulder Elbow Surg 1:238–245
43. Warner JJP, Micheli LJ, Arslenian L et al (1992) Scapulothoracic motion in normal shoulders and shoulders with glenohumeral instability and impingement syndrom. A study using Moiré Topographic analysis. Clin Orthop 285:191–199
44. Wilk KE, Andrews JR, Arrigo CA, Keirns MA, Erber DJ (1993) The strength characteristics of internal and external rotator muscles in professional baseball pitchers. Am J Sports Med 21(1):61–66
45. Zeller M (1995) Physikalische Therapie im Rahmen der postoperativen Behandlung. In: Habermeyer P, Schweiberer L (Hrsg) Schulterchirurgie. Urban & Schwarzenberg, München Wien Baltimore, S 343–355

Die instabile Schulter

J. Steinbeck

Einleitung

Als beweglichstes Gelenk des menschlichen Körpers stellt die Schulter eine zentrale Verbindung zwischen Rumpf und Hand dar. Nur bei intakter, schmerzfreier Schultergelenksfunktion ist es dem Menschen möglich, seine Hand als wertvolles Werkzeug in allen Ebenen voll einzusetzen. Mit einem Anteil von ca. 50% aller Gelenkluxationen ist die Schulter am häufigsten betroffen. Etwa 1,7% der Bevölkerung müssen damit rechnen, im Laufe ihres Lebens an einer symptomatischen Schulterinstabilität zu erkranken (Hovelius 1996).

Im Gegensatz zu anderen großen Gelenken ist die Schulter ein weichteilgeführtes Gelenk. Nicht die knöcherne Formgebung der Gelenkpartner garantiert die Stabilität, sondern die umgebenden Weichteile mit ihren passiven und aktiven Stabilisatoren. Die entscheidenden passiven Stabilisatoren sind das Labrum glenoidale, die Gelenkkapsel, die glenohumeralen Bänder und der negative intraartikuläre Druck. Das Labrum glenoidale stellt nicht nur eine rein geometrische Vergrößerung der Schultergelenkspfanne dar, es steht darüber hinaus in enger anatomischer und funktioneller Verbindung mit der Gelenkkapsel und den glenohumeralen Bändern (Bigliani 1996). Dieser kapsulo-labroligamentäre Komplex ist einerseits ein rein mechanischer Stabilisator, andererseits wurden in der Kapsel und den glenohumeralen Bändern freie Nervenendigungen und Mechanorezeptoren gefunden (Vangsness 1995). Von diesen Strukturen gehen neurophysiologische Reizimpulse aus, die in der Schultergürtelmuskulatur zu einer Reizantwort führen und zu einem Reflexbogen im Sinne der Schulterstabilisierung generieren. Die wesentlichen aktiven Stabilisatoren sind der Musculus deltoideus, die Muskeln der Rotatorenmanschette und der lange Kopf des Musculus biceps brachii.

Diese aktiven muskulären Stabilisatoren führen das Schultergelenk, insbesondere in mittleren Bewegungsausschlägen, bei denen die Kapsel und die glenohumeralen Bänder weniger angespannt sind. In endgradigen Bewegungsausschlägen, wenn Kapsel und Bänder unter Spannung geraten, erhalten die aktiven Stabilisatoren aus den o.g. freien Nervenendigungen und Mechanorezeptoren Informationen über die jeweilige Gelenkstellung und den Spannungszustand des kapsulo-labroligamentären Komplexes. Sie können so aktiv im Rahmen einer propriozeptiven Reaktion zur Stabilisierung beitragen.

Instabilitätsformen und Pathogenese

Entscheidend für die richtige Diagnose und damit auch für die Beurteilung eines Unfallzusammenhanges im Rahmen einer Begutachtung ist die Feststellung der vorliegenden Luxations- bzw. Instabilitätsform.

Neer stellte bereits 1980 die wesentlichen Unterschiede zwischen der unidirektionalen und multidirektionalen Instabilität der Schulter heraus (Neer 1980). Die klassische Einteilung in traumatische und atraumatische Ursache für die Luxation wurde dann von ihm um eine weitere Kategorie, das repetitive Mikrotrauma erweitert. Die unidirektionale Luxationsneigung findet sich bei traumatischen, atraumatischen aber auch bei repetitiven Mikrotraumen (Krüger 1990). Die multidirektionale Instabilität ist niemals die Folge eines einzigen Unfallereignisses. Als weitere Kategorie haben wir die Form der willkürlichen Luxation.

■ **Traumatische Instabilität.** Bei 98% der Luxationen handelt es sich um eine vordere Luxation als Folge eines Traumas oder repetitiven Mikrotraumas (Habermeyer 1990, Post 1988). Das pathomorphologische Korrelat der traumatischen

Schulterinstabilität ist die Bankart-Läsion, die Ablösung des ventrocaudalen Labrums vom vorderen Pfannenrand. Diese labrale Ablösung hat in der Literatur im Zusammenhang mit der rezidivierenden, posttraumatischen Schulterluxation eine Inzidenz von über 90% (Rowe 1978). Weiter liegt die Inzidenz der labralen Ablösung bei der Reoperation wegen Luxationen nach primärer operativer Versorgung bei 84%.

Diese Faktoren unterstreichen die Wertigkeit der Bankart-Läsion als Hauptursache für die rezidivierende, posttraumatische, vordere Schulterinstabilität (Bach 1988, De Palma 1967, Morgan 1987 und Warner 1992).

Der tyische Unfallmechanismus für die vordere Schulterluxation ist die Schulterabduktion bis 90° mit einer zusätzlichen, von außen einwirkenden Außenrotationskraft (Cofield 1985, Matsen 1991). Bei größerer Gewalteinwirkung im Rahmen des Luxationstraumas kommt es zu knöchernen Absprengungen vom vorderen Pfannenrand, der sog. knöchernen Bankart-Läsion, bis hin zu ausgedehnten Glenoidfrakturen. Durch das Vorbeischeren des Humeruskopfes am vorderen Pfannenrand entsteht im Bereich der dorsolateralen Zirkumferenz eine Impression des Humeruskopfes, die sog. Hill-Sachs-Delle. Die Hill-Sachs-Läsion tritt mit einer Inzidenz von 90% auf (Habermeyer 1990). Der Nachweis einer Hill-Sachs-Läsion kann ebenfalls als deutliches Zeichen der traumatischen Genese einer Schulterinstabilität gewertet werden. Sie ist jedoch stets Folge und nicht Ursache der Instabilität. Die Reposition der traumatischen Erstluxation gelingt in der Regel nur durch den Arzt bzw. in Narkose.

■ **Atraumatische Instabilität.** Das pathomorphologische Korrelat dieser Form der Schulterinstabilität ist eine anlagebedingte, hyperlaxe Gelenkkapsel (Neer 1985). Es kommt ohne adäquates Trauma, bei Alltagsbewegungen oder im Schlaf zu Luxationen. Trotz multidirektionaler Hyperlaxität besteht bei den meisten Patienten eine bevorzugte Luxationsrichtung, am häufigsten nach vorne unten. Dorsale Schulterluxationen entstehen in der Regel ebenfalls auf dem Boden einer generalisierten Kapselhyperlaxität. Begleitverletzungen wie knöcherne Bankart-Läsion oder die Hill-Sachs-Delle werden bei atraumatischen Luxationen nicht beobachtet (Neer 1980, 1985). Beim ersten Luxationsereignis gelingt dem Patienten die Reposition in der Regel spontan.

■ **Willkürliche Instabilität.** Die willkürliche, atraumatische Luxationsneigung beginnt meistens in der Kindheit, wobei es sich häufig um eine neurotische Angewohnheit handelt. Zur Luxation kommt es durch die willkürliche Kombination von Bewegungen bei vorliegender Fehlinnervation der Schultergürtelmuskulatur (Neer 1980). Eine willkürliche Schulterluxation liegt definitionsgemäß vor, wenn der Patient seine Schulter ausschließlich durch Muskelzug luxieren kann. Der Arm muß dabei in Neutralstellung verbleiben. Der bei traumatischen Luxationen auftretende Bankart-Defekt oder die Hill-Sachs-Läsion findet sich bei den willkürlichen Luxationen nicht.

Diagnostik der Schulterinstabilität

Ein wesentliches Ziel der Diagnosefindung ist es traumatische, atraumatische und willkürliche Formen der Schulterinstabilität zu differenzieren. Aus dieser Unterscheidung leiten sich dann wesentliche gutachterliche Konsequenzen der Kausalität ab.

■ **Anamnese.** Die exakte Anamnese erlaubt in vielen Fällen bereits die Unterscheidung traumatischer von atraumatischer Schulterinstabilität. Die genaue Kenntnis des Unfallmechanismus der Erst-Luxation dient der Abschätzung, ob ein adäquates Makro-Trauma vorlag. Direkte und indirekte Traumata sind zu unterscheiden. Wie wurde die Schulter nach dem ersten Luxationsereignis reponiert? Gelang die Reposition nur durch einen Arzt bzw. in Narkose oder kam es zur Spontanreposition bzw. konnte der Patient die Schulter selbst reponieren? Wie oft und unter welchen Bedingungen ist die Schulter reluxiert? Wie wurde sie jeweils reponiert? Weiter ist es wichtig das sportliche und berufliche Aktivitätsniveau einzuschätzen. Kommt es dabei zu wiederholten Belastungen im Überkopf-Bereich, die als repetitive Mikro-Traumata eine chronische Überlastung des kapsulo-labro-ligamentären Komplexes bewirken?

■ **Klinische Untersuchung.** Neben den allgemeinen Untersuchungsschritten Inspektion, Palpation, Beweglichkeits- und Kraftprüfung haben sich einige spezielle Funktionstests als praktikabel und reliabel erwiesen.

- *Vorderer Apprehension-Test:* Dieser Test ist bei der klassischen anterior-inferioren Instabilität positiv. Der Arm wird dabei aus der Neutralposition vorsichtig in 90° Abduktion und 90° Außenrotation gebracht. Der Daumen des Untersuchers übt dabei einen stetigen Druck von dorsal auf den Humeruskopf aus. Während dieses Manövers bekommt der Patient Angst (Apprehension = Besorgnis) die Schulter könnte luxieren. Oft ist dies an unwillkürlicher Anspannung der Delta-Muskulatur zu erkennen. Entscheidend für den Apprehension-Test ist nicht eine Schmerzangabe, sondern die typische Besorgnis des Patienten vor der Luxation.
- *Hinterer Apprehension-Test:* Dieser gilt analog als typisches Zeichen der dorsalen Instabilität. Dabei wird der im Ellenbogen gebeugte Arm in der Schulter um ca. 90° flektiert, vorsichtig adduziert und innenrotiert. Die führende Hand des Untersuchers übt einen axialen Druck nach dorsal aus, die kontralaterale Hand stabilisiert die Scapula. Durch dieses Manöver kann eine spürbare Subluxation des Humeruskopfes nach dorsal provoziert werden. Durch langsame Abduktion kommt es zur spontanen Reposition.
- *Sulcus-Zeichen:* Das Sulcus-Zeichen dient der Überprüfung einer multidirektionalen Kapselhyperlaxität. Beim stehenden oder sitzenden Patienten wird am locker herunterhängenden Arm ein axialer Zug in der Humeruslängsachse nach kaudal ausgeübt. Bei hyperlaxer Kapsel lässt sich durch diese Manöver zwischen Akromion und Humeruskopf ein sichtbarer und palpabler Sulcus provozieren.
- *Vorderer und hinterer Schubladentest:* Analog den Schubladentests am Knie soll dadurch die passive Translation des Humeruskopfes in der Gelenkpfanne nach ventral und dorsal überprüft werden. Der Untersucher fixiert mit einer Hand die Scapula und führt mit der anderen Hand die passive Translation des Humeruskopfes nach ventral und dorsal aus. Dabei wird dokumentiert, wie weit sich der Humeruskopf aus der Fossa glenoidalis herausschieben lässt. Insbesondere bei muskelkräftigen und nicht völlig entspannten Patienten ist die Beurteilung dieses Tests jedoch schwierig und die Aussagekraft eingeschränkt.

- **Bildgebung.** In der Regel sind im Rahmen der Instabilitätsdiagnostik nativradiologische Schulteraufnahmen ausreichend. Computertomographie, Arthro-CT und Kernspintomographie sind nur in wenigen Fällen wirklich nötig. Sie liefern ausgezeichnete Darstellungen der Weichteilverhältnisse und der knöchernen Situation, bringen aber im Regelfall keine zur Operationsindikation unabdingbare Zusatzinformation.
- *Nativradiologie:* Sowohl im akuten Luxationsfall als auch bei chronischer Instabilität sind eine a.p. Aufnahme und eine echte axiale Aufnahme zu fordern. Nur durch die axiale Aufnahme lässt sich insbesondere die akute dorsale Luxation definitiv darstellen. Dorsal verhakte Luxationen werden bei alleiniger a.p. Aufnahme in ca. 50% der Fälle übersehen (Krüger 1996). Sollte eine erhebliche schmerzhafte Bewegungseinschränkung vorliegen und eine normale axiale Aufnahme nicht möglich sein, lässt sich in der Velpeau-Aufnahme die relative Stellung des Humeruskopfes zum Glenoid ausreichend beurteilen. Der betroffene Arm kann dabei am Körper angelegt oder sogar im Gilchrist-Verband o.ä. ruhiggestellt bleiben. Die transthorakale Aufnahme ist in der Aussagekraft der Velpeau-Aufnahme unterlegen. Zur Beurteilung knöcherner Begleitverletzungen sind zwei Spezialaufnahmen nötig. Die Westpoint-Aufnahme erlaubt die Beurteilung des vorderen-unteren Pfannenrandes zum Ausschluss einer knöchernen Bankart-Läsion. Die Stryker-Aufnahme stellt die dorso-laterale Humeruskopfzirkumferenz dar. Auf ihr lässt sich eine Hill-Sachs-Delle abbilden und beurteilen.
- *Computertomographie:* Die Nativ-Computertomographie mit ihrer sehr guten Darstellung der knöchernen Verhältnisse ist bei komplexen Luxationsfrakturen mit Mehrfragmentfrakturen des Humeruskopfes und/oder Glenoid- und Scapulahalsfrakturen zur präoperativen Planung indiziert. Das Arthro-Computertomogramm im Doppelkontrastverfahren bietet zusätzlich eine gute Weichteildarstellung.
- *Kernspintomographie:* Im MRT lassen sich das Labrum glenoidale, die Kapsel und die Rotatorenmanschette ebenfalls gut darstellen. Labrum-Läsionen, die Kapselweite und begleitende Verletzungen der Rotatorenmanschette können beurteilt werden.

Fazit und gutachterliche Relevanz

Bei 95–98% der Schulterinstabilitäten handelt es sich um posttraumatische, vordere Instabilitäten. Dies bedeutet, dass hier ein adäquates Trauma Auslöser der ersten Luxation war. Dies lässt sich in der Regel anamnestisch sehr gut evaluieren. Zur Auflösung einer traumatischen Schultererstluxation bedarf es adäquater Gewalt auf den abduzierten und außenrotierten Arm. Die Reposition der traumatischen Schultererstluxation erfordert meistens die Hilfe eines Arztes und/oder eines Narkotikums aufgrund der erheblichen muskulären Gegenspannung und des Einhakens des Humeruskopfes am vorderen Pfannenrand.

Wie wir aus der Literatur wissen, liegen bei mehr als 90% der Patienten mit einer bestehenden traumatischen Schulterinstabilität als pathomorphologisches Korrelat eine Ablösung des ventralen labrokapsuloligamentären Komplexes, ggf. sogar ein Abbruch des vorderen Pfannenrandes sowie im Bereich des Humeruskopfes eine dorsolateral gelegene Impressionsfraktur vor. Diese beiden, sicher nachweisbaren Schädigungen in Zusammenschau mit der Anamnese sind als Hinweis auf einen adäquaten Unfallmechanismus, der die Erstluxation provozierte, zu werten. Mit diesen Fakten ist in der Regel die Kausalität zwischen Unfall und Unfallfolge herzustellen.

Bei Patienten mit einer bestehenden atraumatischen Schulterinstabilität liegt in der Regel eine angeborene, multidirektionale Hyperlaxität der Gelenkkapsel vor. Die bevorzugte Luxationsrichtung bei diesen Patienten ist dann in der Regel vorne unten, manchmal auch hinten unten und in seltenen Fällen multidirektional. Diese Form der Instabilität wird nicht durch ein Trauma ausgelöst, sondern hier stellt der Mechanismus der Erstluxation eine Gelegenheitsursache dar.

Die atraumatische Schulterinstabilität wird vorwiegend klinisch, ohne zusätzliche Untersuchung diagnostiziert. Diese Patienten weisen in der Regel kein pathomorphologisches Korrelat im Sinne einer Hill-Sachs-Läsion oder einer Bankart-Läsion/-Fraktur auf. Durch die weite Gelenkkapsel kommt es bei der Luxation zu keiner Traumatisierung der Gelenkflächen.

Bei der willkürlichen, atraumatischen Schulterinstabilität handelt es sich um eine neurotische Angewohnheit bei Muskelfehlinnervation. Einen posterolateralen Kopfdefekt oder Bankart-Defekt weisen diese Patienten nicht auf.

Literatur

Bach BR, Warren RF, Fronek J (1988) Disruption of the lateral capsule of the shoulder. A cause of recurrent dislocation. J Bone Joint Surg B 274

Barber FA, Morgan GD, Burkhart SS, Jobe CM (1999) Labrum/Biceps/Cuff Dysfunction in the throwing athlete. Current Controversies Point Counter Point. Arthroscopy 8:852–857

Bigliani LU, Kelkar R, Flatow EL, Pollock RG, Mow VC (1996) Glenohumeral stability. Clin Orthop 330:13–30

Cofield RH, Kavanagh BF, Frassica FJ (1985) Anterior shoulder instability. Instr Course Lect 34:210

De Palma AF (1983) Surgery of the shoulder. 3rd edition. JB Lippincott, Philadelphia

Habermeyer P, Schweiberer L (1996) Schulterchirurgie, 2. Auflage. Urban & Schwarzenberg, München Wien Baltimore

Handelberg F, Willems S, Shababpour M, Huskin JP, Kuta J (1998) SLAP-lesions: a retrospective multicenter study. Arthroscopy 14:856–862

Hovelius L, Augustini BG, Fredin H, Johansson O, Norlin R, Thorling J (1996) Primary anterior dislocation of the shoulder in young patients. J Bone Joint Surg A 78(11):1677–1684

Krüger P (1996) Schulterluxation. In: Habermeyer P, Schweiberer L (Hrsg) Schulterchirurgie, 2. Auflage. Urban & Schwarzenberg, München Wien Baltimore

Maffet MW, Gartsman GM, Moseley M (1995) Superior labrum-biceps tendon complex-Lesions of the shoulder. Am J Sports Med 23:93–98

Matsen FA, Harryman DT, Sidles JA (1991) Mechanics of glenohumeral instability. Clin Sports Med 10:783

Morgan CD, Bodenstab AB (1987) Arthroscopic Bankart suture repair: technique and early results. Arthroscopy 3 (2):111–122

Neer CS II, Foster CR (1980) Inferior capsular shift for involuntary inferior and multidirectional instability of the shoulder. A preliminary report. J Bone Joint Surg A 62(6):897–908

Post M (1988) The shoulder. Surgical and nonsurgical management. Lea and Febiger, Philadelphia

Rowe CR, Patel D, Southmayd WW (1978) The Bankart procedure. J Bone Joint Surg A 60(1):1–16

Snyder SJ, Banas MP, Karzel RP (1995) An analysis of 140 injuries to the superior glenoid labrum. J Shoulder Elbow Surg 4:243–248

Vangsness CT, Ennis M, Taylor JG, Atkinson R (1995) Neural anatomy of the glenohumeral ligaments, labrum and subacromial bursa. Arthroscopy 11:180–184

Warner JJP, Deng XH, Warren RF, Torzilli PA (1992) Static capsuloligamentous restraints to superior-inferior translation of the glenohumeral joint. Am J Sports Med 20:675

Schmerztherapie

Schmerztherapie bei Schulter- und Ellenbogenerkrankungen

J. Bauer, E. Broll-Zeitvogel

Schulter- oder Ellenbogengelenkschmerzen können aufgrund struktureller Veränderungen oder funktioneller Störungen entstehen, sie können aber auch ihre Ursache in einer Erkrankung der Halswirbelsäule im Sinne einer pseudoradikulären Symptomatik haben. Karl Sell hat vor ca. 50 Jahren die manualmedizinischen Untersuchungs- und Behandlungstechniken in Deutschland eingeführt und weiterentwickelt. Neben der bekannten Irritationspunktdiagnostik hat er aus seinen Erfahrungen in der Untersuchung und Behandlung von Funktionsstörungen der Halswirbelsäule als weiteres Diagnostikinstrument die Irritationszonendiagnostik entwickelt. Da Schmerzen des Schulter- oder Ellenbogengelenkes häufig ihren Ursprung in Funktionsstörungen der Halswirbelsäule haben, gehört eine manuelle Funktionsdiagnostik dieses Wirbelsäulenabschnittes immer in die Untersuchung für Patienten mit einer entsprechenden Beschwerdesymptomatik. Grundsätzlich gliedert sich der Untersuchungsgang der Halswirbelsäule in drei Schritte. Der erste Schritt beinhaltet die Bewegungsspielprüfung für alle Bewegungsrichtungen. Im zweiten Schritt wird der zugehörige segmentale Irritationspunkt – eine Tonuserhöhung der autochthonen Muskulatur – über den Gelenkfacetten des in seiner Funktion gestörten Wirbels aufgesucht. Der dritte Schritt beinhaltet die funktionelle segmentale Irritationspunkt- und Insertionszonendiagnostik zur exakten Beurteilung der Blockierungssituation und daraus folgender Festlegung der so genannten freien Richtung für die Manipulationsbehandlung. Zur technischen Durchführung dieser einzelnen Schritte wird auf die manualmedizinischen Ausbildungskurse verwiesen [1].

Funktionsstörungen eines Bewegungssegmentes gehen zum einen mit segmentalen Symptomen wie lokaler Druckdolenz und Muskelhartspann einher, zum anderen finden sich pseudoradikuläre Fernsymptome mit reflektorischer Tendomyose, Muskelhartspann und multiplen Druckschmerzpunkten. Coenen [3] hat so genannte „Signalpunkte" im Sinne einer pseudoradikulären Symptomatik bei blockierungsbedingten Funktionsstörungen im Bereich der unteren HWS beschrieben. Diese liegen zum einen segmental zugeordnet paravertebral in Höhe der unteren HWS, cranial und medial des Schulterblattes, aber auch an der Außenseite des Oberarmes und am Ellenbogengelenk, hier übereinstimmend mit den Druckpunkten für die Epicondylitis und das Supinatorschlitzsyndrom. Seine Erkenntnisse unterstreichen den Wert einer gezielten manualmedizinischen Untersuchung der Halswirbelsäule im Rahmen der Differentialdiagnostik von Ellenbogengelenkserkrankungen.

Der nächste Schritt beinhaltet die Untersuchung des Schultergelenkes mit manualmedizinischen Techniken. Zu prüfen sind das passive Bewegungsausmaß, das Gelenkspiel und das Kapselmuster. Neben dem Glenohumeralgelenk ist eine Untersuchung des Acromioclaviculargelenkes, des Sternoclaviculargelenkes sowie auch der scapulothorakalen Gleitebene wichtig. Funktionsstörungen in diesen Schulternebengelenken können für Funktionsstörungen des Ellenbogengelenkes mitverantwortlich sein.

Beispielhaft werden manualmedizinische Untersuchungs- und Behandlungstechniken für das Krankheitsbild der Epicondylitis dargestellt. Lokale Druckschmerzen über dem Epicondylus humeri radialis, eine Schmerzverstärkung im Ursprungsbereich der radialen Handgelenksextensoren bei der Kraftprüfung gegen Widerstand sowie strukturelle Veränderungen in bildgebenden Verfahren können die Diagnose einer Epicondylitis humeri radialis belegen. Aus manualmedizinischer Sicht erfolgt die Untersuchung der Halswirbelsäule, insbesondere der Segmente C5/C6 und C6/C7. Schon A. Wilhelm [4] hat bei der Erstbeschreibung seines denervierenden Operationsverfahrens auf die Halswirbelsäule als Ursprungsort für eine pseudoradikuläre Schmerzsymptomatik hingewiesen. „Fest steht jedoch, dass die Kombination einer Epicondylitis mit einem Cervicalsyndrom so auffallend häufig ist, daß der Faktor eines zufälligen Zusammentreffens sicher ausfällt." Der nächste Schritt beinhaltet die Funktionsuntersuchung des Acromio- und Sternoclaviculargelenkes. Hier lässt sich kein Irritationspunkt finden, auch kann kein typisches Kapselmuster erhoben werden. Pathognomonisch für eine Funktionsstörung dieser Gelenke ist ein eingeschränktes Gelenkspiel mit hartem Anschlag und entsprechender Schmerzsymptomatik. Brügger [2] hat auf eine pseudoradikuläre Schmerzausstrahlung im Sinne eines referred pain vom Schultergelenk über den Ellenbogen bis in den Unterarm bei blockierungsbedingten Funktionsstörungen der Costotransversalgelenke und des AC- und SC-Gelenkes hingewiesen.

Bei der Untersuchung des Ellenbogengelenkes ist neben dem Bewegungsumfang für Streckung und Beugung sowie Supination und Pronation insbesondere das Gelenkspiel des Radiusköpfchens zu prüfen. Bei eingeschränktem Gelenkspiel kann die Mobilisation nach dorsal und ventral erfolgen. Die Palpationsuntersuchung der Weichteile gibt in Abhängigkeit von der Lokalisation Hinweise auf die Ätiologie der Erkrankung. Differentialdiagnostisch sind Druckschmerzen am Epicondylus humeri radialis, am Epicondylus humeri ulnaris, über dem Sulcus ulnaris, über dem Supinatorschlitz und Trigger-Punkte im Muskelbauch zu unterscheiden. Eine gezielte Funktionsprüfung der Muskulatur ergibt Hinweise auf eine Abschwächung oder Verkürzung. Bei der Epicondylitis humeri radialis findet sich oft das Bild einer hypotonen Tendomyose aufgrund eines ständig erhöhten Flexorentonus. Therapeutisch sollte daher der Schwerpunkt auf einer gezielten Kräftigung der Handgelenk- und Fingerextensoren liegen.

Manualmedizinisch erfolgen Diagnostik und Therapie einer Epicondylopathie in drei Schritten. Der erste beinhaltet die manualmedizinische Funktionsuntersuchung der Halswirbelsäule, des cervicothorakalen Überganges sowie der Costotransversalgelenke und des AC- sowie SC-Gelenkes. Liegen dort blockierungsbedingte Funktionsstörungen vor, sind diese mit gezielter Mobilisation oder Manipulation zu behandeln. Der zweite Schritt umfasst die Funktionsuntersuchung des betroffenen Gelenkes einschließlich der Nachbargelenke.

Bei eingeschränktem Gelenkspiel kommen mobilisierende Techniken zur Anwendung, um die Gelenkbeweglichkeit wiederherzustellen. Im dritten Schritt erfolgen Palpation und die Funktionsprüfung der gelenkführenden Muskulatur. Zur lokalen Schmerztherapie kann Querfriktion zur Anwendung kommen, verkürzte Muskelgruppen werden gedehnt, insbesondere aber wird eine gezielte Muskelkräftigung zur Vermeidung von muskulären Dysbalancen und damit rezidivierenden Beschwerden erfolgen.

Das Handbuch der Orthopädie nennt 20 verschiedene Therapieverfahren, unter anderem Manipulation und Querfriktion, die zur Behandlung der Epicondylitis zum Einsatz kommen können. Manualmedizinische Behandlungsverfahren haben ihren Stellenwert, wenn blockierungsbedingte Störungen im Bereich der Wirbelsäule oder ein eingeschränktes Gelenkspiel vorliegen. Um diese aber feststellen zu können, sollten manualmedizinische Untersuchungstechniken am Anfang jeder Diagnostik von Erkrankungen oder Verletzungen des Schulter- oder Ellenbogengelenkes stehen. Einerseits können durch ein solches Vorgehen oft schnelle Behandlungserfolge erzielt werden, zum anderen kann so vielleicht in dem einen oder anderen Fall auch auf ein operatives Vorgehen verzichtet werden.

Wie wirkt Chirotherapie? Die erste Wirkung bei einer Mobilisationstechnik eines Gelenkes besteht in einer mechanischen Beeinflussung der das Gelenk umgebenden Weichteile. Diese können gedehnt werden, damit gelingt eine Verbesserung des Gelenkspiels. Im Rahmen dieser Grifftechniken wird jedoch ein Druck auf die Mechanorezeptoren in der Umgebung des schmerzhaften Gelenkes ausgeübt. Die dadurch ausgelösten Reizimpulse hemmen auf Rückenmarksebene über die inhibitorischen Interneurone die Schmerzreizimpulse, welche aus dem Gelenk über Nozizeptoren ausgelöst und das periphere Neuron weitergeleitet werden. Dadurch kommt es zu einer reduzierten Schmerzreizweiterleitung nach zentral mit einer dementsprechend auch reduzierten Schmerzwahrnehmung. Die dritte wesentliche Wirkung besteht darin, dass der Patient eine Zuwendung erfährt; es wird Hand an ihn gelegt, indem er behandelt wird. Dadurch kann es zu einer vermehrten Ausschüttung von Endorphinen kommen, welche über absteigende Bahnen ebenfalls auf Rückenmarksebene den nozizeptiven Input hemmen können. Wie Zieglgänsberger [5] jedoch schon in seinen Arbeiten zum Schmerzgedächtnis gezeigt hat, kann eine Beeinflussung über hemmende Interneurone nur im frühen Stadium der Schmerzchronifizierung gelingen, wenn keine erhöhte Erregbarkeit der Hinterhornneurone und vergrößerter rezeptiver Felder vorliegt. Wenn sich erst eine sekundäre Hyperalgesie entwickelt hat, wird der Patient auch die an sich normalen Berührungen im Rahmen der chirotherapeutischen Behandlungstechniken als unangenehm schmerzhaft empfinden und diese nicht mehr zulassen.

Die Schmerztherapie steht auf verschiedenen Säulen, eine wesentliche ist die Manualtherapie. Besonders wirkungsvoll sind die Therapieerfolge, wenn manuelle Behandlungstechniken frühzeitig zum Einsatz kommen. Bei länger persistierenden Beschwerden wird jedoch auch immer eine Chronifizierungsdiagnostik unter Berücksichtigung der psychischen und sozialen Chronifizierungsfaktoren notwendig.

Literatur

1. Bischoff HP (1997) Chirodiagnostische und chirotherapeutische Technik. PERIMED-spitta, Balingen
2. Brügger A (1977) Die Erkrankung des Bewegungsapparates und seines Nervensystems. Fischer, Stuttgart
3. Coenen W (1986) Über ein diagnostisches Zeichen bei der sogenannten Epicondylitis humeri radialis. Z Orthop 124:323–326
4. Wilhelm A, Gieseler H (1962) Die Behandlung der Epicondylitis humeri radialis durch Denervation. Der Chirurg 118–122
5. Zieglgänsberger W, Tölle TR (1993) The pharmacology of pain signalling. Curr Opin Neurobiol 3:611–618

Akupunktur beim Schulterschmerz – Eine Übersicht

J. Bachmann

Traditionelle chinesische Orthopädie als Fachgebiet

Die Orthopädie umfasst in der Volksrepublik China grundsätzlich auch die Traumatologie. Orthopädie und Traumatologie sind im Verlauf der Differenzierung der einzelnen Fachgebiete auch in der traditionellen chinesischen Medizin zu einem eigenen Fachgebiet geworden. Die Orthopädie der chinesischen Medizin zeigt eine eigene fachspezifische Profilierung, die sich historisch erschließen lässt, aber auch mit der Rolle der Träger ihrer Tradition verbunden ist. Im Mittelpunkt steht das Bewegungssystem und der Orthopäde als ein Arzt mit Bewegungserfahrung. Seine Tradition fußt besonders in der Volksmedizin, dem Kampfsport und der Traumatologie des Kampfsports und letztlich auch der Kriegsmedizin. Im Gegensatz zur „Inneren Medizin" ist die Schrifttradition in der traditionellen chinesischen Orthopädie weniger reichhaltig, die traditionelle Hochschule war kaum Ort der medizinischen Tradition. Im Vordergrund stand und steht stärker noch als schon für die innere traditionelle chinesische Medizin das persönliche Verhältnis zwischen Lehrer und Schüler, das, soweit es nicht per se auf verwandschaftlicher Verbindung beruht, ein quasi familiäres ist. Das Spektrum therapeutischer Verfahren ist breit und reicht von manueller Therapie durch Massage oder Einrenkung von Knochen und Gelenken, über Bewegungsübungen, zur Akupunktur und anderen lokalen Reizverfahren und schließlich der Kräutermedizin mit besonderem Schwerpunkt auf Externa.

Akupunktur in der Defensive – Was ist gesichert in der Akupunktur?

Akupunktur hat zeitgeschichtlich verschiedene Phasen der Akzeptanz durchlaufen. Die Berichte in den 70er Jahren über die Modulation der Schmerzwahrnehmung durch Nadelung standen dabei lange im Vordergrund des Interesses, insbesondere im Kontext von damit angeblich für eine Operation ausreichender Analgesie. Hierdurch ist eine Fülle von Folgeuntersuchungen eingeleitet worden, die in den letzten beiden Jahrzehnten einen erheblichen Erkenntnisgewinn über die Grundlagen des Schmerzes und seiner Behandlung mit sich brachten.

Dabei standen schon bald Ende der 70er und im Verlauf der 80er Jahre klinische Studien zur Anwendung im Vordergrund, meist unter dem Vorzeichen ob überhaupt eine Wirkung gegeben ist. Berry et al. fanden 1980 keine wesentlichen Unterschiede in der Effektivität von Injektionen von Placebo, Steroid- und Akupunkturanwendung an 60 Patienten. Andere Studien zeichneten sich oft dadurch aus, dass zum Beweis der Berechtigung der Akupunktur extreme methodische Simplifizierungen insbesondere durch Nadelung lediglich eines einzelnen Akupunkturpunktes versucht wurden, z. B. Magen 38 oder Gallenblase 34.

Im Verlauf der 90er Jahre entstand teils unter der Profilierung individueller Gesundheitsleistungen ein Akupunkturboom, der in der letzten Zeit wieder rückläufig ist. Die Fachgesellschaften verzeichnen aber ein ungebrochenes Interesse an Ausbildung in der Akupunktur. Es existieren zunehmend abgeklärte Prinzipien der Lehre.

Orientiert man sich allerdings an den Prinzipien der EBM, ist wenig gesichert nach den Publikationen der Cochrane Collaboration existieren keine Aussagen zur Effektivität beim chronischen Schulterschmerz, lediglich zweifelhafte Wirksamkeitsnachweise für Schmerzen z. B. der Lendenwirbelsäule.

Für den Problemkreis chronischer Schulterschmerz wurde 2002 durch Johansson K et al. eine systematische Auswertung der wissenschaftlichen Evidenz im Vergleich mit den professionellen Annahmen zur Frage der Effizienz von verschiedenen Behandlungsverfahren vorgelegt. 188 Allgemeinärzten und 71 Physiotherapeuten wurden in Schweden befragt und benannten eine ganze Reihe konservativer Behandlungsverfahren als effektiv und vertrauenswürdig, namentlich ergonomische Arbeitsplatzanpassung, Steroide, NSAR, Bewegungstherapie, Akupunktur, Ultraschallbehandlung, Kräftigung, Dehnung, TENS und Thermotherapie. Aufgrund der 40 ausgewerteten Studien konnte allerdings allenfalls eine Evidenz von Kortikosteroiden über kurze Zeiträume angenommen werden. Dies illustriert einmal mehr, dass zwischen dem Diskussionsstand der wissenschaftlichen auch klinischen Forschung und dem der täglichen klinischen Anwendung erhebliche Differenzen bestehen, die nicht nur die Akupunktur sondern für viele weitere konservative Behandlungsverfahren am Bewegungssystem zu konstatieren sind.

Das Placeboproblem

Das Placeboproblem ist seit langem Gegenstand heftiger Diskussionen unter Akupunkteuren. Batra et al verglichen bereits 1985 Akupunktur und Placebo bei chronischem Schulterschmerz.

J. Kleinhenz et al. konnten an 52 Sportlern mit Rotatorenmanschettensyndrom in einer randomisierten, einfach blinden placebokontrollierten klinischen Studie zeigen, dass der Nadelstich für die Akupunkturwirkung entscheidend ist und psychogene Einflüsse durch das therapeutische Setting auszuschießen sind. Als Kontrolle wurde mit einer neuen Nadel behandelt, die sich im Schaft verkürzt und nicht in die Haut eindringt. Vor und nach der 4-wöchigen Behandlungsphase mit 8 Sitzungen wurden die Patienten unabhängig und verblindet von einem Orthopäden mit dem Constant-Murley Schulterscore untersucht. Echte Akupunktur zeigte einen größeren Effekt als die Placebo-Nadelung. Die Akupunkturgruppe verbesserte sich im Constant-Murley Score um 19,2 Punkte (SD 16,1, range 13–50), die Kontrollgruppe verbesserte sich um 8,37 Punkte (SD 14,56, range −20 bis 41) (P = 0,014, C.I. 2,3, 19,4).

Tiefe oder oberflächliche Nadelung?

In neuerer Zeit rückt auch die Technik der Nadelung zunehmend in den Mittelpunkt der Diskussion. Ceccherelli et al. publizierten 2001 einen Vergleich oberflächlicher und tiefer Nadelung bei myofaszialen Schmerzen in der Schulterregion. An 44 Patienten wurde in randomisierter Zuordnung eine standardisierte Akupunktur unter Einschluss lokaler Triggerpunkte durchgeführt. Dabei zeigte sich sowohl im Soforteffekt als auch anlässlich der Nachuntersuchung nach 1 und 3 Monaten eine Überlegenheit der tiefen Nadelung ausweislich des McGill Pain Questionnaire.

Neuere Grundlagenarbeiten z. B. durch Hui et al. zur im fMRI nachweisbaren Aktivierung zentralnervöser Strukturen ergaben Hinweise, dass für die beiden Techniken zumindest verschiedene Strukturen angesprochen werden und insbesondere bei der tiefen Nadelung auch tiefe Strukturen der Hirnnervenkerne angesprochen werden.

Mikrosysteme der Akupunktur

Neben der Körperakupunktur sind immer wieder verschiedene so genannte Mikrosysteme als Sonderformen der Akupunktur entwickelt worden. Sie alle fußen auf der Vorstellung einer topografischen Verortung von Reizpunkten in einzelnen Körperabschnitten, über die dann durch entsprechende Reize, im Falle der Akupunktur durch Nadelstimulation, spezifische Wirkungen ausgelöst werden sollen.

Nach eigenen Erfahrungen und aus den noch unveröffentlichten Ergebnissen einer Studie zur Behandlung von Schulterschmerzen durch Schädel-Akupunktur nach Yamamoto sind die Effekte gerade für die myofaszial geprägten Schmerzprobleme nicht anhaltend.

Behandlungsprinzipien

Akupunktur ist hinreichend angemessen nur unter Beachtung ihrer Wirkrichtungen in einen Therapieplan zu integrieren. Für den Problemkreis der Schulterregion, die durch die Dominanz muskulärer Dysfunktionen und myofaszialer Schmerzen geprägt ist, gehört hierzu ganz wesentlich auch eine physiotherapeutische Behandlung.

K. O. Sun et al. berichten 2001 über Akupunktur für die „Frozen shoulder" auf der Grundlage einer radomisierten Studie an 35 Patienten über 6 Wochen in zwei Gruppen mit Akupunktur und Physiotherapie vs. Physiotherapie allein, wobei letztere im geblindeten funktionellen Assessment deutlich schlechter abschnitt.

Demgemäss ist die Berücksichtigung myofaszialer Bezüge besonders wichtig und erweitert den klassischen Behandlungsansatz.

Dieser besteht zunächst in einer Therapie durch Nadelung lokaler Punkte in der subjektiven Schmerzregion. Wesentliche theoretische Grundlage ihrer Anwendung ist die Kenntnis der lokalen und regionalen Akupunkturpunkte. Diese liegen meist in der ventrolateralen Schulterregion. Funktionelle muskuläre Bezüge zur dorsalen Schulterregion treten hinzu. Dies entspricht regional und funktionell orientierter Betrachtungsweise orthopädischer Gesundheitsstörungen und nutzt die Stärken der orthopädischen und manuellen Untersuchungstechnik für eine qualifizierte Akupunkturtherapie. Die nächste Stufe ist spezifisch für die Akupunktur und traditionelle chinesische Medizin und führt zur Akupunktur über Fernpunkte. Hierfür sind Kenntnisse der Leitbahnsystematik erforderlich. Ergänzend können segmentale Bezüge eingebracht werden und schließlich ergeben sich nach den Theoremen der traditionellen chinesischen Medizin weitere Stufen der Komplexität.

Supraspinatus- und Impingementsyndrom

Bei degenerativen Arthropathien stehen neben der lokalen Weichteilentzündung zumindest sekundär auch muskuläre Funktionsdefizite, die in eine schmerzhafte Bewegungseinschränkung der Schultergelenke münden. Stellvertretend hierfür steht der Begriff des Supraspinatussyndrom, auch wenn die anderen Muskeln der Rotatorenmanschette und ihrer Gegenspieler, der M. subscapularis und die Bizepssehne samt ihren Gleitgeweben in den Krankheitsprozess einbezogen sein können. Die Notwendigkeit zur lokalen Schmerzpalpation ist daher nochmals zu unterstreichen.

Steht die lokale akut schmerzhafte Weichteilentzündung im Vordergrund, ist vorrangig mit Fernpunkten zu therapieren. Die Remission der lokalen Entzündung stellt keine Stärke der Akupunkturpunktstimulation dar, ggf. ergibt sich dann eine eingeschränkte Indikation zur Akupunktur.

Sehr wohl lassen sich aber die sekundären, vornehmlich myogenen Funktionsdefizite mit der Akupunkturpunktstimulation angehen, und zwar auch dann, wenn über Fernpunkte therapiert wird.

Chronische Reizzustände der Übergangsbereiche, hier des Ansatzes der Rotatorenmanschette und vorderen Gelenkkapsel, scheinen gut auf eine lokale Mikrotraumatisierung durch Akupunkturpunktstimulation anzusprechen. Bei der überwiegenden Zahl der Fälle mit einem chronischen Supraspinatus- oder Impingementsyndrom ist die Weichteilentzündungsreaktion im weiteren Verlauf so schwach ausgeprägt, dass keine Kontraindikation zur lokalen Nadelung mehr besteht.

Frozen Shoulder

Im Vordergrund steht hier die erhebliche, anfangs schmerzhafte konzentrische Bewegungseinschränkung, wobei als begrenzende Faktoren vor allem kapsuläre Faktoren diskutiert werden. Unter der Akupunkturpunktstimulation lässt sich eine Hypalgesie erreichen, die die Voraussetzung für eine gezielte Mobilisationsbehandlung schafft. Wichtig ist somit die Kombination mit Manueller Therapie und Krankengymnastik. In der traditionellen chinesischen Orthopädie wird dieser therapeutische Zugang Tuina bezeichnet und hat seine Domäne nicht zuletzt in der Schulterbehandlung.

Triggerpunktsyndrome

Ist die schmerzhafte Funktionsstörung der Schulter vor allem von einer muskulären Fehlsteuerung verursacht, ergeben sich besonders gute therapeutische Ansätze für die Behandlung mit Akupunkturpunktstimulation.

Die Behandlung über die Stimulation der Muskulatur ist eine Domäne, aber keineswegs eine exklusive Errungenschaft der Akupunktur.

Neben druckdolenten Punkten sind auch Triggerpunkte per definitionem Akupunkturpunkte.

Im Vordergrund stehen die folgenden Muskeln:

- M. supraspinatus, der in seinem dorsalen Verlauf ist auch bei ventralen Schulterschmerzen auf reagible Punkte zu prüfen ist, klassische Akupunkturpunkte liegen hier mit Dü12 und Dü13 vor.
- M. levator scapulae, dessen Ansatzzone dem Akupunkturpunkt Dü14 entspricht. Der Verlauf zu den Querfortsätzen der oberen und mittleren Halswirbelsäule ist das morphologische Korrelat der engen funktionellen Verbindung zu Störungen der mittleren und oberen Halswirbelsäule.
- M. pectoralis, der zur Verkürzung neigt, wobei die Dehnungsbehandlung durch Akupunkturpunktstimulation vorbereitet und effektiver gestaltet werden (Lu1 und Lu2) kann.
- M. rhomboideus, der als Antagonist zum Pectoralis seine Funktion in der Retraktion der Skapula hat und häufig eine Hypofunktion mit Ausbildung schmerzhafter Muskelhärten zeigt; klassischer Akupunkturpunkt ist in diesem Bereich Bl43.

Literatur

Bachmann J (2000) Akupunktur am Bewegungssystem. Bücherei des Orthopäden Bd 74. Stuttgart

Batra YK, Chari P, Negi ON (1985) Comparison of acupuncture and placebo in treatment of chronic shoulder pain. Am J Acupunct 13(1):69–71

Berry H, Fernandes L, Bloom B, Clark RJ, Hamilton EB (1980) Clinical study comparing acupuncture, physiotherapy, injection and oral anti-inflammatory therapy in shoulder-cuff lesions. Curr Med Res Opin 7(2):121–126

Ceccherelli F, Bordin M, Gagliardi G, Caravello M (2001) Comparison between superficial and deep acupuncture in the treatment of the shoulder's myofascial pain: a randomized and controlled study. Acupunct Electrother Res 26(4):229–238

Jia H, Li Q (1993) Treatment of periomarthritis with scalp acupuncture therapy – a report of 210 cases. J Tradit Chin Med 13(3):199–201

Johansson K, Oberg B, Adolfsson L, Foldevi M (2002) A combination of systematic review and clinicians' beliefs in interventions for subacromial pain. Br J Gen Pract 52(475):145–152

Kleinhenz J, Streitberger K, Windeler J, Gussbacher A, Mavridis G, Martin E (1999) Randomised clinical trial comparing the effects of acupuncture and a newly designed placebo needle in rotator cuff tendinitis. Pain 83(2):235–241

Lin ML, Huang CT, Lin JG, Tsai SK (1994) A comparison between the pain relief effect of electroacupuncture, regional never block and electroacupuncture plus regional never block in frozen shoulder. Acta Anaesthesiol Sin 32(4):237–242

Liu G, Wang S (1993) Needling at contralateral Yanglingquan in treatment of shoulder periarthritis: report of 115 cases. Int J Clin Acupunct 4(3):297–300

Liu H, Zhang C (1998) 60 cases of shoulder-arm syndrome treated by electroacupuncture at Bingfeng (SI12). J Tradit Chin Med 18(4):256–258

Lundeberg T, Eriksson SV, Lundeberg S, Thomas M (1991) Effect of acupuncture and naloxone in patients with osteoarthritis pain. A sham acupuncture controlled study. Pain Clin 4(3):155–161

Moore ME, Berk SN (1976) Acupuncture for chronic shoulder pain. An experimental study with attention to the role of placebo and hypnotic susceptibility. Ann Intern Med 84(4):381–384

Peng AT, Behar S, Yue SJ (1987) Long-term therapeutic effects of electro-acupuncture for chronic neck and shoulder pain – a double blind study. Acupunct Electrother Res 12(1):37–44

Sun KO, Chan KC, Lo SL, Fong DY (2001) Acupuncture for frozen shoulder. Hong Kong Med J 7(4):381–391

Thomas M, Eriksson SV, Lundeberg T (1991) A comparative study of diazepam and acupuncture in patients with osteoarthritis pain: a placebo controlled study. Am J Chin Med 19(2):95–100

Wang J, Wang W, Wang S (1993) Treatment of periarthritis humeroscapularis with acupuncture and acupoint blocking. J Tradit Chin Med 13(4):262–263

Wang W, Yin X, He Y, Wei J, Wang J, Di F (1990) Treatment of periarthritis of the shoulder with acupuncture at the zhongping (foot) extrapoint in 345 cases. J Tradit Chin Med 10(3):209–212

Wang W (1995) 78 cases of periomarthritis treated with acupuncture. J Tradit Chin Med 15(1):46–47

Zhang M (1991) Treatment of peri-omarthritis with acupuncture at yanglingquan (GB 34). J Tradit Chin Med 11(1):9–10

Hui KKS, Liu J, Makris N, Gollub RL, Chen AJW, Moore CI, Kennedy DN, Rosen BR, Kwong KK (2000) Acupuncture modulates the limbic system and subcortical gray structures of the human brain: evidence from fMRI studies in normal subjects. Human Brain Mapping 9:13–25

Opioid-Therapie bei Nicht-Tumorschmerz in der Orthopädie

T. Kausch

Die Schmerztherapie mit Opioiden bei Nicht-Tumorschmerz ist im internationalen Vergleich im deutschen Sprachraum bisher vernachlässigt worden. Dies zeigen Studien zum Morphinverbrauch, welche etwa für Dänemark einen 8fach höheren, für Schweden einen 5fach und für Großbritannien einen 3fach höheren Morphinverbrauch pro 1 Million Einwohner nachweisen (Angaben der WHO 1997).

Nichtsdestotrotz ist gerade im orthopädischen Bereich eine differenzierte Indikationsstellung für den Einsatz von Opioiden unabdingbar. Opioidentzugsbehandlungen wegen fehlerhafter Einstellung und insbesondere falscher Indikationsstellung, z. B. bei somatoformen Schmerzstörungen, haben in den letzten Jahren deutlich zugenommen. Dies ist auch durch entsprechende Publikationen zu belegen [1, 2].

Ziel einer jeden Schmerztherapie ist zunächst die Behandlung der kausalen Schmerzursache. Dies kann gerade für den orthopädischen Patienten sowohl eine konservative als auch eine operative Behandlung sein. Voraussetzung für jede Schmerzeinstellung ist demnach eine genaue Schmerzanamnese und Schmerzanalyse. Auf eine diagnostische Zuordnung des letztendlich symptomatischen Schmerzgeschehens darf in keinem Fall verzichtet werden. In Zweifelsfällen sollte vor einer Opioideinstellung auch eine psychologische Mitbetreuung oder Beurteilung erfolgen.

Die Schmerzanalyse ermöglicht auch, fehlgerichtete schmerztherapeutische Maßnahmen durchzuführen.

So können bei einem muskulär mitverursachten Schmerz z. B. relaxierende Substanzen wie Tolperison eingesetzt werden.

Bei neuropathischen Schmerzsyndromen kann das in der Regel gut wirksame Gabapentin ergänzend verabreicht werden. Häufig sind gerade neuropathische Schmerzen (in bis zu 40%) einer Opioidtherapie nur unzureichend zugänglich.

Ein Knochenschmerz bei osteoporotischen Frakturen oder einem Morbus Paget kann zusätzlich mit Bisphosphonaten oder Kalzitonin eingestellt werden.

Entzündliche Schmerzformen bei chronischer Polyarthritis oder auch aktivierte degenerative Veränderungen sind häufig einer Therapie mit nichtsteroidalen Antirheumatika oder einer systemischen und auch lokalen Kortisontherapie zugänglich.

Zur Schmerzeinstellung ist die Beurteilung der Schmerzintensität durch den Patienten mit einer visuellen oder numerischen Analogskala unbedingt erforderlich. Ein Schmerztagebuch ist bei einer Opioideinstellung unabdingbare Voraussetzung. Hierzu müssen auch ggf. Angehörige in der durchzuführenden Schmerztherapie unterwiesen werden.

In diesem Rahmen ist eine Wiederherstellung der Funktionalität und eine soziale Integration mit größtmöglicher Unabhängigkeit des Patienten ein wichtiges Ziel der Therapie chronischer Schmerzen. Nicht Ruhigstellung und Schonung lindern den Schmerz, sondern Aktivierung und Stimulation des Patienten.

Auch beim Nicht-Tumorschmerz kann eine Schmerztherapie mit Opioiden sowohl supportiv zur Kausaltherapie der Grundkrankheit erfolgen. Allerdings ist auch eine rein symptomatische Schmerztherapie und eine prophylaktische Therapie zur Verhinderung einer Schmerzchronifizierung bzw. Entwicklung einer eigenständigen Schmerzkrankheit möglich.

Grundprinzipien einer Schmerztherapie sind:
- Ein Therapieplan unter Berücksichtigung kausaler symptomatischer und psychologischer Maßnahmen
- Schmerzreduktion soweit als möglich
- Regelmäßige Analgesiekontrolle
- Dosisanpassung bei unzureichender Wirkung
- Retardierte Analgetika mit bedarfsorientierter Schmerzspitzenmedikation

- Konsequenter Einsatz von Co-Analgetika
- Prophylaxe von Nebenwirkungen
- Schriftlicher Therapieplan für Patienten und Angehörige

Bevorzugt werden sollten nicht-invasive Applikationen wie die orale oder transdermale Therapie. Parenterale Applikationen sind insbesondere beim Nicht-Tumorschmerz die Ausnahme.

Eine Bedarfsmedikation kann lediglich als Schmerzspitzenmedikation erfolgen. Ansonsten ist eine konstante Spiegelbildung des Opioids Ziel der Therapie. Verweigerung und Aufsparen von Opioidanalgetika sind häufige Fehler der Pharmakotherapie. Meist wird auch das Suchtpotential der Substanzen überschätzt. Auch die Toleranzentwicklung, d. h. die Wirkungsabschwächung im Therapieverlauf, ist ausgesprochen selten. Toleranzentwicklung gegenüber Nebenwirkungen wie Übelkeit, Erbrechen und Schlaflosigkeit ist dagegen sehr häufig.

Bei der Kombination von retardierten Opioiden und schnell wirksamen Schmerzspitzenmedikationen ist darauf zu achten, dass Agonisten und partielle Antagonisten nicht kombiniert werden. Sinnvoll erscheint ein konsequenter Einsatz von Agonisten sowohl in der retardierten als auch in der Schmerzspitzenmedikation (z. B. Morphin, Oxycodon, Fentanyl in retardierter Form und als Bedarfsmedikation schnell wirksames Morphin oder Oxycodon).

Insbesondere die Obstipationsprophylaxe sollte fest in das Behandlungsschema integriert werden. Hier haben sich Präparate wie Laktulose oder Makrogol (Movicol) bewährt.

Bei Übelkeit und Erbrechen sind Haloperidol in niedriger Dosierung und Metoclopramid geeignete Substanzen.

Bei Schlafstörungen, Angst und Unruhe können sowohl Neuroleptika als auch Antidepressiva sinnvoll sein.

Gefürchtete Nebenwirkungen wie die Atemdepression können durch eine langsame Titrierung der Opioiddosis vermieden werden.

Auch die Suchtproblematik lässt sich durch den Einsatz retardierter Präparate mit nur langsamer Dosissteigerung bei Opioideinstellung vermeiden. 80% der Opioidentzugsbehandlungen erfolgen wegen Einsatz von Opioiden in Tropfenform. Hier ist insbesondere die schnelle An- und Abflutung des Opioides von Nachteil, da beim Absetzen Entzugssymptome und beim erneuten Einsatz Euphorisierungsphänomene auftreten.

Die physische Abhängigkeit ist ein natürliches Phänomen regelmäßiger Einnahme von Opioiden und kann hinsichtlich der Entzugssymptome durch eine graduelle Reduzierung vermieden werden. Entscheidend ist hier die Applikationsart, zeitkontingente Gabe, ausreichende Dosierung und vorsichtiges Ausschleichen beim Absetzen bzw. Steigern der Dosis bei der Opioideinstellung. Dann lassen sich die Probleme einer Abhängigkeit reduzieren.

Der Einsatz spezieller invasiver Verfahren der Schmerztherapie wie die lokale Pharmatherapie mit rückenmarksnahen Injektionsverfahren und intraventrikulären Opioidgaben, die Nervenblockaden und Neurolysen sowie die Kryoanalgesie und auch destruktive neurochirurgische Verfahren sollten trotz Opioidtherapie auch beim Nicht-Tumorschmerz nicht vernachlässigt werden. Erinnert sei auch an die nicht medikamentöse Schmerztherapie mit z. B. Tens, Akupunktur, physikalischer Therapie und Physiotherapie und die wichtigen psychologischen Verfahren (autogenes Training, progressive Muskelentspannung).

Die Opioidtherapie ist sicher ein wichtiger Baustein in der Behandlung chronischer Schmerzen, auch von Nicht-Tumorschmerzen. Sie erfordert jedoch eine differenzierte Indikationsstellung und eine konsequente Therapieüberwachung unter Einbezug der Angehörigen und des sonstigen sozialen Umfeldes.

Literatur

1. Dunbar SA, Katz NP (1996) Chronic opioid therapy for nonmalignant pain in patients with a history of substance abuse: report of 20 cases. J Pain Symptom/Manag 11:163–171
2. Wambach S, Rohr P, Häuser W (2001) Opioidtherapiemissbrauch bei anhaltender somatoformer Schmerzstörung. Schmerz 15:254–264

Spezielle OP-Techniken

KAPITEL 6

Wertigkeit und Bedeutung der Narkosemobilisation

H. Hempfling

Das Problem der Schultersteife wird erstmals von Duplay (1872) beschrieben, Codman (1934) charakterisiert das Schulterproblem als „schwierig zu diagnostizieren, schwierig zu behandeln und schwierig zu erklären". Dies trifft auch noch heute zu. Man unterscheidet die primäre von der sekundären Schultersteife. Der Begriff der Periarthritis humeroscapularis, frozen shoulder, adhäsive Kapsulitis u.a. wird zwar heute durch andere diagnostische Begriffe ersetzt, allzu leicht aber durch den Begriff des Impingement-Syndroms, mit dem eine differenzierte Diagnose aber wieder verallgemeinert wird. Es ist nicht einfach die adhäsive Kapsulitis, feingeweblich gesehen eine entzündliche Veränderung der Schultergelenkkapsel einschließlich der umgebenden Bänder, von sekundären Schultersteifen zu unterscheiden. Während bei sekundären Schultersteifen in der Folge der Schultereckgelenksarthrose, beim degenerativen Rotatorendefekt u.a., aber auch bei der Tendinosis calcarea, nach erfolgloser konservativer Therapie in aller Regel die Arthroskopie mit nachfolgender operativer Versorgung resultiert, so ist es bei der primären Schultersteife von Bedeutung, den richtigen Zeitpunkt des invasiven Vorgehens zu wählen. Während die adhäsive Kapsulitis (frozen shoulder) auch unter streng konservativer Behandlung zur Ausheilung kommen kann – es werden Behandlungszeiträume von ein bis drei Jahren angegeben (Hertel 2000, Liebau 1997, Pap 1998, Wirth 1988) – so gelingt dies bei der sekundären Schultersteife nur mit geringerer Wahrscheinlichkeit. Bei operativen Maßnahmen sind verschiedene Ergebnisse zu erwarten in Abhängigkeit vom Vorgehen, angefangen mit der Narkosemobilisation, der hydraulischen Distension, der arthroskopischen Arthrolyse und der offenen Arthrolyse. Theermann (2002) sieht eine Kontraindikation zum operativen Vorgehen u.a. bei einem Rentenbegehren, wobei man nicht in aller Regel davon ausgehen kann, dass der Patient dies präoperativ kund tut.

Demzufolge muss im Einzelfall die Indikation zum invasiven Vorgehen zur Behandlung einer Schultersteife gewählt werden. Zweifelsfrei bedarf es vor jeder invasiven Maßnahme einer konservativen Therapie. Dies trifft aber nicht dann zu, wenn es frische Verletzungen zu behandeln gilt. Wird eine Rotatorenmanschetten*ruptur* angenommen, so sollte, so wie bei anderen ligamentären und tendinösen Verletzungen auch, die Rekonstruktion in Abhängigkeit vom Lebensalter durchgeführt werden. Lediglich bei veralteten Verletzungen oder bei nicht traumatischen, sekundären Schultersteifen, und insbesondere bei der primären Schultersteife, kann vor der invasiven Therapie die konservative Behandlung zur Anwendung kommen.

Invasive Therapie der Schultersteife

Als invasiv muss bereits die Narkosemobilisation gewertet werden, da durch die Narkose entsprechende Risiken für den Patienten entstehen. Die Risiken der Narkosemobilisation sind aber auch in der unkontrollierten, forcierten Bewegung zu sehen, da dadurch Verletzungen im Schultergelenk wahrscheinlich werden, bis hin zum Oberarmkopfbruch u.a. Deshalb verhält man sich gegenüber der klassischen Narkosemobilisation zurückhaltend: „Die klassische Narkosemobilisation setzt unkontrollierte Gelenkschäden bis hin zur Fraktur und wird im eigenen Vorgehen nicht mehr angewandt" (Habermeyer 2002). Dennoch kann die Narkosemobilisation eine vorübergehende Bewegungsverbesserung einleiten (Lundberg 1969). Der Zeitpunkt der Narkosemobilisation wird von Cotta (1982) erst nach drei bis sechs Monaten konservativer Therapie gesehen. Bei der adhäsiven Kapsulitis sollte die Narkosemobilisation in den frühen Stadien durchgeführt werden (Fazzi 1999). Unter der rein konservativen Behandlung entstehen gute und sehr gute Ergebnisse zwischen 54 und 90%. Bei der Narkosemobilisation allein werden die Ergebnisse mit 29 bis 94% angegeben, kommt es zur Kombination der Mobilisation in Narkose mit der Arthroskopie, werden 62 bis 75% guter Ergebnisse erwartet und bei der reinen Arthroskopie 79 bis 90% (Tabelle 1). Zusammenfassend werden in der Behandlung der traumatischen Schultersteife durch die Narkosemobilisation in 88% der Fälle gute Ergebnisse bei einer Behandlung von 16 Wochen festgestellt. Bei den nicht traumatischen Schultersteifen werden 97% guter Ergebnisse erreicht während einer Behandlung von sieben Wochen (Wolf 1999). In Abhängigkeit vom pathomorphologischen Substrat resultiert somit die Indikation zur Narkosemobilisation nach konservativer Therapie, aber auch postoperativ zur Narbenlösung. Eine Kontraindikation zur Narkosemobilisation sind Osteopathien, die Osteoporose, Diabetes sowie sekundäre Steifen, deren Ursachen durch eine herkömmliche Narkosemobilisation nicht behoben werden können. Hier ist dann die Operation im offenen Verfahren angezeigt.

Auch heute noch wird die Indikation zur Narkosemobilisation konträr diskutiert, entsprechende Angaben finden sich in der Literatur (Tabelle 2). Wegen der Komplikationsmöglichkeit der Narkosemobilisation an der Schulter, ohne genaue Kenntnis des pathomorphologischen Substrates, ist die Bedeutung dieser Maßnahme in Frage gestellt. In der BG-Unfallklinik in Murnau hat sich ein Stufenschema bewährt, das die forcierte Mobilisation in Narkose vermeiden will, und lediglich eine schonende Bewegung in der Schulter als Ausgangspunkt wählt.

In Kenntnis der Unterscheidung der primären Frozen shoulder von der sekundären Frozen shoulder (Lundberg 1969) sind auch verschiedene pathomorphologische Substrate zu erwarten (Tabelle 3). Aus dem pathomorphologischen Substrat resultiert die Indikation und auch der

Tabelle 1. Ergebnisse (sehr gut und gut) in % von Therapien der Schultersteife

		%	Monate
■ Konservativ			
Wallny	1997	54	51
Griggs	2000	90	22
■ Mobilisation			
Liebau	1998	80	36
Pap	1998	90	40
Vastamaki	1994	92	86
Wallny	1997	29	24
Dodenhoff	2000	94	11
■ Mobilisation + AS			
Andersen	1998	75	15
Liebau	1998	62	36
■ Arthroskopie			
Segmüller	1995	87	14
Ogilvie-Harris	1995	79	60
Weber	1995	90	12

Tabelle 2. Mobilisation in Narkose – pro und contra in der Literatur

Pro		Contra	
Duplay	1872	Charnley	1959
Putnam	1882	De Seze	1974
Haggart	1956	De Palma	1952
Helbig	1983	Leffert	1985
Withers	1949	Melzer	1995

Tabelle 3. „Frozen shoulder" – Das pathomorphologische Substrat (PMS) (Lundberg 1969)

Primäre „frozen shoulder"		Sekundäre „frozen shoulder"
■ Adhäsive Kapsulitis		**■ Extrakapsuläre Kontraktur**
Stadium I	zunehmende Schulterschmerzen ohne wesentliche Schultersteife	– Impingement, traumatisch – RM-Verletzung – Trochanterabriss – Oberarmkopfbruch
Stadium II	Höhepunkt und anschließende Abnahme der Schmerzen, zunehmende Einsteifung der Schulter	**■ Kapsuläre Kontraktur** – postoperativ – durch Ruhigstellung
Stadium III	beträchtliche Schultersteife mit Muskelatrophie, nur noch unbedeutende Schmerzen	**■ Intrakapsuläre Kontraktion** – posttraumatisch – postoperativ
Stadium IV	Restitution der Schultergelenkbeweglichkeit (aus Pap 1998)	

Tabelle 4. Ergebnisse BG-Unfallklinik in Murnau – 575 mobilisierende Eingriffe an der Schulter, 1997–2001

Therapie der Schultersteife BG-Unfallklinik Murnau: in Narkose	Akromioplastik Narkosemobilisation		
1. MOB ⟶ o.k. ⟶ steif ⟶ AS	1997	90	3
	1998	133	3
2. AS —release→ MOB ⟶ o.k. —release→ steif ⟶ „offen"	1999	118	0
	2000	116	0
3. „offen" —release→ MOB ⟶ o.k. —release→ steif ⟶ ???	2001	107	5
	offenes und AS-Release Narkosemobilisation	564	11
	d. h. 1,9% BG-Unfallklinik Murnau		

Zeitpunkt zum invasiven Vorgehen. Während bei der primären Frozen shoulder die frühzeitigen Stadien für die Bewegungen in Narkose geeignet sind, sind extrakapsuläre Kontrakturen mit mechanischen Störungen, wie Trochanterabriss, Oberarmkopfbruch, nicht geeignet, da hier extraartikulär operativ vorgegangen werden muss. Bei kapsulären und intrakapsulären Kontrakturen bedarf es der Definition des pathomorphologischen Substrates, meist durch Kernspintomographie, was vor jeder invasiven Maßnahme, wenn die Diagnose nicht absolut klar vorliegt, notwendig ist, in Zweifelsfällen bietet sich die Arthroskopie an.

Narkosemobilisation

Die Narkosemobilisation kann geschlossen vorgenommen werden, unter arthroskopischer Kontrolle oder auch offen chirurgisch. Es wird ein schrittweises Vorgehen empfohlen (Tabelle 4).

Der erste Schritt ist die vorsichtige Bewegung der Schulter in Narkose zum Nachweis oder Ausschluss einer mechanisch bedingten Schultersteife. Dies kann postoperativ erfolgen zum Verhindern von Narbenbildungen, aber auch zur Behandlung bereits entstandener Narben, soweit diese durch schonende Bewegungen gelöst werden können. Die Narkosemobilisation ist aber auch ein geeignetes Verfahren, um das Vortäuschen einer Schultersteife abzuklären.

Ist mit der „wirklich schonenden" Narkosemobilisation eine freie Beweglichkeit zu erreichen, so kann die Narkose beendet werden. Liegt weiterhin eine Schultersteife vor, so sollte als zweiter Schritt die Arthroskopie zur Feststel-

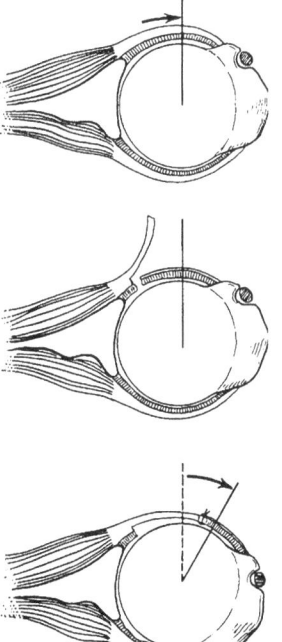

Abb. 1. Verlängerungsoperation der Subskapularissehne zur Verbesserung der Außenrotation (Cuomo 1999)

lung des pathomorphologischen Substrates angeschlossen werden. Sowohl bei der primären Schultersteife als auch bei der posttraumatischen Schultersteife können nun Narben unter arthroskopischer Sicht gelöst werden. Dies entspricht der arthroskopischen Arthrolyse mit selektivem Weichteildebridement (arthroskopisches Kapselrelease). Dabei ist von Bedeutung, dass nicht nur das Glenohumeralgelenk sondern auch die Bursa eingesehen und debridiert werden. Das arthroskopische Kapselrelease sollte glenoidnah erfolgen, zunächst anterior inferior, dann im Rotatorenintervall und schließlich posterior inferior superior. Die Adhäsiolyse muss sich auf die Ligamenta glenohumeralia ausdehnen, wobei aber die Subskapularissehne nicht durchtrennt werden darf. Bei einem adäquaten pathomorphologischen Substrat kann eine subakromielle Dekompression mit angeschlossen werden (Hsu 1991, Pollock 1994, Ogilvie-Harris 1995, Segmüller 1995, Warner 1997, Irlenbusch 1997, Theermann 2002, Nicholson 2003).

Ist die Beweglichkeit nach dem arthroskopischen Release frei, wird der Eingriff abgeschlossen. Bleibt weiterhin eine Schultersteife, so kann eine offene Mobilisierung als Folge notwendig werden.

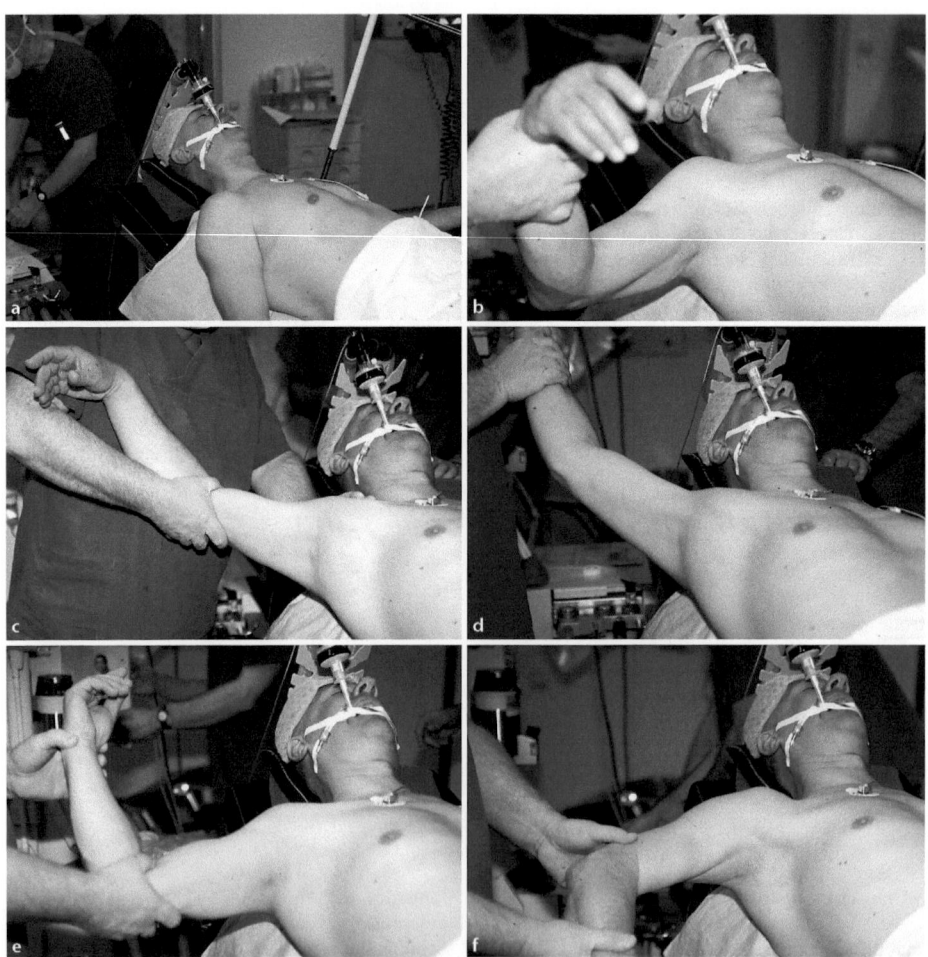

Abb. 2. Schultermobilisation in Narkose: **a** = Lagerung geeignet für Mobilisation, Arthroskopie und Operation, **b** = Abduktion ohne Mitbewegung der Skapula, **c** = Abduktion mit Bewegung der Skapula, **d** = maximale Abduktion, **e** = Außenrotation, **f** = Innenrotation

Beim offenen Vorgehen über den vorderen Zugang bedarf es der Darstellung der Gleitschicht zwischen dem Deltamuskel und den darunter liegenden Strukturen wie Korakoid und Ligamentum coracoacromiale mit Entfernen von Narben bzw. mit Bursektomie. Verklebungen oder Narben zwischen dem Oberarmkopf und dem Deltamuskel werden scharf durchtrennt unter Schonung des Nervus axillaris. Je nach Bedarf wird das Ligamentum coracoacromiale teilweise oder auch vollständig entfernt, so dass im Endeffekt die Rotatorenmanschette von der Umgebung befreit wird. Zeigt sich eine kontrakte Subskapularissehne sowie eine Kontraktur der vorderen Kapsel, so sollte eine Verlängerung dieser Strukturen (Abb. 1) erfolgen. Insbesondere muss aber, bevor dieser Schritt durchgeführt wird, die Subskapularissehne von der Unterlage (vordere Schulterkapsel) abpräpariert werden, damit keine Verklebungen in diesem Bereich die Beweglichkeit einengen. Bei weiter bestehenden Einschränkungen der Funktion folgt das inferiore und posteriore Kapselrelease, beginnend anterosuperior mit Präparation nach anteroinferior und dann weiter nach posterior inferior und von da nach posterosuperior.

In aller Regel resultiert daraus eine freie Schulterbeweglichkeit. Trifft dies nicht zu, so steht man vor einem echten Problem!

Die postoperative Behandlung muss kontrolliert intensiv, z. B. mit Interskalenusblock, erfolgen, auch Abduktionsschienen, Schulterkissen u. a. können verwendet werden.

Postoperativ sollte in allen Fällen eine freie Beweglichkeit der Schulter resultieren. Die Lagerung zum Eingriff schlagen wir in Rückenlage mit angehobener Schulter vor, so dass neben der Mobilisation auch die Arthroskopie und das offene Vorgehen möglich wird (Abb. 2).

Nach jeder Mobilisation einer Schulter – offen oder geschlossen – bedarf es der Röntgenkontrolle, ob nicht eine knöcherne Verletzung iatrogener Art entstand und es muss eine neurologische Untersuchung erfolgen, um Nervenverletzungen auszuschließen oder nachzuweisen.

Ergebnisse BG-Unfallklinik in Murnau

In der BG-Unfallklinik in Murnau wurden im Zeitraum von 1997 bis 2001 575 mobilisierende Eingriffe an der Schulter vorgenommen. Davon waren lediglich 11 isolierte Narkosemobilisationen zu registrieren, d. h. 1,9% aller mobilisierenden Eingriffe waren geschlossene Mobilisationen (Tabelle 4). Für die Indikation zum Eingriff galt die Klassifikation der Frozen shoulder mit Unterteilung in primäre und sekundäre Schultersteife (Tabelle 5). Die Folge war dann die Drei-Stufen-Therapie. Für die dann später

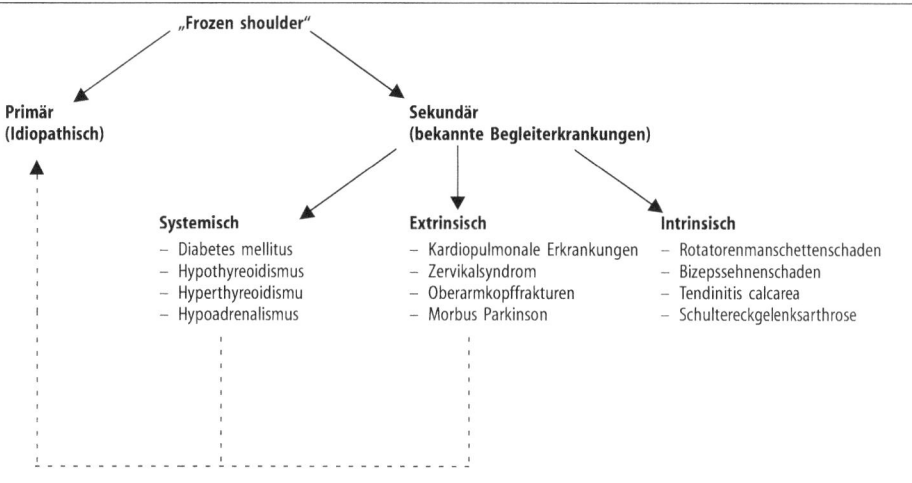

Tabelle 5. Ätiologische Faktoren der „Frozen shoulder" (nach Cuomo 1999)

Tabelle 6. Ergebnisse in der Therapie der Schultersteife (Literatur und BG-Unfallklinik Murnau)

Ergebnisse = f (Weiterbehandlung)	
■ Mobilisation in Narkose	29–94%
■ Mobilisation und AS	62–75%
■ Arthroskopie	79–90%
■ konservativ	54–90%
	⌀ 77%

zu erhebenden Ergebnisse ist die Weiterbehandlung nach dem Eingriff von entscheidender Bedeutung. Insgesamt kann entsprechend der Literatur und in Kenntnis der eigenen Ergebnisse ein gutes Ergebnis zwischen 29 und 90% in Abhängigkeit von der Art des Verfahrens erwartet werden (Tabelle 6).

Literatur

Andersen NH, Sojbjerg JO, Johannsen HV, Sneppen O (1998) Frozen shoulder: arthroscopy and manipulation under general anesthesia and early passive motion. J Shoulder Elbow Surg 7:218–222

Beaufils P, Prevot N, Boyer T, Allard M, Dorfmann H, Frank A, Kelberine F, Kempf JF, Mole D, Walch G (1996) Gleno-humeral arthroscopic arthrolysis for shoulder stiffness. A propos of 26 cases. Societe Francaise d'Arthroscopie. Rev Chir Orthop Reparatrice Appar Mot 82/7:608–614

Beaufils P, Prevot N, Boyer T, Allard M, Dorfmann H, Frank A et al (1999) Arthroscopic release of the glenohumeral joint in shoulder stiffness: a review of 26 cases. French Society for Arthroscopy. Arthroscopy 15/1:49–55

Charnley J (1959) Periarthritis of the shoulder. Postgrad Med J 35:384–388

Codman EA (1934) The shoulder. Rupture of the supraspinatus tendon and other lesions in or about the subacromial bursa. Todd, Boston

Cotta H, Correll J (1982) Die posttraumatische Schultersteife. Unfallchirurgie 8:294–306

Cuomo F (1999) Diagnosis, classification, and management of the stiff shoulder. In: Iannotti JP, Williams GR (eds) Disorders of the shoulder: Diagnosis and Management. Philadelphia, Lippincott Willliams & Wilkins, Philadelphia 1999, p. 397 ff

DePalma AF ((1952) Loss of scapulo-humeral motion (frozen shoulder). Ann Surg 135:193–204

DeSeze S (1974) Les é paules douloureuses et les épaules bloquées. Concours Med 96:5329–5357

Dodenhoff RM, Levy O, Wilson A, Copeland SA (2000) Manipulation under anesthesia for primary frozen shoulder: effect on early recovery and return to activity. J Shoulder Elbow Surg 9/1:23–26

Duplay ED (1872) De la périarthrite scapulo-humérale et des radeurs de l'epaule qui en sont la conseéquence. Arch Gen Med 20, 513-542 (1872)

Ekatodramis G, Borgeat A, Huledal G, Jeppsson L, Westman L, Sjovall J (2003) Continuous interscalene analgesia with ropivacaine 2 mg/ml after major shoulder surgery. Anesthesiology 98/1:143–150

Fazzi UG, Kelly IG (1999) Is there a continued role for closed manipulation in adhesive capsulitis of the shoulder – when should it be used? J Shoulder Elbow Surg 8/5:554 (7th ICSS Abstracts)

Gerber C, Espinosa N, Perren TG (2001) Arthroscopic treatment of shoulder stiffness. Clin Orthop 390:119–128

Goldberg BA, Scarlat MM, Harryman DT (1999) Management of the stiff shoulder. J Orthop Sci 4/6:462–471

Griggs SM, Ahn A, Green A (2000) Idiopathic "adhesive capsulitis". A prospective functional outcome study of non-operative treatment. J Bone Joint Surg 82-A:1398–1407

Habermeyer P (2002) Schulterchirurgie. Urban & Fischer, München Jena

Harada K, Tsuruoka S, Fujimura A (2001) Shoulder stiffness: a common adverse effect of HMG-CoA reductase inhibitors in women? Intern Med 40/8:817–818

Harryman DT, Matsen FA, Sidles JA (1997) Arthroscopic management of refractory shoulder stiffness. Arthroscopy 13/2:133–147

Hartig A, Huth F (1996) Schultersteife: aktuelle morphologische Definition. Arthroskopisch-histologische Studie. Arthroskopie 9:236–240

Helbig B, Wagner P, Dohler R (1983) Mobilization of the frozen shoulder under general anaesthesia. Acta Orthop Belg 49:267–274

Hertel R (2000) Die steife Schulter. Orthopäde 29:845–851

Hoggart GE, Dignam RJ, Sullivan TS (1956) Management of the "frozen" shoulder. JAMA 161:1219–1222

Holloway GB, Schenk T, Williams GR, Ramsey ML, Iannotti JP (2001) Arthroscopic capsular release for the treatment of refractory postoperative or post-fracture shoulder stiffness. J Bone Joint Surg 83-A/11:1682–1687

Hsu SYC, Chan KM (1991) Arthroscopic distension in the management of frozen shoulder. Int Orthop 15:79–83

Idelberger K (1975) Shoulder pain and shoulder stiffness: causes, differential diagnosis and therapy. MMW Münch Med Wochenschr 117/10:373–382

Irlenbusch U, Gansen H-K (1997) Erfahrungen mit Narkosemobilisation und arthroskopischer Kapsulotomie bei der primären Schultersteife. Ortho Praxis 33/5:313–316

Jerosch J (2001/2002) Diagnostik und Grundlagen der Therapie bei Patienten mit einer adhäsiven Kapsulitis des glenohumeralen Gelenkes. chir praxis 59:633–644

Kempf JF, Gleyze P, Bonnomet F, Walch G, Mole D, Frank A et al (1999) A multicenter study of 210 rotator cuff tears treated by arthroscopic acromioplasty. Arthroscopy 15/1:56–66

Kettler M, Fischer C, Wiedemann E (2002) Konservative Behandlungsergebnisse bei Frozen Shoulder – 7-Jahres-Ergebnisse. Orthop Praxis 38/11:641–644

Kilian O, Kriegsmann J, Berghäuser K, Stahl JP, Horas U, Heerdegen R (2001) Die „frozen shoulder". Arthroskopische, histologische und elektronenmikroskopische Untersuchungen. Chirurg 72:1303–1308

Klinger HM, Otte S, Baums MH, Haerer T (2002) Early arthroscopic release in refractory shoulder stiffness. Arch Orthop Trauma Surg 122/4:200–203

Koob E, Haasters J, Schlegel KF (1975) Conservative treatment possibilities of post-traumatic shoulder stiffness. Hefte Unfallheilk 126:190–193

Laack van W, Hennes A, Refisch A (1987) Mobilization of the partially stiff shoulder under anesthesia (ankylosis humeroscapular periarthritis). Z Orthop Ihre Grenzgeb 125/6:669–673

LaStayo P, Jaffe R (1994) Assessment and management of shoulder stiffness: a biomechanical approach. J Hand Ther 7/2:122–130

Leffert RD (1985) The frozen shoulder. Instr. Course Lect 34:199–203

Liebau C, Meyer M, Pap G, Röpke M, Merk H (1997) Therapie der idiopathischen Frozen shoulder im Stadium 2 und 3 – Narkosemobilisation vs. Arthroskopie. Arthroskopie 10:50–55

Liebau C, Pap G, Merk H, Neumann HW (1998) Therapie der idiopathischen Frozen shoulder – Narkosemobilisation versus Arthroskopie – eine prospektive Studie. Orthop Praxis 34/3:165–168

Lierz P, Hoffmann P, Felleiter P, Hörauf K (1998) Interscalene plexus block for mobilizing chronic shoulder stiffness. Wien Klin Wochenschr 110/21:766–769

Lundberg BJ (1969) The frozen shoulder. Acta Orthop Scand (suppl) 119:5–59

Marechal E, Rivat P, Leclercq R (2001) An unusual shoulder stiffness: metastasis in the infraspinatus muscle the first clinical manifestation of lung carcinoma. Rev Chir Orthop Reparatrice Appar Mot 87/1:79–83

McMahon PJ, Sallis RE (1999) The painful shoulder. Zeroing in on the most common causes. Postgrad Med 106/7:36–38

Melzer CT, Wallny T, Wirth CJ, Hoffmann S (1995) Frozen shoulder – treatment and results. Arch Orthop Trauma Surg 114:87–91

Nicholson GP (2003) Arthroskopic capsular release for stiff shoulder: effect of etiology on outcomes. Arthroscopy 19/1:40–49

Ogilvie-Harris RJ, Biggs DJ, Fitsialos DP, MacKay M (1995) The resistant frozen shoulder. Manipulation versus arthroscopic release. Clin. Orthop 319:238–248

Othman A, Taylor G (2002) Manipulation under anaesthesia for frozen shoulder. International Orthopaedics (SICOT) 26:268–270

Pap G, Liebau Ch, Meyer M, Merk H (1998) Ergebnisse der Narkosemobilisation bei adhäsiver Kapsulitis in Abhängigkeit vom Stadium der Erkrankung. Z Orthop. 136:13–17

Pollock RG, Duralde XA, Flatow EL, Bigliani LU (1994) The use of arthroscopy in the treatment of resistant frozen shoulder. Clin Orthop 304:30–36

Putnam JJ (1882) The treatment of a form of painful periarthritis of the shoulder. Boston Med Surg J 107:536–539

Refior HJ, Melzer C (1984) Shoulder stiffness and mobilization under anesthesia. Hefte Unfallheilk 170:145–149

Refior HJ (1995) Clarification of the concept humeroscoapular periarthritis. Orthopäde 24/6:509–511

Romeo AA, Loutzenheiser T, Rhee YG, Sidles JA, Harryman DT, Matsen FA (1998) The humeroscapular motion interface. Clin Orthop 350:120–127

Schwitalle M, Betz U, Eckardt A, Karbowski A (1998) Rehabilitation nach Narkosemobilisation des Schultergelenkes. Orthop Praxis 34/3:161–164

Schwitalle M, Karbowski A, Eckhardt A, Betz U (1997) Idiopathische Schultersteife: Mobilisation und Nachbehandlung unter Anästhesie. Orthop Praxis 33/2:110–113

Segmüller HE, Alfred SP, Zilio G, Saies AD, Hayes MG (1995) Cutaneous nerve lesions of the shoulder and arm after arthroscopic shoulder surgery. J Shoulder Elbow Surg 4/4:254–258

Spier W (1984) Conservative therapy of shoulder stiffness. Hefte Unfallheilkunde 170:142–144

Takagi H, Kasahara S, Okino M, Hirabayashi K, Tomita YX, Horiuchi T (1984) Shoulder stiffness and elasticity of the muscle. Iyodenshi To seitai Kogaku 22/1:46–52

Theermann R, Siekmann W, Hartwig C-H (2002) Die arthroskopische Arthrolyse der therapieresistenten Schultersteife. Orthop Praxis 38/11:693–696

Tilscher H (1996) Konservative Therapie des Schulterschmerzes. Wien Med Wochenschr 146/6-7:138–142

Ulmer G (1982) Shoulder mobilization under anesthesia in complete and partial shoulder stiffness. Helv Chir Acta 48/5:611–614

Vastamaki M (1994) Outcome of the manipulated frozen shoulder. J Shoulder Elbow Surg Jan/Feb, p 26

Wallny T, Melzer C, Wagner U, Wirth CJ, Schmitt O (1997) Die „primäre" Schultersteife: Krankheitsdauer und Therapievergleich. Z Orthop 135:222–227

Warner JJ (1997) Frozen Shoulder: Diagnosis and Management. J Am Acad Orthop Surg 5/3:130–140

Weber M, Prim J, Bugglin R, Michel BA, Gerber H (1995) Long-term follow up to patients with frozen shoulder after mobilization under anesthesia, with special reference to the rotator cuff. Clin Rheumatol 14:686–691

Wirth CJ (1988) Frozen Shoulder. Hefte Unfallheilk 195:111–117

Withers RJW (1949) The painful shoulder: review of one hundred personal cases with remarks on the pathology. J Bone Joint Surg 31:414–417

Wörsdorfer O, Wasmer G (1984) Operative treatment of shoulder stiffness. Hefte Unfallheilk 170:150–158

Wolf Th, Breitenfelder J, Schlüter LM (1999) Ergebnisse der Schultermobilisation in Narkose. Osteologie Suppl III/8:50

360° Arthroskopisches Kapselrelease (AKR) bei adhäsiver Kapsulitis des glenohumeralen Gelenkes

J. Jerosch, J. Schunck

Einführung

Die adhäsive Kapsulitis ist ein häufiges Problem, welches nach wie vor schwierig zu diagnostizieren und schwierig zu behandeln ist. Es werden unterschiedliche Entitäten mit jeweils unterschiedlichen Ätiologien und pathologischen Ursachen differenziert (Binder et al. 1984, Bridgman 1972, Fisher et al. 1986, Harryman 1993, Helbig et al. 1983, Moren-Hybbinette et al. 1987, Neviaser/Neviser 1987).

Bei der idiopathischen adhäsiven Kapsulitis gibt es keine Ursache für den Krankheitsprozess. Definitionsgemäß beträgt die Beeinträchtigung der aktiven und passiven Beweglichkeit bei der Abduktion 100°, weniger als 50% Außenrotation im Vergleich zur Gegenseite und eine deutliche Einschränkung der Innenrotation. Während die ältere Literatur angibt, dass die Mehrzahl der Patienten mit oder ohne Therapie innerhalb von zwei Jahren nahezu eine vollständige Restitutio integrum haben, zeigt die neuere Literatur doch, dass es zu anhaltende Bewegungseinschränkung bei 40–60% der Patienten kommt. Diese Bewegungseinschränkungen führen dann jedoch selten zu funktionellen Beeinträchtigungen im alltäglichen Leben.

Die Ursache des Krankheitsprozesses ist ein eingeschränktes Kapselvolumen mit Verlust des axillaren Rezessus, Verlötung der Bursa subscapularis sowie einer chronischen Inflammation mit einer chronischen Entzündung der Synovia und der fibrösen Anteile der Gelenkkapsel. Daneben findet sich auch eine Zunahme der Zytokine (growth factors) sowie auch eine Kontraktur des Rotatorenmanschettenintervalles mit dem Lig. coracohumerale (Harryman et al. 1997).

Die Arthroskopie des Schultergelenkes hat im letzten Jahrzehnt hinsichtlich der diagnostischen und therapeutischen Anwendungsbereiche erheblich zugenommen. Während die frühen Erfahrungen der arthroskopischen Therapie bei Patienten mit adhäsiver Kapsulitis eher enttäuschend waren (Jerosch et al. 1995), zeigt die neuere Literatur doch zunehmend bessere Ergebnisse (Andersen et al. 1996, Harryman 1997, Ogilvie-Harris et al. 1995, Ogilvie-Harris/Myerthall 1997, Pollock et al. 1994, Jerosch 2001).

Ein spezielles Problem beim arthroskopischen Kapselrelease stellt nach wie vor der Nervus axillaris dar. Dieser Nerv ist relativ nah an der Gelenkkapsel lokalisiert und ist der terminale Ast des posterioren Anteils des Plexus brachialis. Er verläuft unterhalb des M. subscapularis und liegt unmittelbar der inferioren Kapsel an, bevor er posterior in den quadrilateralen Raum einmündet (Hoppenfeld/de Boer 1984, Neer 1990). Diese Nähe zur Gelenkkapsel macht ihn besonders vulnerabel bei Patienten, die ein arthroskopisches Kapselrelease benötigen (Ogilvie-Harris 1995, Jerosch et al. 2001, Segmuller et al. 1995).

Eigene OP-Technik

Im Folgenden wird die von uns verwendete Technik des arthroskopischen Kapselreleases dargestellt.

Vor der Operation wird das passive Bewegungsausmaß sowohl in Ab-/Adduktion, Flexion/Extension sowie Außenrotation/Innenrotation getestet. Es wird präoperativ der Arm durchbewegt. Wenn hierbei bereits ein gutes Bewegungsausmaß erreicht wird, braucht kein arthroskopisches Kapselrelease durchgeführt werden. Findet man jedoch einen festen Anschlag, so ist das arthroskopische Release unseres Erachtens indiziert. Der Zugang erfolgt über den Standardzugang von posterior und der stumpfe Trokar wird in den posterior-superioren Zugang platziert. Ein Auffüllen der Kapsel erfolgt nicht. Der Trokar und das Arthroskop liegen dann im

Dreieck zwischen Humeruskopf, langer Bizepssehne und Glenoid.

Die erste Inspektion zeigt häufig eine erhebliche Synovitis mit Einengung des Kapsellumens und teilweise abgeflachter langer Bizepssehne (Abb. 1). Die Sicht wird erschwert, da aufgrund des geringen Kapsellumens die Spülflüssigkeit nur wenig Spülung ermöglicht.

Nach Anlegen eines ventralen Zuganges, der zunächst mit einer Nadel in das Dreieck zwischen Subscapularissehne, langer Bizepssehne, Humeruskopf und Glenoid vormarkiert und dann mit einer Stichinzision durchgeführt wird, kommt es zu einer deutlichen Besserung der Sicht, nachdem ein entsprechender Fluss der Spülflüssigkeit erfolgt. Nun favorisieren wir ein bipolares Schneide- und Resektionsgerät (VAPR, Mitek Hamburg), um ventral ein sorgfältiges Release des Rotatorenmanschettenintervalles durchzuführen. Hierbei wird auch die komplette Synovitis in diesem Bereich entfernt (Abb. 2). Das Release des coracohumeralen Ligamentes geht bis zur Basis des Coracoids, so dass die Spitze der Sonde den knöchernen Kontakt zum Coracoid findet und man diese Basis auch sehen kann (Abb. 3). Gelegentlich kommt es aus diesem Bereich zu Blutungen aus kleinen Blutgefäßen, die jedoch durch Koagulation koaguliert werden können und später die Sicht nicht beeinträchtigen. Nach kompletter Synovektomie in diesem Bereich erfolgt eine Vaporisation der über der Bizepssehne gelegenen synovitischen Anteile, so dass hier auch eine komplette Synovektomie erfolgt, ohne die Rotatorenmanschette zu schädigen (Abb. 4).

Als nächstes wird die Subscapularissehne identifiziert. Diese ist häufig durch narbiges Gewebe und Synovitis eingemauert und wird schrittweise extra- und interartikulär befreit. Mit dem VAPR erfolgt gleichzeitig die Rekonstitution des subscapularen Rezessus weit nach medial, so dass die Subscapularissehne wieder über einen guten Gleitweg verfügt.

Nun wird durch den 1. Assistenten der Arm leicht in Außenrotation gehalten, so dass das mediale glenohumerale Ligament zur Darstel-

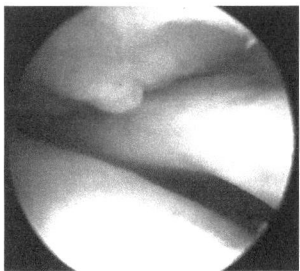

Abb. 1. Typisches Bild einer adhäsiven Kapsulitis mit abgeflachter langer Bizepssehne und Synovitis

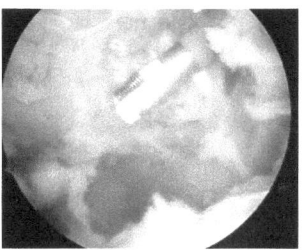

Abb. 3. Arthroskopischer Aspekt nach Release und Synovektomie des Rotatorenmanschettenintervalles mit Aufsicht auf die Basis des Proc. coracoideus

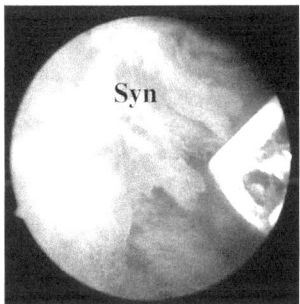

Abb. 2. Synovitis im Rotatorenmanschettenintervall (Syn: Synovitis)

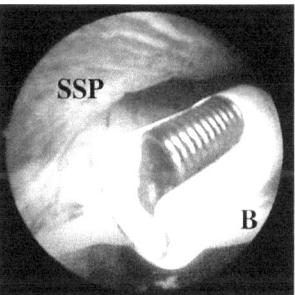

Abb. 4. Synovektomie cranial der langen Bizepssehne (SSP: Supraspinatussehne)

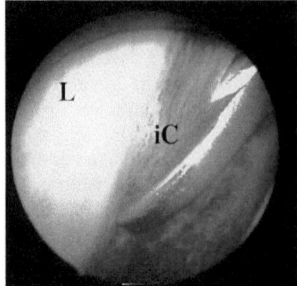

Abb. 5. Inferiores Release mit dem Meniskus-Punch (L: Labrum glenoidale, iC: inferiore Kapsel)

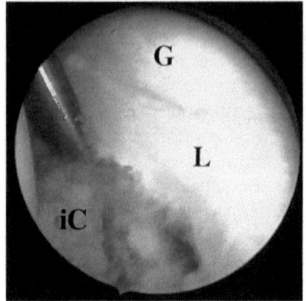

Abb. 6. Inspektion des kompletten inferioren Releases über den ventralen Zugang (L: Labrum glenoidale, iC: inferiore Kapse,; G: Glenoid)

lung kommt. Hier wird das Release und die Synovektomie fortgesetzt. Dabei ist es wichtig, das Intervall zwischen Subscapularissehne und Gelenkkapsel zu finden. Im unteren Anteil der Subscapularis erkennt man einen deutlichen fleischigen Anteil des Muskels. Diese Schicht muss sorgfältig identifiziert werden und in dieser Schicht muss das Release durchgeführt werden, um ein entsprechendes Bewegungsausmaß zu erreichen. Der Übergang zum inferioren glenohumeralen Ligament ist häufig fließend und durch leichte Abduktion Außenrotation erfolgt das Release mit dem VAPR hier nun nah am Glenoid. Die untersten Fasern ab der 5:30 bis 6 Uhr Position müssen häufig mit einem gebogenen Meniskuspunch durchtrennt werden, da der Aufsatz des VAPRs zu flexibel ist und nicht ausreichend um den Humeruskopf herumgeleitet werden kann (Abb. 5).

Zu diesem Zeitpunkt erfolgt nochmals die Inspektion des ventralen Releases. Ist dieses adäquat wird das Arthroskop umgesteckt und die weitere Inspektion erfolgt über den anterior-superioren Zugang und die Instrumentation über posterior-superioren Zugang. Nach Umstecken wird das Gelenk zunächst nochmals ausführlich gespült und das anteriore Release mit der Synovektomie von ventral überprüft. Dann wird von dorsal der VAPR eingebracht und es beginnt die Synovektomie und das Release ebenfalls weit cranial, knapp dorsal der langen Bizepssehne. Auch dorsal wird das Release nah am Glenoid durchgeführt. Die dorsale Kapsel erreicht gelegentlich auch erhebliche Stärke, so dass das Release sicher so weit durchgeführt werden muss, bis man eindeutig muskuläre Anteile des Infraspinatus erkennen kann. Dorsal wird das Release dann nach inferior komplet-

tiert bis man eindeutig das inferiore Ende des ventralen Releases findet, so dass ein zirkuläres Release rings um das Glenoid herum erfolgt ist (Abb. 6).

Abschließend wird das Bewegungsausmaß wie präoperativ in den drei Funktionsebenen überprüft. Intraartikulär wird eine Redonsaugdrainage platziert. Über diese wird ein Gemisch von 10 ml Carbostesin mit Volon A injiziert.

Postoperative Therapie

Die Patienten bleiben postoperativ zwischen 2 und 5 Tagen stationär. Es werden unverzüglich Bewegungsübungen der Schulter durch den Physiotherapeuten begonnen. Dieses erfolgt bereits primär im Aufwachraum. Hierdurch ist sicherlich kein besseres Bewegungsausmaß zu gewährleisten, der Patient merkt jedoch, wie gut die Schulter schmerzarm beweglich ist und toleriert dann später die Bewegungen ebenso gut. Eine Immobilisation durch Gilchrist-Bandage oder sonstige Fixation erfolgt nicht. Die Patienten werden aufgefordert, alle Übungen aktiv und passiv unverzüglich durchzuführen. Häufig ist erstaunlich, wie wenig Beschwerden die Patienten im Vergleich zu einer früher praktizierten Narkosemobilisation postoperativ haben.

Die eigenen Frühergebnisse (Jerosch 2001) zeigen an den ersten 28 Patienten mit primärer adhäsiver Kapsulitis eine erhebliche Funktionsverbesserung. Der Constant Score verbesserte sich um 39 Punkte (Range: 28 bis 62 Punkte). Alle Patienten zeigten eine signifikante Verbesserung des Bewegungsausmaßes. Die mittlere

Verbesserung in der Flexion war 48 Grad (Range: 8 bis 69 Grad), in der Außenrotation bei adduziertem Arm 28 Grad (Range: 10 bis 45 Grad) und die Außenrotation bei abduziertem Arm 38 Grad (Range: 14 bis 75 Grad). In unserer Serie fanden sich keine klinisch nachweisbaren Läsionen des Nervus axillaris.

Diskussion

Bewegungseinschränkungen im Bereich der Schulter werden in vier verschiedene Kategorien eingeteilt, jede ist unterschiedlich in Ätiologie, Pathologie, der nicht operativen und operativen Therapie. Es handelt sich im Einzelnen um:
- posttraumatische Bewegungseinschränkung
- diabetische Schultersteife
- idiopathische adhäsive Kapsulitis
- postoperative Schultersteife.

Wir selbst verwenden die Technik des arthroskopischen Kapselreleases bei allen vier Kategorien. Eine Aufarbeitung der Ergebnisse erfolgte bisher erst für die zweifellos günstigste Gruppe, die idiopathische adhäsive Kapsulitis. Bei den übrigen ist auch eine deutliche Besserung des Bewegungsausmaßes, insbesondere eine Reduktion des Schmerzes zu verzeichnen. Beides ist jedoch nicht so ausgeprägt wie bei der primären adhäsiven Kapsulitis.

Der klinische Verlauf dieses Krankheitsbildes zeichnet sich durch drei Phasen aus: die schmerzhafte Phase (freezing phase), die steife Phase (frozen phase) und die auftauende Phase (thawing phase). Jede Phase dauert durchschnittlich etwa vier Monate.

Im Rahmen der Diagnostik ist bereits wegweisend die Anamnese und die klinische Untersuchung. Ein Röntgenbild wird zum Ausschluss von Tumoren, insbesondere zum Ausschluss eines Pancoast-Tumors, sowie degenerativen Veränderungen des Schultergelenkes durchgeführt. Eine Arthrographie war früher Standard und bestätigte die Diagnose, ist jedoch heute nicht mehr indiziert. Eine Kernspintomographie ist ebenfalls nicht notwendig. Von internistischer Seite ist es sinnvoll, einen Diabetes mellitus oder eine Schilddrüsenerkrankung auszuschließen.

Es gibt verschiedene Behandlungsoptionen. Da der natürliche Verlauf der Erkrankung bei vielen gutartig ist, kann man durchaus nur eine behutsame begleitende Therapie (careful neglection) durchführen. Antiinflammatorische Medikamente können den Schmerz nur kurzzeitig beherrschen. Orale Kortikosteroide sind bei manchen Patienten in der ersten inflammatorischen Phase hilfreich, sollten jedoch nur für einen kurzen Zeitraum eingesetzt werden. Intraartikuläre Kortisoninjektionen können den Verlauf ebenfalls günstig beeinflussen.

Die Effektivität von krankengymnastischen Maßnahmen ist zweifelhaft. Intensive Dehnübungen intensivieren sogar den inflammatorischen Prozess und auch die Gelenksteife und haben eher einen kontraproduktiven Effekt. Hier ist eine sanfte, eher begleitende Therapie sinnvoll. Die Distensionsarthrographie des Gelenkes zum Aufsprengen der verengten Kapsel scheint unseres Erachtens nicht hilfreich. Die Kapsel wird im Bereich des schwächsten Punktes einreißen; dies ist üblicherweise der Recessus subscapularis. Die Aufdehnung im sehr engen inferioren Rezessus gelingt jedoch keinesfalls.

Die geschlossene Manipulation wird nach wie vor in vielen Zentren durchgeführt und kann zweifelsohne die Verwachsungen aufbrechen. Arthroskopische Bilder nach Manipulationen zeigen jedoch, dass es zu erheblichen Sekundärschäden kommt. Bekannt ist sicherlich die Humerusfraktur aufgrund der großen Torsionskräfte, aber auch in den Weichteilen zeigen sich arthroskopisch dann nicht selten erhebliche Kapselzerreißungen, einschließlich Zerreißungen im Bereich der Rotatorenmanschette. Darüber hinaus kommt es zu einer großen Kompressionskraft auf den Humeruskopf und den Knorpel, so dass hier auch sekundäre Knorpelschäden zu erwarten sind.

Über einige Jahre, insbesondere vor der arthroskopischen Ära, wurde ein offenes Release propagiert. Dieses erreicht jedoch über den ventralen Zugang nur Teile der gesamten Gelenkkapsel. Zweifellos kann man das Rotatorenmanschettenintervall mit dem coracohumeralen Ligament lösen. Man wird auch den anterioren und inferioren Anteil der Gelenkkapsel inzidieren können. Die unseres Erachtens so wichtige komplette Synovektomie und das gesamte Kapselrelease (360°) ist jedoch über den vorderen Zugang nicht möglich.

Hier bietet das arthroskopische Kapselrelease erhebliche Vorteile:
- es ist besonders hilfreich bei Patienten mit osteopenischen Knochen, die nicht oder nur ungern narkosemobilisiert werden

- es ist nicht so zerstörend wie die Narkosemobilisation
- es kann selektiv das Rotatorenmanschettenintervall, die anteriore Kapsel, die inferiore axillare Tasche, die posteriore Kapsel inzidiert werden
- die Subscapularissehne intra- und extraartikulär von Verwachsungen gelöst werden und der Recessus subscapularis erweitert werden
- es ist eine ausgiebige Synovektomie möglich
- der Patient kann postoperativ unverzüglich mit der Krankengymnastik beginnen.

Aus unserer Sicht ist insbesondere die Säuberung der Subscapularissehne einer der entscheidenden Schritte zur Erreichung einer guten Außenrotation. Pearsall et al. (2000) zeigten, dass der intraartikuläre Anteil der Sehne während eines arthroskopischen Releases durchaus inzidiert werden kann, ohne dass sekundäre anteriore Instabilitäten auftreten. Die Autoren zeigten, dass der anterior-posteriore Durchmesser des intraartikulären Anteils der Subscapularissehne nur 5 mm beträgt und der cranio-caudale Anteil, welcher intraartikulär sichtbar ist, nur 11 mm beträgt. Dieser Anteil repräsentiert 83% des sagittalen Durchmessers und 25% der Gesamthöhe des Subscapularis im Bereich des Releases. Die Autoren schlussfolgern, dass durchaus ein intraartikuläres Release des Subscapularis möglich ist. In unseren Händen musste dieses bisher nicht durchgeführt werden, da die Säuberung der Subscapularissehne völlig ausreichend ist.

Es ist unseres Erachtens ebenso wichtig, ein ausgiebiges Release der hinteren Kapsel durchzuführen, um eine gute Innenrotation zu erreichen. Warner et al. konnten zeigen, dass insbesondere die Kontraktur der hinteren Kapsel zu einem Verlust der Innenrotation führt, was wiederum zu subacromialen Problemen führen kann.

Die postoperative Schmerzkontrolle ist zweifellos ein wichtiger Grundsatz zur Erhaltung des freien Bewegungsausmaßes. Hier können Regionalanästhesien bessere Dienste leisten als eine Vollnarkose. Verglichen mit Patienten nach Narkosemobilisation ist der Schmerzmittelverbrauch nach arthroskopischem Kapselrelease deutlich geringer.

Ogilvie-Harris und Wiley (1986) beschrieben als Erste eine Technik des arthroskopischen Kapselreleases bei der adhäsiven Kapsulitis. Sie vermieden das inferiore Release, um eine mögliche Schädigung des Nervus axillaris zu umgehen.

Pollock et al. empfahlen ebenfalls die Arthroskopie, dies jedoch insbesondere um Begleitprobleme nach geschlossener Narkosemobilisation zu erkennen und zu beherrschen. Sie führen ein arthroskopisch geführtes Release des coracohumeralen Ligamentes bei den Patienten durch, die einen anhaltenden Verlust der Außenrotation hatten. Diese Autoren waren ebenfalls besorgt um den Nervus axillaris vom inferioren Release und führten kein Release unterhalb der Oberkante des Subscapularis durch.

Dies ist unseres Erachtens jedoch wichtig, um ein gutes Bewegungsausmaß des Patienten zu erhalten. Unserer Erfahrung nach kann man dieses glenoidnah ohne weiteres durchführen, ohne den Nervus axillaris zu schädigen (Jerosch et al. 2002).

In den letzten Jahren gibt es mehrere Autorengruppen, die das arthroskopische Release des glenohumeralen Gelenkes bei der adhäsiven Kapsulitis empfehlen (Andersen et al. 1996, Harryman et al. 1997, Ogilvie-Harris et al. 1995, 1997, Pollock et al. 1994, Segmuller et al. 1995).

In der anatomischen Literatur finden sich viele Hinweise zur räumlichen Beziehung zwischen den anterioren zirkumflexen Gefäßen, dem N. axillaris und dem M. subscapularis. Die spezifische Beziehung zwischen der glenohumeralen Gelenkkapsel und dem N. axillaris wurde bisher jedoch noch wenig dokumentiert.

Eigene Untersuchungen (Jerosch et al. 2002) bestätigten wie in anderen Untersuchungen vorher erneut die enge räumliche Beziehung zwischen Gelenkkapsel zwischen der 5 und 7 Uhr Position. Eine wichtige zusätzliche Information ist jedoch, dass der N. axillaris regelhaft näher an der humeralen als an der glenoidalen Insertion verläuft (Abb. 7). Dieses hat erheblichen Einfluss auf die Lokalisation der Kapseldurchtrennung von intraartikulär.

Die zweite wichtige Information dieser Studie (Jerosch et al. 2002) ergab sich aus der Relativbewegung zwischen Kapsel und Nerv in den unterschiedlichen Positionen. Hierauf wurde in früheren Untersuchungen zum Teil bereits eingegangen. Es ist bekannt, dass sich der N. axillaris in Abduktion anspannt. Es ist weiterhin bekannt, dass im Rahmen von ventralen offenen Eingriffen am Schultergelenk der N. axillaris besonders gefährdet ist, wenn der Arm in Abduktion und Innenrotation gehalten wird. Adduktion und Außenrotation scheint eine sicherere Position zu sein. Die Relation des Nerven zur Gelenkkapsel war bisher jedoch noch nicht spezi-

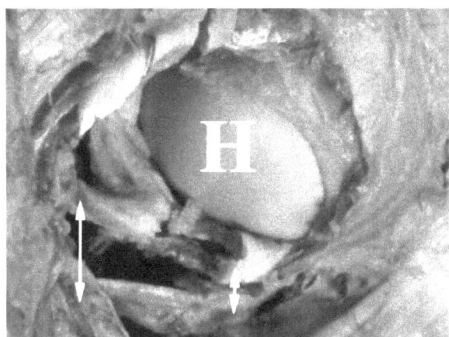

Abb. 7. Ventraler anatomischer Situs mit Darstellung des N. axillaris in Relation zum Humeruskopf und Glenoid (H: Humeruskopf)

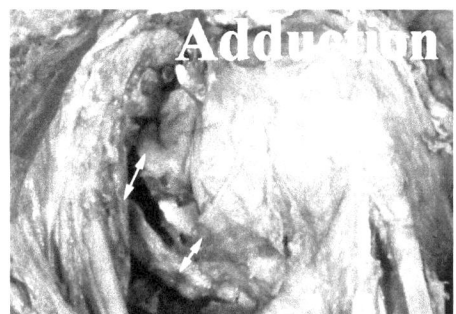

Abb. 8. N. axillaris in Adduktion

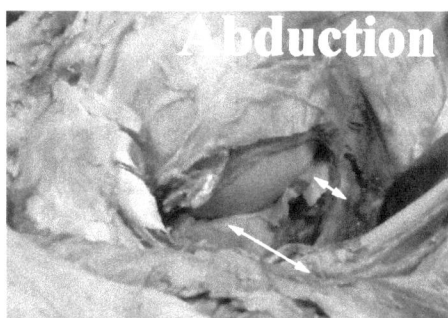

Abb. 9. N. axillaris in Abduktion

fisch geklärt. Wir konnten aufzeigen, dass der Abstand zwischen Nerv und Kapsel in Adduktion und Innenrotation an der humeralen Insertionsstelle am geringsten ist (Abb. 8). Der Nerv verschiebt sich nach anterior und lateral weg von der glenoidalen Kapselinsertion in Abduktion und Außenrotation (Abb. 9). Die Sicherheitszone bei der arthroskopischen Inzision der Kapsel steigt erheblich bei einer möglichst glenoidnahen Durchtrennung.

Beaufils et al. (1999) präsentierten die Ergebnisse einer repräsentativen Multicenter-Studie der französischen Arthroskopiegesellschaft. Sie dokumentierten Schultergelenke bei 25 Patienten, die mit einem mittleren Nachuntersuchungszeitraum von 21 Monaten nach arthroskopischem Release nachuntersucht wurden. Es fanden sich 13 primäre adhäsive Kapsulitiden, 3 Patienten mit Restriktion aufgrund der Rotatorenmanschette und der Gelenkkapsel sowie 10 Fälle posttraumatisch oder postoperativ. Bei diesen Patienten wurde lediglich ein anteriores und inferiores Release durchgeführt. Es fanden sich keine intraoperativen Komplikationen. Die mittlere Zunahme des Bewegungsausmaßes betrug 86° für die Elevation, 42° für die Abduktion, 34° für die Außenrotation und 6 Wirbelkörpersegmente für die Innenrotation. Der Constant Score nahm 40 Punkte zu. Die Bewegungszunahme war unabhängig von der Ursache der präoperativen Bewegungseinschränkung.

Pearsall et al. (1999) behandelten 43 Patienten mit primärer und sekundärer Frozen shoulder, die im Durchschnitt 12 Monate Symptome bei fehlendem Erfolg einer konservativen Therapie hatten. Intraartikulär erfolgte ein komplettes Release der anterior-inferioren Kapsel, der intraartikulären Portion des Subscapularis sowie des mittleren glenohumeralen und superioren glenohumeralen Ligamentes sowie des Lig. coracohumerale. Sie führten kein Release der posterioren Kapsel oder der inferioren Tasche durch. Bei allen Patienten wurde eine subacromiale Inspektion durchgeführt. Bei 18 Patienten fand sich subacromial eine extensive Fibrose. Eine subacromiale Dekompression wurde nur bei den Patienten durchgeführt, die einen signifikanten Knochensporn bei der Arthroskopie aufwiesen. Postoperativ hatten alle Patienten einen deutlichen Zugewinn im Bewegungsausmaß und eine Reduktion des Schmerzes. Während einer Telefonbefragung gaben 83% der Patienten an, dass die Schulter hinsichtlich der Funktion normal oder nur gering eingeschränkt war.

Harryman et al. (1997) berichten über 30 Patienten, welche 6 Monate frustran konservativ wegen einer unilateralen Schultersteife behandelt wurden. 14 Patienten hatten einen Diabetes mellitus. Der mittelere Nachuntersuchungszeitraum betrug 33 Monate. Bereits am Tag nach der Operation nahm das Bewegungsausmaß erheblich zu. Zum Zeitpunkt der Nachuntersuchung fand sich ein Bewegungsausmaß von 93% im Vergleich zur Gegenseite. Auch bei den Aktivitäten des täglichen Lebens zeigte sich eine signifikante Verbesserung. Harryman et al. (1997) fanden keinen Unterschied zwischen diabetischen und nicht diabetischen Patienten.

Bennett (2000) berichtet über 31 Patienten mit adhäsiver Kapsulitis und frustranem konservativen Therapieversuch. Bei 18 Patienten wurde ein partielles Kapselrelease und bei 13 Patienten ein komplettes Kapselrelease durchgeführt. Die Autoren fanden, dass eine Resektion des Rotatorenmanschettenintervalles zu einem Zugewinn der Außenrotation führt und dass eine Resektion der inferioren Kapsel (anterio-inferior und posterio-inferior) zu einer Zunahme der Außenrotation, Flexion und Innenrotation führt. Eine Resektion der posterio-superioren Kapsel führte zu einer Zunahme der Innenrotation.

Ogilvie-Harris und Myerthall (1997) untersuchten besonders die Frozen shoulder bei diabetischen Patienten. Die Operation beinhaltete ein progressives Release der anterioren Strukturen von superior nach inferior, beginnend im Rotatorenmanschettenintervall, über das anteriore superiore glenohumerale Ligament, den intraartikulären Anteil der Subscapularissehne, die anteriore Kapsel und die inferiore Kapsel. Postoperativ kam es zu einer signifikanten Verbesserung aller Funktionen des Schultergelenkes, welche auch beim Nachuntersuchungszeitraum 1 bis 5 Jahre nach der Operation noch Bestand hat.

Warner et al. (1996) berichten über 23 Patienten mit idiopathischer adhäsiver Kapsulitis und Nichtansprechen auf konservative Therapie oder Narkosemobilisation. Die Patienten erhielten ein arthroskopisches Kapselrelease und frühfunktionelle Physiotherapie. 6 Patienten bekamen zusätzlich eine arthroskopische Akromioplastik. Bei einem mittleren Nachuntersuchungszeitraum von 39 Monaten fand sich eine Verbesserung des Constant score von 48 Punkten. Die durchschnittliche Verbesserung der Flexion betrug 49°, der Außenrotation in Adduktion 42° und der Außenrotation in Abduktion 53°. Die Innenrotation nahm signifikant zu.

Ogilvie-Harris et al. (1995) verglichen Narkosemobilisation mit arthroskopischem Release. Bei den ersten 20 Patienten wurde eine Narkosemobilisation vor und nach einer Arthroskopie durchgeführt. Bei den zweiten 20 Patienten wurden die kontrakten Strukturen arthroskopisch durchtrennt. Beim arthroskopischen Release wurden 4 Schritte durchgeführt:
- die Resektion des entzündlichen Gewebes im Rotatorenmanschettenintervall zwischen Subscapularis und Supraspinatus
- eine progressive Durchtrennung des anterior-superioren glenohumeralen Ligamentes und der anterioren Kapsel
- die Durchtrennung der Subscapularissehne, jedoch nicht des muskulären Anteiles
- die Durchtrennung der inferioren Kapsel.

Nach einem mittleren Nachuntersuchungszeitraum von 2 bis 5 Jahren fand sich zwischen den Patienten, die eine Mobilisation mit Arthroskopie und den Patienten, die ein arthroskopisches Release bekamen, kein Unterschied hinsichtlich des Bewegungsausmaßes. Die Patienten mit arthroskopischem Release hatten jedoch eine signifikant bessere Schmerzreduktion und Funktionsverbesserung. 15 Patienten der Release-Gruppe hatten ein sehr gutes Ergebnis verglichen zu 7 Patienten der Gruppe mit Narkosemanipulation und Arthroskopie. Patienten mit Diabetes mellitus hatten anfangs einen schlechteren Verlauf. Von der Nachuntersuchung her waren die Ergebnisse vergleichbar der anderen Gruppe.

1997 berichten Warner et al. über ein arthroskopisches Release nach postoperativer Gelenksteife. Der deutliche Zugewinn im Constant score betrug 43 Punkte. Die Flexion stieg durchschnittlich um 51°, die Außenrotation in Adduktion um 31°, die Außenrotation in Abduktion um 40°. Auch die Innenrotation in Abduktion nahm 41° zu.

Man kann somit festhalten, dass das arthroskopische Kapselrelease nicht nur bei der primären adhäsiven Kapsulitis, sondern auch bei der adhäsiven Kapsulitis bei diabetischen Patienten sowie nach Trauma und Operation zu einem deutlichen Zugewinn der Funktion führt. Verglichen zum offenen Release erlaubt das arthroskopische Release eine komplette Synovektomie sowie ein komplettes Kapselrelease ohne Ablösen von Sehnenansätzen, insbesondere der Subscapularissehne. Dieses erlaubt die unmittelbar postoperativ durchgeführte Frührehabilitation, ohne einen sekundären Sehnenabriss zu befürchten.

Klinische Relevanz

Zusammenfassend kann man festhalten, dass das 360° arthroskopische Kapselrelease in Kombination mit der ausgiebigen Synovektomie ein effektives Behandlungsverfahren bei der adhäsiven Kapsulitis darstellt.

Literatur

Andersen NH, Johannsen HV, Sneppen O, Sojbjerg JO (1996) Frozen shoulder. Arthroscopy and manipulation in general anesthesia, followed by early passive mobilization. Ugeskr Laeger l58:147-150

Andersen NH, Sojbjerg JO, Johannsen HV, Sneppen O (1998) Frozen shoulder: arthroscopy and manipulation under general anesthesia and early passive motion. J Shoulder Elbow Surg 7:218-222

Andrews JR, Carson WG (1983) Shoulder joint arthroscopy. Orthopedics 6:1157-1162

Basmajian JV (1980) Grants method of anatomy. Descriptive and deductive, 10th edition. Williams & Wilkins, Baltimore, pp 339-348

Beaufils P, Prevot N, Boyer T, Allard M, Dorfmann H, Frank A, Kelberine F, Kempf JF, Mole D, Walch G (1999) Arthroscopic release of the glenohumeral joint in shoulder stiffness: a review of 26 cases. Arthroscopy 15:49-55

Bennett WF (2000) Addressing glenohumeral stiffness while treating the painful and stiff shoulder arthroscopically. Arthroscopy 16:142-150

Berry MM, Standring SM, Bannister LH (1995) Nervous system. In: Williams PL (ed) Gray's anatomy. Churchill Livingstone, Edinburgh, pp 1266-1269

Binder AI, Bulgen DY, Hazleman BL, Roberts S (1984) Frozen shoulder: a long-term prospective study. Ann Rheum Dis 43:361-364

Bridgman JF (1972) Periarthritis of the shoulder and diabetes mellitus. Ann Rheum Dis 31:69-71

Bryan WJ, Schauder K, Tullos HS (1986) The axillary nerve and its relationship to common sports medicine shoulder procedures. Am J Sports Med 14:3-6

Burkhead WZ, Scheinberg RR, Box G (1992) Surgical anatomy of the axillary nerve. J Shoulder Elbow Surg 1:31-36

Clarke J, Sidles JA, Matsen FA (1990) The relationship of the glenohumeral joint capsule to the rotator cuff. Clin Orthop 254:29-34

Clemente CD (1987) Anatomy regional atlas of the human body, 3rd edn. Urban & Schwarzenberg, Baltimore, pp 14-60

Cofield RH (1983) Arthroscopy of the shoulder. Mayo Clinic Proc 58:501-508

Constant CR, Murley AH (1987) A clinical method of functional assessment of the shoulder. Clin Orthop 214:160-164

Duval MJ, Parker AW, Drez D Jr, Hinton MA (1993) The anterior humeral circumflex vessels and the axillary nerve: an anatomic study. Orthop Rev 22:1023-1026

Fisher L, Kurtz A, Shipley M (1986) Association between chiroarthropathy and frozen shoulder in patients with insulin dependent diabetes mellitus. Br Rheumatol 25:141-146

Flatow EL, Bigliani LU (1991) Locating and protecting the axillary nerve in shoulder surgery: the tug test. Orthop Rev 21:503-505

Fronek J, Warren RF, Bowen M (1989) Posterior subluxation of the glenohumeral joint. J Bone and Joint Surg 71-A:205-215

Harryman DT II, Lazarus MD (1997) The Stiff Shoulder. In: Rockwood CA, Matsen III RA (eds) The Shoulder, 2nd edn. WB Saunders, Philadelphia

Harryman II DT, Sidles J, Matsen III F (1997) Arthroscopic management of refractory shoulder stiffness. Arthroscopy 13:133-147

Harryman DT II (1993) Shoulders: frozen and stiff. Instr Course Lect 42:247-257

Harryman DT II (1993) Shoulders: frozen and stiff. In: Instructional Course Lectures. Rosemont, Illinois, The American Academy of Orthopaedic Surgeons 42:247-257

Harryman DT II, Sidles JA, Harris SL, Matsen FA III (1992) The role of the rotator interval capsule in passive motion and stability of the shoulder. J Bone and Joint Surg 74-A:53-66

Helbig B, Wagner P, Dohler R (1983) Mobilization of frozen shoulder under general anesthesia. Acta Orthop Scand 49:267-274

Hoppenfeld S, de Boer P (1984) Surgical exposure in orthopaedics. The anatomic approach. Lippincott, Philadelphia, pp 4-43

Jerosch J, Schröder M, Steinbeck J (1995) Arthroskopische Erfahrungen bei der adhesiven Kapsulitis. Orthop Prax 31:480-484

Jerosch J (2001) 360° arthroscopic capsular release in patients with adhesive capsulitis of the glenohumeral joint - indication, surgical technique, results. Knee Surg, Sports Traumatol, Arthrosc 9:178-186

Jerosch J, Filler TJ, Peuker ET (2002) Which joint position puts the axillary nerve at the lowest risk when performing an arthroscopic capsular release (ACR) in patients with adhesive capsulitis of the shoulder? Knee Surg, Sports Traumatol, Arthrosc 10:126-129

Kieras DM, Matsen FA III (1991) Open release in the management of refractory frozen shoulder. Orthop Trans 15:801-802

Loomer R, Grahan B (1989) Anatomy of the axillary nerve and its relation to inferior capsular shift. Clin Orthop 243:100-105

MacDonald PB, Hawkins RJ, Fowler PJ, Miniaci A (1992) Release of the subscapularis for internal rotation contracture and pain after anterior repair for recurrent anterior dislocation of the shoulder. J Bone and Joint Surg 74-A:734-737

Matthews LS, Vetter WL, Helfet DL (1984) Arthroscopic surgery of the shoulder. Adv Orthop Surg 7:230-237

McMan RMH (1994) Lasts anatomy regional and applied, 9th edn. Churchill Livingstone, Edinburgh, pp 63-78

Moren-Hybbinette I, Moritz U, Shersten B (1987) The clinical picture of the painful diabetic shoulder: natural history, social consequences and analysis of concomitant hand syndrome. Acta Med Scand 221:73-82

Neer CS II (1990) Shoulder reconstruction. Saunders, Philadelphia, pp 35-39

Neer CS II (1990) Frozen shoulder. In: Neer CS II (ed) Shoulder Reconstruction. WB Saunders, Philadelphia, pp 422-427

Neer CS II, Satterlee CC, Dalsey RM, Flatow EL (1989) On the value of the coracohumeral ligament release. Orthop Trans 13:235-236

Neviaser RJ (1983) Painful conditions affecting the shoulder. Clin Orthop 173:63-69

Neviaser RJ, Neviaser TJ (1987) The frozen shoulder: diagnosis and management. Clin Orthop 223:55-64

Ogilvie-Harris DJ, Wiley AM (1986) Arthroscopic surgery of the shoulder. A general appraisal. J Bone Joint Surg 68B:201-207

Ogilvie-Harris DJ, Biggs DJ, Fitsialos DP, MacKay M (1995) The resistant frozen shoulder. Manipulation versus arthroscopic release. Clin Orthop 319:238-248

Ogilvie-Harris DJ, Myerthall S (1997) The diabetic frozen shoulder: arthroscopic release. Arthroscopy 13:1-8

Ozaki J, Nakagawa Y, Sakurai G, Tarnai S (1989) Recalcitrant chronic adhesive capsulitis of the shoulder. Role of contracture of the coracohumeral ligament and rotator interval in pathogenesis and treatment. J Bone and Joint Surg 71-A:1511-1515

Pearsall AW IV, Osbahr DC, Speer KP (1999) An arthroscopic technique for treating patients with frozen shoulder. Arthroscopy 15:2-11

Pearsall AW IV, Holovacs TF, Speer KP (2000) The intra-articular component of the subscapularis tendon: anatomic and histological correlation in reference to surgical release in patients with frozen-shoulder syndrome. Arthroscopy 16:236-242

Pollock RG, Duralde XA, Flatow EL, Bigliani LU (1994) The use of arthroscopy in the treatment of resistant frozen shoulder. Clin Orthop 304:30-36

Segmuller HE, Taylor DE, Hogan CS, Sales AD, Hayes MG (1995) Arthroscopic treatment of adhesive capsulitis. J Shoulder Elbow Surg 4:403-408

Snell RS (1981) Clinical anatomy for medical students, 2nd edition. Little, Brown, Boston, pp 356-385

Warner JJP, Allen A, Marks PH, Wong P (1996) Arthroscopic release for chronic, refractory adhesive capsulitis of the shoulder. J Bone and Joint Surg 78-A:1808-1816

Warner JJP, Allen A, Marks PH, Wong P (1997) Arthroscopic release of postoperative capsular contracture of the shoulder. J Bone Joint Surg 79-A:1151-1158

Wiley AM, Older MWJ (1980) Shoulder arthroscopy. Investigations with a fibreoptic instrument. Am J Sports Med 8:31-38

Wiley AM (1991) Arthroscopic appearance of frozen shoulder. Arthroscopy 7:138-143

Die arthroskopische Resektion des Akromioklavikulargelenkes (ARAC)

J. Schunck, J. Jerosch

Einleitung

Das Akromioklavikulargelenk (AC-Gelenk) ist häufig ursächlich für das Auftreten von Beschwerden im Bereich des Schultergürtels. De-Palma (1949) beschrieb bereits in der zweiten Lebensdekade einsetzende degenerative Veränderungen mit der Tendenz zum Fortschreiten im Alter. Ferner gab er eine stadienhafte Beschreibung des Zerfalls des Discus articularis an. Petersson (1983) untersuchte die morphologischen Grundlagen der von ihm beschriebenen radiologisch nachweisbaren Verschmälerung des Gelenkspaltes im höheren Lebensalter. Er vermutete einen Zusammenhang zwischen regressiven Veränderungen des Discus articularis und der knorpeligen Gelenkflächen von Klavikula und Akromion. Zwischen den Gelenkflächen aus hyalinem Knorpel liegt ein fibrokartilaginärer Discus von unterschiedlicher Beschaffenheit. Primäre degenerative Veränderungen im Bereich des Schultergürtels lassen sich nach Henry (1995) dabei häufig zuerst im AC-Gelenk und zum späteren Zeitpunkt im Schultergelenk beobachten. Im Alter zeigen sich radiologisch nachweisbare arthrotische Veränderungen des AC-Gelenkes in 54–57%. Die gefundenen degenerativen Veränderungen entsprechen jedoch häufig nicht dem klinischen Beschwerdebild. Eine kernspintomographische Untersuchung durch Needell (1996) bei 300 Probanden erbrachte in 48 Prozent degenerative Veränderungen, wobei jegliche klinische Symptomatik fehlte In engem Zusammenhang mit degenerativen AC-Gelenk-Veränderungen stehen Läsionen der Rotatorenmanschette, die differentialdiagnostisch stets abzugrenzen sind.

Häufiger als die primär degenerativen Veränderungen finden sich posttraumatische Schädigungen, welche auf die exponierte Lage des Gelenkes und damit der Verletzungsanfälligkeit

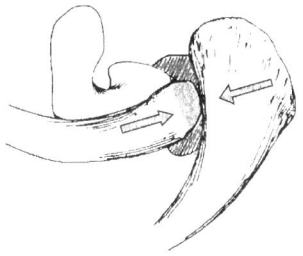

Abb. 1. Insuffizienz der ligamentären Strukturen führt zur Osteolyse und hinteren Translation der Klavikula

zurückzuführen ist. Bei Grad-I- und -II-Verletzungen nach der Klassifikation von Rockwood (1984) ist in 8–42% nach Bergfeld (1978) und Taft (1987) mit dem Auftreten einer AC-Gelenksymptomatik zu rechnen.

Osteolysen des lateralen Klavikulaendes werden durch repetitive Makro- und Mikrotraumata hervorgerufen. Dupas beschrieb bereits 1936 das Phänomen der spontanen Osteolyse der lateralen Klavikula nach einem traumatischen Ereignis. Zunehmend wird über das Auftreten bei Gewichtshebern berichtet, wobei Scavenius (1992) eine Prävalenz von bis zu 27 Prozent angibt. Ursächlich ist die große axiale Belastung auf den subchondralen Gelenkabschnitt, der zu Knochenresorptionen führt (Abb. 1). Histologisch lassen sich Mikrofrakturen, Demineralisation, subchondrale Zysten und Erosionen der Klavikula nachweisen.

Bei chronischen Beschwerden im Bereich des Schultergürtels muss somit differenzialdiagnostisch immer auch an eine Mitbeteiligung des Schultereckgelenkes gedacht werden. Werden diese Veränderungen übersehen, kommt es oftmals zu erfolglosen konservativen Therapieversuchen oder auch unbefriedigenden Ergebnissen nach operativen Interventionen im Bereich des subakromialen Raumes.

Diagnostik

Störungen des AC-Gelenkes sind der klinischen Untersuchung gut zugänglich. Differenzialdiagnostisch ist stets eine Affektion der Rotatorenmanschette oder des Schultergelenkes abzugrenzen. Charakteristisch ist der isolierte Druckschmerz über dem AC-Gelenk und die Schmerzprovokation bei Adduktion des 90° elevierten Arms mit punktueller Schmerzangabe über dem AC-Gelenk (horizontaler Abduktionstest). Zur Abgrenzung von einer subakromialen Pathologie ist vor einer operativen Intervention die diagnostische Infiltration des AC-Gelenkes mit einem Lokalanästhetikum zu empfehlen. Radiologisch sind die Standardröntgenaufnahmen (a.p. in Innenrotation und Abduktion, axillar, outlet view) anzufertigen. Die Spezialaufnahme nach Zanca (1971), bei welcher die Röntgenröhre 10 bis 15 Grad nach kranial gekippt wird, ermöglicht die Reduktion von Überlagerungen durch Weichteilgewebe und knöcherner Strukturen der Skapula. Eine MRT-Untersuchung ist zur Diagnostik nicht obligat, zum frühzeitigen Ausschluss von idiopathischen Osteolysen jedoch hilfreich. Die MRT-Veränderungen besitzen eine große Sensitivität und können zu einer Überinterpretation führen und stimmen häufiger nicht mit dem klinischen Befund überein. Weitere diagnostische Hilfsmittel sind die Szintigraphie und die Sonographie.

Methode

Die Erstbeschreibung der operativen Therapie wird den Autoren Mumford und Gurd im Jahr 1941 zugeschrieben. Beide berichteten unabhängig voneinander über die operative Resektion der lateralen Klavikula. Mumford sah die Indikation bei anhaltenden Beschwerden nach inkompletter AC-Gelenk-Dislokation und konsekutiver posttraumatischer Arthrose. Gurd empfahl den Eingriff nur bei einer kompletten AC-Gelenk-Dislokation des Typs III nach Tossy (1963).

Bei zunehmender Erfahrung mit minimal invasiven Techniken im Bereich des Schultergelenkes wurde auch das AC-Gelenk u. a. von Flatow (1995), Gartsman (1993) und Jerosch (1993, 1998) in die arthroskopische Behandlung eingeschlossen.

Arthroskopische Technik (ARAC)

Der Eingriff erfolgt in halbsitzender Lagerung (Beach-chair-Position). Das AC-Gelenk wird von kranial mit Hilfe einer Punktionsnadel identifiziert. Nach Markierung der knöchernen Landmarken erfolgt zunächst die subakromiale Bursoskopie. Eine ergänzende Inspektion des Schultergelenkes ist bei eindeutiger Klinik nicht erforderlich. Für die alleinige ARAC ist der dorsale Standardzugang zum Schultergelenk und ein anteriorer Arbeitszugang, welcher unter arthroskopischer Sicht unmittelbar vor dem AC-Gelenk angelegt wird, ausreichend. Mit einem bipolaren Hochfrequenzgerät wird die inferiore Kapsel von ventral inzidiert und das benachbarte Bursagewebe sowie Diskusreste abladiert. Die knöcherne Resektion des lateralen Klavikulaanteils erfolgt mit einer 5,5 mm Kugelfräse, das restliche Diskusgewebe wird mit dem Shaver-Instrumentarium entfernt (Abb. 2a,b). Bei der Resektion ist darauf zu achten, dass die inferioren Knochenkanten der Klavikula abgerundet werden und dass insbesondere die unmittelbar subperiostal gelegenen Knochenanteile gut freipräpariert und reseziert werden, da es ansonsten zu einem ungewollten Knochenkontakt vor allem bei Horizontalab- und -adduktion kommen

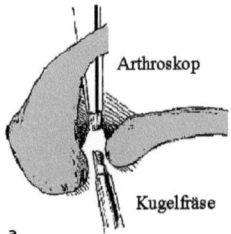 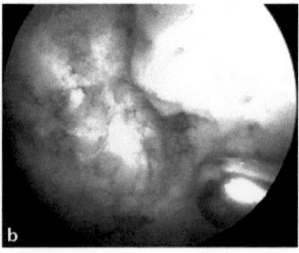

Abb. 2. a Distale AC-Gelenk-Resektion: Einbringen des Arthroskops über das dorsale und der Kugelfräse über das ventrale Portal. **b** AC-Gelenkarthrose; sparsame subperiostale Ablösung und Resektion der inferioren Kapsel und der Entfernung der Diskusreste mit dem Shaverinstrumentarium

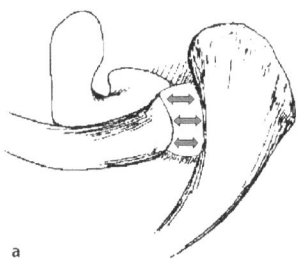

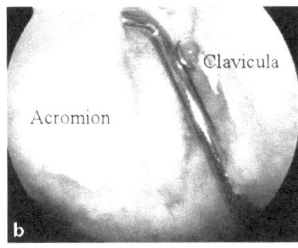

Abb. 3. a Gleichmäßige Resektion des lateralen Anteils der Klavikula zur Aufhebung des Gelenkflächenkontaktes. **b** Überprüfung des Resektionsausmaßes insbesondere im dorsalen Abschnitt mit dem Tasthaken

kann. Daher wird eine Überprüfung der gleichmäßigen Resektion mit dem Tasthaken empfohlen (Abb. 3 a,b). Weiter zu beachten ist der *Erhalt der ventrodorsalen und kranialen Kaspelanteile sowie der deltotrapezoidalen Faszie*, die für die Gelenkstabilisation entscheidenden Einfluss haben. Dieses ist über den inferioren Zugangsweg möglich, hierdurch werden kraniokaudale und besonders auch anteroposteriore Instabilitäten vermieden. Eine zusätzliche Traumatisierung der korakoklavikulären Bänder ist über diesen Zugang ausgeschlossen. Zur Evaluation des Resektionsausmaßes und der -ebene abschließend Einführen des Arthroskops von ventral. Die Anlage eines zusätzlichen dorsokranialen Zugangs ist nicht erforderlich.

In der postoperativen Nachbehandlung ist eine freie, lediglich schmerzbedingte Limitierung des Bewegungsausmaßes erforderlich. Ab dem 1. postoperativen Tag sofortige passive und aktive Krankengymnastik. Die Überkopfarbeit sowie sportliche Aktivitäten sind nach Wiederaufbau der Muskulatur gestattet. Bei isolierter ARAC ist mit einer Nachbehandlungsdauer von 10 bis 14 Tagen zu rechnen.

Ergebnisse

Innerhalb eines Beobachtungszeitraumes von 1986 bis 12/2002 reduzierte sich die OP-Dauer für diesen Eingriff signifikant von anfänglich durchschnittlich 98±28 min im Jahre 1989 auf 46±12 min im Jahre 1996 und auf 20±9 min 2002. Bei den klinischen Ergebnissen zeigte sich zum Zeitpunkt der Nachuntersuchung bei Patienten mit isolierter ARAC ein Constant-Score von 93,5±14,8 Punkten, in der Gesamtgruppe fand sich ein Constant-Score von 82,3±12,4. Gleiche Tendenzen zeigten sich auch im Taft-Score mit 10,7±1,8 Punkten, verglichen zur Gesamtgruppe von 9,8±1,5.

Komplikationen

Komplikationen sind in erster Linie auf technische und chirurgische Fehler bei der Präparation und der Resektion zurückzuführen. Dabei zeigt sich zwischen offenem und arthroskopischem Vorgehen bei einem in der Arthroskopie erfahrenen Operateur kein Unterschied. Die Hauptkomplikation ist die zu geringe oder zu großzügige Resektion des lateralen Klavikulaendes. Die zu geringe Resektion ist eher bei arthroskopischem Vorgehen zu erwarten, wobei belassene dorsale Kortikalisanteile oder die ungleiche Resektion das Ergebnis entsprechend negativ beeinflussen.

Diskussion

Die arthroskopischen Techniken werden an den bewährten offenen Resektionsverfahren gemessen. Bei den offenen Verfahren der AC-Gelenkeingriffe wird in vielen Publikationen bezüglich der Schmerzreduktion über sehr gute und gute mittel- und langfristige Resultate berichtet.

Mit der *offenen Technik* berichtet Grimes (1980) bei sechs mit einer Resektion der lateralen Klavikula behandelten Patienten über gute Ergebnisse. Taylor (1977) führte bei 20 Patienten ein Debridement des Discus articularis sowie des Gelenkknorpels durch und erreichte bei 18 Patienten ein gutes Ergebnis. Worchester (1968) konnte nach durchschnittlich 4,5 Jahren bei 56 Patienten nach offener Resektion der distalen Klavikula ein befriedigendes Ergebnis dokumentieren. Petersson (1983) dokumentierte gute Ergebnisse bei 10 Patienten und ein nicht ausreichendes Resultat in 4 von 16 Patienten mit primärer AC-Arthrose. Wagner (1953) teilte ein gutes Ergebnis in 20 von 22 Patienten mit, Sage (1963) erreichte bei 91% der Patienten ein gutes bis sehr gutes Resultat. Cook (1988) analysierte seine Ergebnisse genauer und fand bei 23 Sportlern postoperativ ein muskuläres Defizit, welches besonders unter isokinetischen Belastungen bei geringen Winkelgeschwindigkeiten auftrat. Dennoch waren bis auf einen Patienten alle mit dem Eingriff zufrieden. Zu ihrer Sportart konnten 16 Sportler zurückfinden, hierzu zählten 5 Profi-Sportler. Einschränkungen traten hauptsächlich bei kraftvollen Überkopfbewegungen wie z. B. beim Bankdrücken auf. Langzeituntersuchungen zeigten nach Petersson (1983) eine langanhaltende Schmerzfreiheit.

Trotz dieser positiven Einschätzungen stimmen drei aktuellere Untersuchungen insgesamt eher nachdenklich. Petchel (1995) erzielte bei 39 Patienten nach offener Resektion zwar eine signifikante Schmerzreduktion, einschränkend bemerkten die Autoren jedoch, dass 59% nach wie vor Probleme bei der Arbeit, 55% Probleme beim Schlafen, 59% Probleme bei Aktivitäten des alltäglichen Lebens hatten. Nur 71% konnten ihren Sport wieder ausüben. Eskola (1996) beschreibt bei 73 Patienten nach offenen Resektionen in 21 Fällen ein gutes, in 29 Fällen ein befriedigendes, jedoch auch in 23 Fällen ein schlechtes Ergebnis. Sie fanden im Einzelnen bei 46 Patienten einen nach wie vor vorhandenen Bewegungsschmerz und bei 13 Patienten einen Nachtschmerz. Einen Kraftverlust beklagten 18 Patienten und eine Bewegungseinschränkung 16 Patienten. Die Autoren dokumentieren schlechtere Ergebnisse bei den Patienten mit ausgeprägter Resektion sowie mit vorhandenen Instabilitäten des AC-Gelenkes.

In die gleiche Richtung gehen auch die Ergebnisse von Novak (1995). Er fand bei 21 Patienten nach offener Resektion in 52% ein sehr gutes, in 26% ein gutes, in 17% ein befriedigendes und in 4% ein schlechtes Ergebnis. Der Hospital for Special Surgery Schulter-Score ergab 95,5 Punkte bei idiopathischen Arthrosen und nur 80,4 Punkte bei posttraumatischen Arthrosen.

Gleichzeitig teilen Daluga (1989), Glick (1977), Petersson (1983), Saranglia (1987), Urist (1959, 1963) und Worcester (1968) Hinweise auf eine anhaltende Schwäche der operierten Schulter nach offenem Vorgehen mit.

Nach Einführung der *arthroskopischen* Resektion des AC-Gelenkes berichten Bigliani (1993), Jerosch (1995) und Levine (1998) über gute Frühergebnisse.

Flatow (1995) beschreibt bei 41 Patienten in 44% sehr gute, 39% gute und 17% schlechte Ergebnisse. Unterstrichen wird die klinische Relevanz der verbleibenden Stabilität des AC-Gelenkes. Bei 93% der Patienten mit idiopathischer Arthrose fanden sich gute Ergebnisse, wohingegen bei Patienten mit Instabilitäten nur noch in 58% gute Ergebnisse zu verzeichnen waren. Diese Beobachtung wurde ebenfalls von Bigliani (1993) gemacht.

Keine Unterschiede fanden sich zwischen den Gruppen mit alleiniger AC-Gelenkresektion verglichen mit der Gruppe mit zusätzlicher Dekompression. Über gute und sehr gute Resultate nach arthroskopischem Vorgehen berichtet Martin (2001) bei allen 31 Patienten. Das durchschnittliche Resektionsausmaß betrug 9 mm (7–15 mm). Ein Unterschied in den Ergebnissen bei gleichzeitiger subakromialer Dekompression zeigte sich nicht. Die Ergebnisse waren mit dem offenen Eingriff vergleichbar. Ossifikationen traten in einem Fall auf.

Ein Diskussionspunkt des Vorgehens ist das Ausmaß der notwendigen Klavikularesektion. Cook weist 1988 als erster auf eine AC-Gelenkinstabilität nach einer zu großzügigen Resektion hin. Er fand bei 10 von 23 Sportlern, bei denen eine Resektion von 1,9 cm durchgeführt wurde, eine vergrößerte horizontale Beweglichkeit der Klavikula. Blazar (1998) wies radiologisch eine abnormale vermehrte Beweglichkeit der Klavikula in horizontaler Richtung von 5,5 mm im Vergleich zur gesunden Schulter nach, wobei das Operationsverfahren nicht ausschlaggebend war. Branch (1996) zeigte in einer anatomischen, biomechanischen Studie, dass bereits eine Resektion von 5 mm am Präparat ausreichend war, um bei allen Bewegungen des glenohumeralen Gelenkes einen Kontakt zwischen Akromion und Klavikula zu vermeiden. Kritisch ist bei diesem Modellversuch anzumerken, dass aus klinischer Sicht jegliche Muskelzüge fehlten, wodurch evtl. noch geringfügig andere Resektionsgrenzen resultieren würden. Sicherlich ist jedoch eine Resektion von mehr als 20 mm nicht sinnvoll, sondern eher sogar als schädlich zu betrachten. Eine zu ausgiebige Resektion führt nur zur biomechanisch ungünstigen Verkürzung der Klavikula und kann sogar eine Interpositionsrekonstruktion der lateralen

Klavikula mit trikortikalem Beckenkammspann notwendig machen. In neueren Arbeiten setzt sich ein Resektionsausmaß zwischen 5 und 7 mm bei offenem und arthroskopischem Vorgehen durch.

Die Frage ob die ARAC über einen direkten superioren oder inferioren Zugang erfolgen sollte, ist noch nicht endgültig beantwortet. Der inferiore Zugang scheint jedoch einige Vorteile aufzuweisen. Branch (1996) bestätigte die Untersuchungen von Salter (1987), dass das superiore akromioklavikulare Ligament signifikant stärker ist als das inferiore. Daraus schlussfolgerte Branch (1996), das superiore akromioklavikulare Ligament zu erhalten. Hierin findet das Vorgehen von inferior auch aus biomechanischer Sicht seine Bestätigung.

Ein primärer unfallbedingter oder sekundärer iatrogener Verlust der Gelenkstabilität führt bei vielen Patienten zu einem nicht befriedigenden Ergebnis. Urist (1963) war einer der ersten Autoren, die auf die eminente Bedeutung der akromioclavikulären Ligamente für die horizontale Stabilität hinwiesen. Von diesen Bändern wiederum sind die superioren Anteile nach Post (1985) die kräftigsten. In einer detaillierten biomechanischen Analyse dokumentierte Fukuda (1986) den Einfluss dieser Bänder auf anteroposterior einwirkende Kräfte, auf axiale Distraktion sowie auf axiale Rotation. Aufgrund seiner Ergebnisse warnt er vor einer zu großzügigen Resektion mit Destabilisierung der ligamentären Ansätze.

Neben den reinen Gelenkbändern wird der kräftigen deltotrapezoidalen Faszie nach Arbeiten von Post (1985) und Urist (1959, 1963) auch ein entscheidender Einfluss auf die Gelenkstabilität zugesprochen. Aus diesem Grunde sollte diese Struktur bei allen operativen Eingriffen geschont oder sorgfältig rekonstruiert werden.

Zusammengefasst hat sich die ARAC als standardisiertes und reproduzierbares minimal invasives Operationsverfahren in kurzer Zeit etabliert. Ein Unterschied zwischen offenem und arthroskopischem Vorgehen ist bei gleichermaßen guten Langzeitergebnissen nicht auszuarbeiten, jedoch spricht die größere Schonung des Kapselbandapparates und schnellere Rehabilitationszeit für die arthroskopische Technik. Die Erhaltung einer Gelenkstabilität hat die größte Priorität, dies ist durch die sparsame Resektion gegeben. Patienten mit instabilen Schultereckgelenken bedürfen unabhängig von der Operationstechnik einer gleichzeitigen Stabilisierung. Die arthroskopische Resektion kann von superior oder inferior erfolgen, wobei einige Studien für den inferioren Zugang sprechen. Dies wird Aufgabe weiterer biomechanischer und klinischer Studien sein. Eine routinemäßige ARAC im Rahmen einer subakromialen Dekompression ist nicht indiziert.

Literatur

1. Bergfeld JA, Andrish JT, Clancy WG (1978) Evaluation of the acromioclavicular joint following first- and second-degree sprains. Am J Sports Med 6: 153–159
2. Bigliani LU (1993) Arthroscopic resection of the distal clavicle. Shoulder Arthroscopy and Related Surgery 24:133–141
3. Blazar PE, Iannotti JP, Williams GR (1998) Anteroposterior instability of the distal clavicle after distal clavicle resection. Clin Orthop 348:114–120
4. Branch TP, Burdette HL, Shahriari AS, Carter FM, Hutton WC (1996) The role of the acromioclavicular ligaments and the effect of distal clavicle resection. Am J Sports Med 24:293–297
5. Cook FF, Tibone JE (1988) The Mumford procedure in athletes. Am J Sports Med 16:97–100
6. Daluga DJ, Dobozi W (1989) The influence of distal clavicle resection and rotator cuff repair on the effectiveness of the anterior acromioplasty. Clin Orthop 247:117–123
7. DePalma AF, Callery G, Bennett GA (1949) Variational anatomy and degenerative lesions of the shoulder joint. AAOS Instructional Course Lectures, Vol 6. CV Mosby, St Louis, p 255
8. Dupas J, Badelon P, Daydè G (1936) Aspects radiologiques d'une ostéolyse essentielle progressive de la main gauche. J Radiol 20:383–387
9. Eskola A, Santavirta S, Viljakka T, Wirta J, Partio E, Hoikka V (1996) The results of operative resection of the lateral end of the clavicle. J Bone Joint Surg 78-A:584–587
10. Flatow EL, Duralde XA, Nicholson GP, Pollock RG (1995) Arthroscopic resection of the distal clavicle with a superior approach. J Shoulder Elbow Surg 4:41–50
11. Fukuda K, Craig EV, An K (1986) Biomechanical study of the ligamentous system of the acromioclavicular joint. J Bone Joint Surg 68-A:434–440
12. Gartsman GM (1993) Arthroscopic resection of the acromioclavicular joint. Am J Sports Med 21:71–77
13. Gartsman GM, Combs AH, Davis PF, Tullos HS (1991) Arthroscopic acromioclavicular joint resection. A anatomical study. Am J Sports Med 19:2–5
14. Glick JM, Milburn LJ, Haggerty JF (1977) Dislocated acromioclavicular joint. Follow-up study of 35 unreduced acromioclavicular dislocations. Am J Sports Med 5:264–270
15. Grimes DW, Garner RW (1980) The degeneration of the acromioclavicular joint. Orthop Rev 9:41–44

16. Gurd FB (1941) The treatment of complete dislocation of the outer end of the clavicle: a hitherto undescribed operation. Ann Surg 63:1094
17. Henry MH, Liu SH, Loffredo AJ (1995) Arthroscopic management of the acromioclavicular joint disorder: a review. Clin Orthop 316:276–283
18. Jerosch J, Filler T, Peuker E, Greig M, Sievering U (1999) Which stabilisation technique corrects anatomy best in patients with AC-separation? Knee Surg, Sports Traumatol, Arthrosc 7:365–372
19. Jerosch J, Marquardt M (1993) Sonographie des Bewegungsapparates. Ein Handbuch für die Praxis. Biermann, Zülpich
20. Jerosch J, Müller T, Sons U, Castro WHM (1990) Die Korrelation von Degeneration des AC-Gelenkes und Rupturen der Rotatorenmanschette. Z Orthop 6:641–647
21. Jerosch J, Schröder M, Schneider Th (1998) Die arthroskopische Resektion des AC-Gelenkes (ARAC). Indikationen-OP-Technik-Ergebnisse. Unfallchirurg 101:691–696
22. Jerosch J, Schröder M, Steinbeck J, Halm H (1995) Ursachen für Therapieversager bei der arthroskopischen subacromialen Dekompression. Arthroskopie 8:111–116
23. Jerosch J, Steinbeck J, Schröder M, Castro WHM (1993) Arthroscopic resection of the acromioclavicular joint (ARAC). Knee Surg, Sports Traumatol, Arthroscopy 1:209–215
24. Levine WN (1998) Arthroscopic distal clavicula resection from a bursal approach. Arthroscopy 14:52–56
25. Martin SC (2001) Arthroscopic resection of the distal clavicle with concomitan subacromial decompression. J Bone Joint Surg 83A(3):328–335
26. Mumford EB (1941) Acromioclavicular dislocation. J Bone Joint Surg 23-A:799–801
27. Needell SD, Zlatkin MB, Sher JS, Murphy BJ, Uribe JW (1996) MR imaging of the rotator cuff: Peritendinous and bone abnormalities in an asymptomatic population. Am J Roentgenol 166:863-867
28. Neer CS (1972) Anterior acromioplasty for the chronic impingement syndrome in the shoulder. J Bone Joint Surg 54-A:41–50
29. Novak PJ, Bach BR, Romeo AA (1995) Surgical resection of the distal clavicle. J Shoulder Elbow Surg 4:35–40
30. Petchel JF, Sonnabend DH, Hughes JS (1995) Distal clavicular excision: a detailed functional assessment. Aust N Z J Surg 65:262–266
31. Petersson CJ (1983) Resection of the lateral end of the clavicle: A 3 to 30-year follow-up. Acta Orthop Scand 54:904–907
32. Petersson CJ, Redlund-Johnell I (1983) Radiographic joint space in normal acromioclavicular joints. Acta Orthop Scand 54:431
33. Post M (1985) Current concepts in the diagnosis and management of acromioclavicular dislocations. Clin Orthop 200:234–247
34. Rockwood CA Jr (1984) Injuries to the acromioclavicular joint. In: Rockwood CA, Green DP (eds) Fractures in adults, Vol 1, 2nd edition. JB Lippincott, Philadelphia, pp 860–910, 974–982
35. Sage FP, Salvatore JE (1963) Injuries of the acromioclavicular joint: study of results in 96 patients. South Med J 56:486–495
36. Salter EG, Nasca RJ, Shelley BS (1987) Anatomical observations on the acromioclavicular joint and supporting ligaments. Am J Sports Med 15:199–206
37. Saranglia D, Julliard R, Marcone L, Butel J (1987) The results of the modified Cadenat procedure in old acromioclavicular dislocations: 26 cases. Rev Chir Orthop 73:187–190
38. Scavenius M, Iversen BF (1992) Nontraumatic clavicular osteolysis in weight lifters. Am Sports Med 20:463–467
39. Taft TN, Wilson FC, Oglesby JW (1987) An end-result study. J Bone Joint Surg Am 69:1045–1051
40. Taylor GM, Tooke M (1977) Degeneration of the acromioclavicular joint as a cause of shoulder pain. J Bone Joint Surg 59-B:507
41. Tossy JD, Mead NC, Sigmond HM (1963) Acromioclavicular separations: useful and practical classification for treatment. Clin Orthop 28:111–119
42. Urist MR (1959) The treatment of dislocations of the acromioclavicular joint: a survey of the past decade. Am J Surg 98:423
43. Urist MR (1963) Follow-up notes on articles previously published in the Journal – complete dislocation of the acromioclavicular joint. J Bone Joint Surg 45-A:1750–1753
44. Wagner C (1953) Partial claviculectomy. Am J Surg 85:259–265
45. Worcester JN, Green DP (1968) Osteoarthritis of the acromioclavicular joint. Clin Orthop 58:69–73
46. Zanca P (1971) Shoulder Pain: Involvement of the Acromioclavicular Joint. Am J Radiology 112:493–506

Der anteriore, transdeltoidale Zugang zum Subakromialraum

H. Hempfling

Operationen am Schultergelenk in herkömmlich offener chirurgischer Art sind heute häufig und Routine. Je nach Zielort wird der Zugang gewählt. Während zur Stabilisierung der Schultervorderwand der anteriore Zugang gewählt wird, so kann auch aus kosmetischen Gründen zu diesem Zweck ein axillärer Zugang Anwendung finden. Eingriffe an der Rotatorenmanschette und am subakromiellen Raum erfordern ebenfalls einen anterioren Zugang oder auch einen transakromialen Zugang.

Zu diesem Zweck kann aber auch ein anteriorer, transdeltoidaler Zugang Verwendung finden, transdeltoidal deshalb, da durch eine Längsspaltung des Musculus deltoideus der Zugang zum Subakromialraum lateralisiert werden kann, was eine bessere Einsicht auf die Rotatorenmanschette zur Folge hat.

Das anatomische Ziel ist der Zugang zur Rotatorenmanschette und zum Subakromialraum. Das chirurgische Ziel ist die subakromiale Dekompression, die Rekonstruktion und auch Mobilisierung der Rotatorenmanschette sowie auch die Darstellung des Rotatorenansatzes am Tuberculum majus.

Anatomische Voraussetzung

Das Schultergelenk selbst wird von der Rotatorenmanschette ansetzend am Tuberculus majus umgeben und bildet somit die tiefste Sehnen-Muskelschicht, vorne gebildet aus dem Musculus subscapularis, weiter nach zentral vom Musculus supraspinatus und die hintere Region bedeckt der Musculus infraspinatus sowie der Musculus teres minor. Zwischen Musculus supraspinatus und subscapularis findet sich das Rotatorenintervall, in dessen Tiefe die Bizepssehne intraartikulär zu finden ist. Zwischen der Oberfläche der Rotatorenmanschette und der Unterseite des Akromions bzw. auch des Schultereckgelenkes und der Bandverbindung zwischen Korakoid und Akromion findet sich die Bursa subacromialis als wichtige Gleitschicht. Die gesamte Schulterpartie wird bedeckt vom Musculus deltoideus, der die Schulterwölbung konturiert. Der gemeinsame Ansatz der drei Teile des Deltamuskels ist am Oberarm die Tuberositas deltoidea. Die Pars clavicularis entspringt am lateralen Drittel der Klavikula, die Pars acromialis am Akromion und die Pars spinalis an der Spina scapulae. Für die Darstellung der Rotatorenmanschette und der Bursa subacromialis bietet sich nun der Zugang durch den Musculus deltoideus an zwischen der Pars clavicularis und der Pars acromialis. In deren Tiefe, nur um Millimeter in die Muskulatur eingebaut, verläuft der von dorsal lateral den Oberarmkopf umgreifende Nervus axillaris mit wenigen Ästen in Begleitung der Äste der Arteria circumflexa humeri posterior, die sich beim Längsspalten der beiden Muskelkeile quer ausspannen. Unmittelbar darunter verläuft dann die Bursa subacromialis.

Operationsgebiet

Der anteriore transdeltoidale Zugang ermöglicht unter Darstellung des vorderen Akromionecks von anterolateral die Akromioplastik (Abb. 1), unter Darstellung des Ligamentum coracoacromiale mit dem Ast der Arteria thoracoacromialis und unter Freilegung der Bursa subacromialis die Ligamentresektion bzw. Refixation und die Bursektomie (Abb. 2), des Weiteren kann bei Präparation des AC-Gelenkes dessen Teilresektion oder Totalresektion (Abb. 3) vorgenommen werden. Gleichzeitig bietet der Zugang die Mobilisierung und Refixation inklusive Debridement der Musculus supraspinatus-Sehne an (Abb. 4).

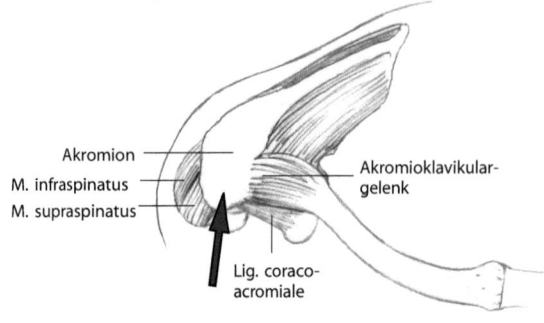

Abb. 1. Anteriorer, transdeltoidaler Zugang vorderes Akromioneck – Akromioplastik

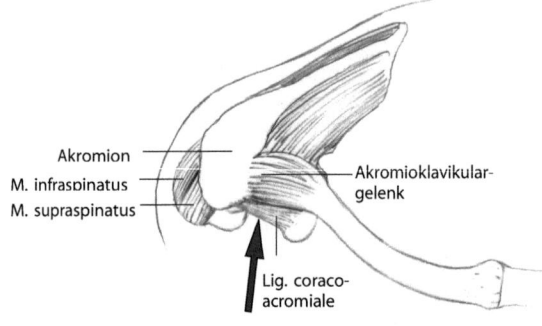

Abb. 2. Anteriorer, transdeltoidaler Zugang – Lig. coracoacromiale, Bursa subacromialis. Lig. Resektion/Refixation, Bursektomie

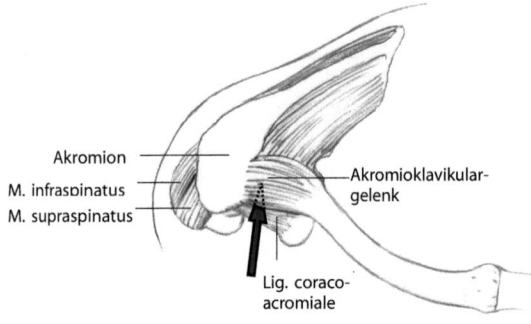

Abb. 3. Anteriorer, transdeltoidaler Zugang – AC-Gelenk. Teilresektion, Resektion

Unter drehenden Bewegungen kann nicht nur die Supraspinatussehne eingesehen werden, sondern auch die Infraspinatussehne (Abb. 5) und somit gelingt eine komplette Darstellung der Anatomie des subakromialen Raumes.

Lagerung und Schnittführung

Der Patient befindet sich in Beach-Chair-Position (Strandkorblagerung), so dass vor der Operation eine Arthroskopie durchgeführt und, falls erforderlich und gewünscht, auch die arthroskopische Operation vorgenommen werden kann. Zur Sondierung des Operationsgebietes empfiehlt sich

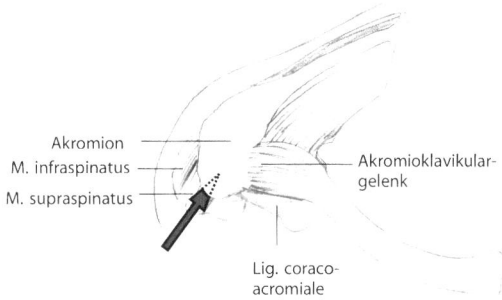

Abb. 4. Anteriorer, transdeltoidaler Zugang – M. supraspinatus. Mobilisierung, Refixation/Repair

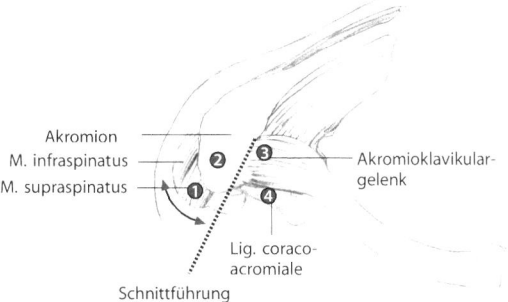

Abb. 5. Anteriorer, transdeltoidaler Zugang – OP-Situs und Schnittführung

die Betastung des Processus coracoideus sowie des lateralen Akromionecks, damit lässt sich auf der Haut das Ligamentum coracoacromiale einzeichnen. Die Schnittführung erfolgt nun etwa in einer Länge von 4 cm, beginnend in der Mitte des Ligamentum coracoacromiale nach distal.

Zugang

Nach dem Hautschnitt wird gleichzeitig die subkutane Fettschicht durchtrennt (Abb. 6) unter sorgfältiger Blutstillung. Anschließend können die Muskelfasern des Musculus deltoideus mit einer Schere stumpf in Faserrichtung auseinander gedrängt werden, unmittelbar danach stellt sich das Ligamentum coracoacromiale dar. Direkt distal dem Band, und auch unter dieses reichend, liegt die Bursa subacromialis, die reseziert wird. Damit erkennt man die Rotatorenmanschette, die dann unter rotierenden Bewegungen untersucht wird, bis schließlich der Defekt erkennbar wird.

Zur Öffnung der Inzision verwendet man ausschließlich zwei Roux-Haken, die das OP-Gebiet ausreichend genug offen halten.

Spezielle OP-Technik

Nach dem Hautschnitt, meist reichen vier Zentimeter aus, werden die Muskelfasern des Musculus deltoideus eingesehen und mit einer Schere betastet. Zwischen der Pars clavicularis und der Pars acromialis fühlt man eine kleine Delle. Hier ist die Trennbarkeit der Muskulatur am einfachsten. Beachtet werden sollte lediglich ein kleiner Ast des Nervus axillaris mit dem begleitenden Gefäß der Arteria circumflexa humeri posterior. Die Präparation sieht anschließend die Darstellung und Entfernung der Bursa subacromialis vor, wobei darauf geachtet werden muss, dass die Bursa nicht nur unterhalb des Ligamentum coracoacromiale liegt, sondern auch dieses nach kranial umfassend, so dass die Bursa mit der Schere unterhalb des Bandes dar-

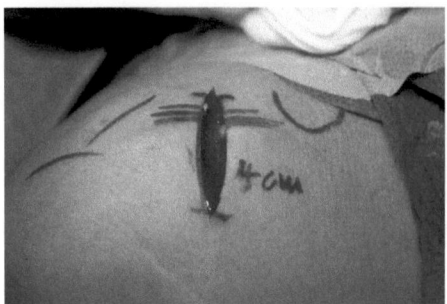

Abb. 6. Hautinzision 4 cm beim anterioren transdeltoidalen Zugang

gestellt und präpariert werden muss. Kommt es zu einer arteriellen Blutung, so hat man die Arteria thoracoacromialis, die auf dem Ligamentum coracoacromialis verläuft, verletzt. Es bedarf der Ligatur oder Koagulation.

Nach Entfernen der Bursa stellt sich der Vorderrand des Ligamentum coracoacromiale dar und man erkennt die Oberfläche der Rotatorenmanschette. Unter Verwendung eines einfachen Meißels kann nun das vordere Eck des Akromions unter einem Winkel von 45° entfernt werden. Dies ist mit oder ohne Ligamentum coracoacromiale möglich, die Entfernung eines schmalen Randes bietet sich an.

Unter Einlegen einer Redondrainage erfolgt ein schichtweiser Wundschluss, wobei lediglich die Faszie des Musculus deltoideus adaptiert wird, die Haut wird genäht. Bei arthrotischen Schultergelenken sollte die Faszie des Musculus deltoideus möglichst wasserdicht vernäht werden, da postoperative Ergussbildungen sonst zur Fistelbildung führen können.

Der anteriore transdeltoidale Zugang zum Subakromialraum ist ein einfacher chirurgischer Weg zur Darstellung der Rotatorenmanschette, wobei keine Deltoideusablösung notwendig ist, es kann die Akromioplastik und auch der Rotatorenrepair durchgeführt werden. Zusatzinzisionen sind möglich, bei rekonstruierenden Maßnahmen normalerweise nicht nötig.

OP-Technik bei Versorgung proximaler Oberarmfrakturen mit einem intramedullären Kraftträger

W. Attmanspacher, K. Thaler, B. Frosch, H.-W. Stedtfeld

Einleitung

Proximale Humerusfrakturen werden von Mills und Horne als „unsolved fractures" bezeichnet und stellen auch heute noch ein ungelöstes Problem in der Unfallchirurgie dar [10]. Bei der Therapie proximaler Humeruskopffrakturen sind grundsätzlich drei verschiedene Behandlungsformen denkbar. Nicht- oder nur gering dislozierte Frakturen werden konservativ behandelt, dislozierte Frakturen operativ-rekonstruktiv und hochgradig zertrümmerte Frakturen mit einer Humeruskopfprothese versorgt. Die Methoden der operativen Frakturfixation haben sich vielfach als sehr komplikationsträchtig erwiesen und die objektiven funktionellen Ergebnisse sind unter Anwendung von Scores enttäuschend geblieben. Bei Patienten mit guter Knochensubstanz haben die minimalinvasiven Techniken, die in einer Kombination von transkutan oder über den minimierten Deltoid-Split-Zugang eingebrachten (kanülierten) Schrauben, Spickdrähten und Cerclagendrähten bestehen, die besten Ergebnisse gezeigt. Diese Techniken scheinen aber bei alten Menschen häufiger zu versagen, sodass hier noch ein großer Problemlösungsbedarf besteht. Was ist das Besondere an den Humeruskopffrakturen der alten Menschen? Ohne Zweifel sind dies die Osteoporose und das verminderte Blutangebot für das Überleben der Fragmente des Humeruskopfes. Die Osteoporose schwächt nicht nur die Fixationswirkung von interfragmentären Schrauben, die Haltestabilität von Spickdrähten und verstärkt die Permeationstendenz von Cerclagendrähten, sondern sie verstärkt auch das primäre Schädigungsausmaß in Form von randständiger oder gar vollständiger zentraler Zertrümmerung der vier Hauptfragmente dieser Fraktur: des Kalottenfragmentes, der beiden Tuberkelfragmente und des oberen Schaftfragmentrandes. Gegenüber den Frakturformen jüngerer Patienten mit guter Knochenkonsistenz sind an den Fragmenträndern bei älteren Patienten meist Zusatzfragmente wechselnder Zahl und Größe zu finden. Diese bieten beim Versuch der interfragmentären Kompression keine effektive Abstützung der Fragmente gegeneinander. Es besteht die Gefahr eines sekundären Korrekturverlustes (Abb. 1). So sind bei älteren Patienten die minimal-invasiven, auf Schonung der Blutversorgung abzielenden und auf interfragmentärer Abstützung basierenden Techniken der Fragmentfixation häufig mit sekundären intolerablen Repositionsverlusten und einer raschen Implantatauslockerung behaftet. Auch Kalottennekrosen, Tuberkelausrisse oder -lysen und Collum-Pseudarthrosen häufen sich bei früher Wiederaufnahme der Bewegungstätigkeit des Schultergelenkes in diesem Patientenkollektiv.

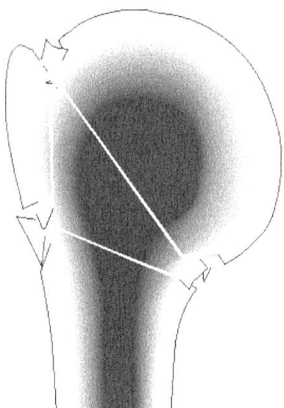

Abb. 1. Im Prinzip handelt es sich beim osteoporotischen Humeruskopf um einen gebrochenen Hohlkörper mit schwacher Wandung, desen Ränder fragmentiert sind und daher eine interfragmentäre Abstützung nicht mehr erlauben. Daher kommen selbst unter idealen Repositionsbedingungen für diese Frakturen minimalinvasive Techniken, die auf interfragmentärer Kompression beruhen (Kompressionsschrauben, Zuggurtungen, Cerclagen), nicht erfolgreich zum Einsatz

Grundprinzip der metaphysären Frakturheilung und des (intramedullären) Fixationskonzeptes

Für die ungestörte knöcherne Ausheilung metaphysärer Frakturen ist die Stabilität der Fragmentfixation – im Unterschied zur Situation an der Diaphyse – unverzichtbar. Hier kommt den endostalen Heilungsaktivitäten keine stabilisierende periostale Kallusmuffe zu Hilfe [14]. Anhaltende Stabilität bis zur knöchernen Vereinigung der Fragmente ist gefordert. Aus den zahllosen Erfahrungen der stabilen internen Frakturfixation kann für die metaphysären Frakturen gefolgert werden, dass die anhaltende Stabilität für die ungestörte Revaskularisierung und endostale knöcherne Vereinigung der Fragmente die mechanische Grundlage darstellt. Sie ist Grundlage der frühen Beübung des betroffenen Gelenkabschnittes, der ohne diese vernarben und einsteifen würde.

Grundkonzept ist nicht Kompression der Fragmente gegeneinander, sondern die Fixation der reponierten Fragmentposition und damit Stabilisation der anatomischen Gelenkkontur nach dem Stellschraubenprinzip. Ein solches Stellgerüst kann extramedullär (Platte) und intramedullär (Nagel) aufgebaut werden, die Stabilität nimmt mit der Anzahl der Schrauben zu.

Die zentrale Position eines intramedullären Stellgerüstes besitzt gegenüber einer winkelstabilen Plattenkonstruktion grundlegende Vorzüge. Über einen kürzeren Hebelarm nützt es den axialen Stabilisierungseffekt des Nagels im Markraum (Stab in Röhre). Ein zentraler Nagel kann als tragende Säule von räumlich – in verschiedene Richtungen – ausstrahlenden Stellschrauben einen größeren Bogenumfang abdecken und ist so geeignet, die vier zirkulär angeordneten Fragmente des Humeruskopfes (1. Kalotte dorsomedial, 2. Anteil des Tub. majus = Ansatz des M. infraspinatus und des M. teres minor dorsolateral, 3. Anteil des Tub. majus = Ansatz des M. supraspinatus kraniolateral und 4. Tub. minus = Ansatz des M. subscapularis ventral) zu erfassen und in Position zu halten (Abb. 2).

Die anterograde Nageleinbringung erfordert die Penetration der Bursa subacromialis und – sofern noch intakt – der Rotatorenmanschette. Dieser scheinbare Nachteil muss jedoch im Kontext der Frakturversorgung gesehen werden. Ein Zugang durch die Rotatorenmanschette ist häu-

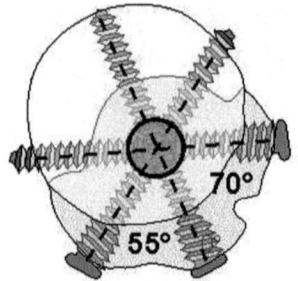

Abb. 2. Sternförmige Verteilung der Fixationsschrauben auf die Humeruskopfanteile aus kranial-kaudaler Sicht. Der Schraubenüberstand ist in dieser Grafik nur zur Verdeutlichung der Winkelverteilung belassen; tatsächlich bleiben die Schraubenenden unter der Kortikalis der Kalotte. Die Schrauben laufen durch gewindetragende Nagellöcher und sind dadurch gleit- und winkelstabil. Die von den Schrauben erfassten Humeruskopfelemente sind gegenüber dem Nagel als zentralem Kraftträger nach dem Stellschraubenprinzip fixiert

fig bei dislozierten 3- und 4-Segmentfrakturen zur Fragmentreposition über einen schonenden transdeltoidalen Zugang notwendig; zweitens ist die Rotatorenmanschette bei einem geringen Teil der dislozierten 3- und 4-Segmentfrakturen selbst gerissen und sollte möglichst rekonstruiert werden; drittens ist – schonender Umgang mit Bursa und Manschette und eine tatsächlich erreichte Übungsstabilität vorausgesetzt – der Präparationsschaden schnell wieder ausgeheilt.

In älteren Operationsanleitungen zur anterograden Verriegelungsnagelung wird durchweg der Sulcus zwischen dem kraniolateralen Anteil des Tub. majus und der Humeruskopfkalotte angegeben, erst in letzter Zeit setzt sich die Erkenntnis durch, dass der Sulcus gleichzeitig eine anatomische Grenzlinie zwischen den Hauptfragmenten darstellt und somit als Eingangsbereich ungeeignet ist. Diese Eingangsstelle kann einen Sprengeffekt implizieren, der sich während der Einbringung eines zur Seite hin gebogenen Nagels auf den geschädigten Humeruskopf auswirken und zu zusätzlicher Fragmentbildung und -dislokation führen kann. Andererseits hat ein gerader Nagel den Vorteil, dass er sich – am Apex der Kalotte eingebracht – selbst an der Stabilisierung des Kalottenfragmentes beteiligt. In neueren Operationslehren wird der Zugang am Apex des Humeruskopfes aus den Überlegungen heraus bevorzugt [5]. Schließt sich nämlich um das obere Ende eines Nagels ein intakter knöcherner Ring des Kalot-

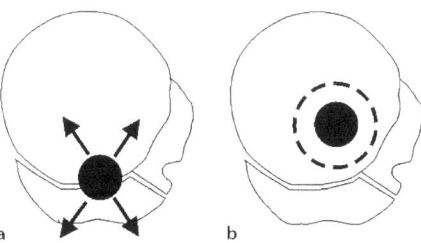

Abb. 3. Der Eintritt eines gebogenen Nagels im Sulcus zwischen Kalotte und Tub. majus (**a**) kann sprengend auf die vorgeschädigte Humeruskopfstruktur wirken. Dagegen wird durch den Eintritt eines geraden Nagels am Apex der Kalotte (**b**) ein knöcherner Ring geschaffen, der sich um das proximale Nagelende legt und so die Kalotte gegen Rückverkippung stabilisiert

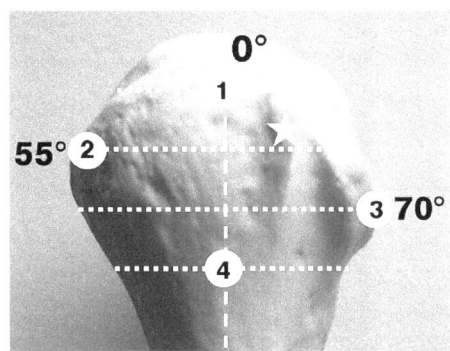

Abb. 4. Bei der Winkeleinstellung der posterolateralen und anterioren Fixationsschraube mit 55° und 70° gegenüber der 0°-Ebene liegt der Sulcus bicipitis weitestgehend außerhalb der Gefahrenzone (Bohrerverletzung der Sehne!). Zur Festlegung der 0°-Ebene kann man sich sehr gut an der lateralen Kante des oberen Sulcusbereiches palpierend orientieren (ca. 1 cm weiter nach dorsal)

tenfragmentes, kann dieses danach nicht mehr zur Seite abkippen (Abb. 3). Der Nagel gewinnt als Kraftträger für die Stabilisation des Kalottenfragmentes große Bedeutung.

Die Fixationsschrauben sollen als Stellschrauben die Position der Fragmente aufrechterhalten. Das Kalottenfragment wird am besten von mehreren divergierenden Schrauben erfasst, sodass es dreidimensional gegen Verkippung und Rotation abgestützt wird. Als besondere Fixationstechnik sorgt im Nagel ein Gewinde für eine stabile Fixationsdistanz und einen kurzen Fixationshebel. Die räumlich divergierenden Fixationsschrauben haben Stellfunktion für das Kalottenfragment und die Tuberkelfragmente. Für diese Funktion erweitert sich im Kopfbereich das Schraubengewinde. Mit diesem Gewinde werden die Schrauben in den Tuberkula verankert – eine ausreichende Strukturfestigkeit derselben vorausgesetzt. Ist diese nicht gegeben und das entsprechende Tuberkel in sich mehrfach gebrochen empfiehlt sich die Verwendung eines „Zacken"-Washer. Alternativ kann man eine Zuggurtung der multifragmentierten Tubercula anlegen. Bei der Zuggurtung findet der erste Teflonfaden (Fibre Wire®) Anwendung. Die Zuggurtungen werden um die Schraube am Tuberculum minus geführt und so übungsstabil verankert.

In Leichenuntersuchungen fanden wir ausgehend von einer durch den Supraspinatusansatz und die Mitte der Kalotte laufenden „Nullebene" (entspricht der „Glenoid Center Line" [9]) die Ebene für die Erfassung des Infraspinatus- und Teresansatzbereiches um 55° nach dorsolateral und die Ebene für die Erfassung des Subscapularisansatzbereiches um 70° nach ventral versetzt. Mit dieser Winkelverteilung der Eingangsebenen für die Stellschrauben ist eine gewisse Positionierungstoleranz gegeben, die bei der zu erwartenden Ungenauigkeit der Ebenendefinition durch den Operator mit hoher Wahrscheinlichkeit den Verlauf der langen Bizepssehne vor Beschädigungen durch Bohrer und Schrauben schützt, vorausgesetzt, der Nagel wird in einer geschätzten Retroversion von 30 Grad zur Neutralen eingebracht und fixiert (Abb. 4).

Die metaphysäre Frakturheilungsruhe wird durch eine in der Zone des Collum chirurgicum eingebrachte Verriegelung, die wir als Transfixation bezeichnen, gegen Rotation und Seitenschwingung frakturnahe gesichert.

Operationstechnik

Die Operation erfolgt in Beach-Chair-Lagerung. Die Schulter ist frei beweglich gelagert und kann radiologisch in 2 senkrecht zueinander stehenden Ebenen dargestellt werden. Als Zugang wählen wir den Deltasplitt-Zugang. Nach Darstellung der Bursa subacromialis wird diese eröffnet und anschließend mittels eines Steinmann-Nagel oder Elevatorium die Fraktur reponiert. Anschließend Längsspaltung der Rotatorenmanschette und Einbringen des Tellerspießes am Apex des Humeruskopfes. Liegt dieser ra-

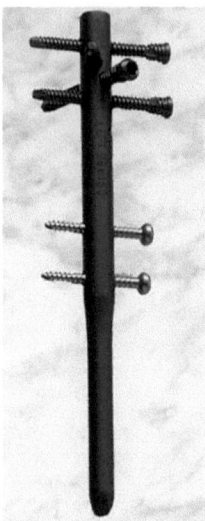

Abb. 5. Proximaler Humerusnagel (TARGON PH) mit 4 optionalen Fixationsschrauben (oben) und 2 Transfixationsschrauben (Mitte). Zwischen beiden Schraubengruppen liegt eine N.-axillaris-Schonungszone

diologisch kontrolliert korrekt, erfolgt Einbringen der Hohlfräse und anschließendes Vorschieben des Nagels. Die Einsenktiefe des Nagels unter das Knorpelniveau, gemessen mit einer Tiefenmeßlatte, sollte 3–4 mm nicht überschreiten, um die Kalottenstabilisierung durch das obere Nagelende sicherzustellen. Mit dem Zielaufsatz lassen sich die Fixationsschrauben 1 und 4 und die beiden Transfixationsschrauben einbringen. Um die Fixationsschrauben in den Nagel und die Kalotte einbringen zu können, muss zunächst mit einem 4,5 mm-Zentrierbohrer der Gleitkanal durch die Tuberkelwand hindurch bis zum Nagel angelegt werden. Dies geschieht unter Verwendung einer zweiteiligen Gewebeschutzhülse, deren einer Teil als Auflaufbremse für den Zentrierbohrer wirkt. Hierdurch wird die Verletzung des Nagelinnengewindes verhindert. Die Kalotte wird sodann mit einem 3,5 mm-Bohrer erreicht, jedoch nicht perforiert.

Neben den zwei obligatorischen Kalottenschrauben ist häufig die Verwendung einer dorsolateralen respektive ventralen Fixationsschraube erforderlich. Diese wird durch einen aufgeschraubten Zielaufsatz eingebracht.

Abschließend wird die untere Frakturzone des Collum chirurgicum mit einer oder zwei Transfixationsschrauben (je nach Osteoporose-grad) ruhiggestellt (Abb. 6). Auf eine Redon-Drainage wird verzichtet, da diese die Synovialmembran als Fremdkörper irritieren würde.

Ab dem 2. oder 3. postoperativen Tag (nach Beendigung der Entzündungsphase) wird mit der intensiven aktiven, selbstassistierten Bewegungsübung begonnen (Abb. 7), um Verklebungen der subakromialen Bursablätter und der intraartikulären synovialen Grenzzonen zu verhindern.

Erste Ergebnisse mit eigenem Krankengut

In der Zeit von Februar 2000 bis August 2001 wurden in der Klinik für Unfallchirurgie des Klinikums Nürnberg 95 Patienten mit dem neuen Nagelsystem versorgt. Es handelte sich dabei um 70 weibliche und 25 männliche Patienten. Das Durchschnittsalter betrug bei den weiblichen Patienten 72,6 Jahre und bei den männlichen 61,9 Jahre. Alle erreichbaren Patienten wurden nachuntersucht nach 3, 6 und 12 Monaten. Anlässlich einer jeden Nachuntersuchung wurde der Constant-Score erhoben, der die Parameter Schmerz (max. 15 Pkt.), Aktivitäten des täglichen Lebens (max. 20 Pkt.), Bewegungsausmaß (max. 40 Pkt.) und Kraft (max. 25 Pkt.) berücksichtigt [2, 3]. Die Schulter wurde im a.p.- und – wenn möglich – im axialen Strahlengang geröntgt (alternativ: y-Aufnahme). Zusätzlich wurde jeweils die Funktion der betroffenen Schulter fotographisch und dynamisch mittels Video dokumentiert.

75% der Patienten beteiligten sich voll an der Nachuntersuchung. Der Rest ging dem 12-monatigen Beobachtungsprogramm verloren. Allerdings konnten wir bei 3 Patienten wenigstens eine Nachuntersuchung nach 3 Monaten und bei 3 weiteren Patienten Nachuntersuchungen nach 3 und 6 Monaten vornehmen.

Die Gesamtmenge aller Untersuchungen ergab die folgenden Erstergebnisse:

Beobachtungs-zeitraum	Zahl der Patienten	Mittlerer Constant-Score	min. – max. Abweichung
3 Monate	45	60,8 Pkt.	(22–89 Pkt.)
6 Monate	34	71,4 Pkt.	(33–96 Pkt.)
12 Monate	14	85,7 Pkt.	(44–100 Pkt.)

In Anbetracht der zu erwartenden verminderten Kraft- und Bewegungsleistung der Schulter mit

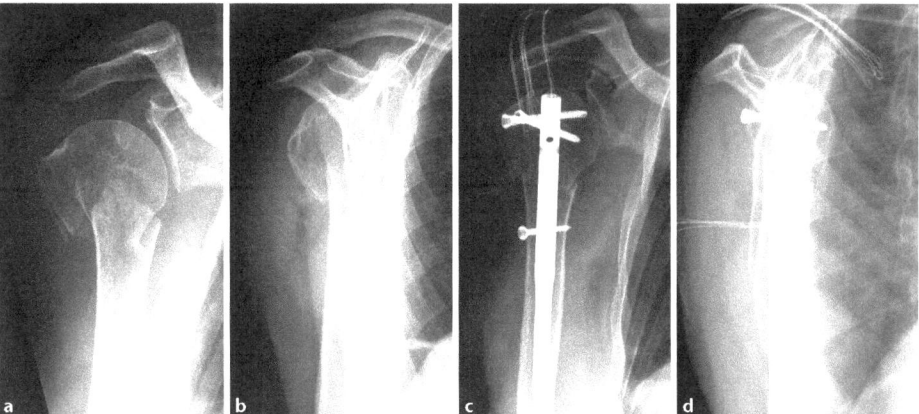

Abb. 6. Radiologisches Ergebnis eines proximalen Humerusnagels (TARGON PH)

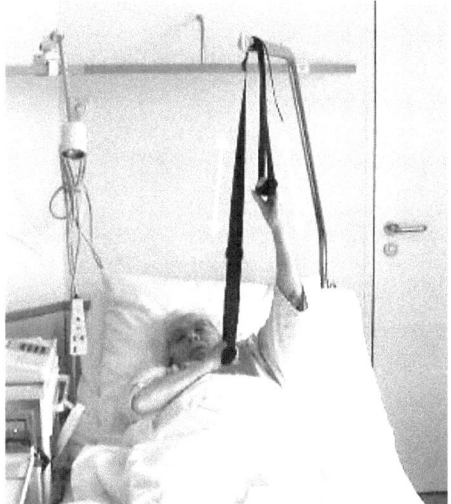

Abb. 7. Aktive, selbstassistierte Bewegungsübung mit Hilfe eines Übungsbandes, das über den Bettholm gelegt wird

zunehmendem Alter haben wir es für sinnvoll gehalten, grundsätzlich den ermittelten Constant-Score der betroffenen (= operierten) Seite in ein prozentuales Verhältnis zur nichtbetroffenen (= unverletzten und nicht voroperierten) Gegenseite zu setzen. Daraus ergaben sich die folgenden Beziehungen:

Beobachtungszeitraum	Zahl der Patienten	Durchschnittl. Relation zur Gegenseite	mittlerer Constant-Score
3 Monate	45	76,6%	60,8 Pkt.
6 Monate	34	83,0%	71,4 Pkt.
12 Monate	14	91,3%	85,7 Pkt.

Komplikationen sind bei 16% unseres Krankengutes aufgetreten. Viermal kam es zum Kollaps der Kalotte, weil trotz hochgradig osteoporotisch veränderter Knochenstruktur nur zwei in einer Ebene angeordnete Fixationsschrauben verwendet wurden. Je einmal kam es zum Infekt und zur Ausbildung einer Pseudarthrose. In all diesen Fällen wurde sekundär ein hemiprothetischer Ersatz des Humeruskopfes vorgenommen. Eine Fistelbildung konnte durch Gewebeexzision bis an die Nahtreihe des M. deltoideus heran saniert werden. Die meisten Schwierigkeiten stellten sich aufgrund einer zu großzügigen Bemessung der Schraubenlänge und durch Überstand des Nagels nach kranial ein: dies führte in 6 Fällen zu einer nichtintendierten, arthroskopisch unterstützten kompletten und in 2 weiteren Fällen zu einer partiellen Implantatentfernung.

Diskussion

Minimalinvasive Techniken der Frakturfixation am proximalen Humerus haben einen deutlichen Fortschritt gebracht [7, 13]. Allerdings deuten die veröffentlichten Daten der mit diesen Methoden behandelten Patienten darauf hin, dass sich mit höherem Alter gehäuft Komplikationen einstellen, die nur im Zusammenhang mit Schwäche oder gar Versagen des Verfahrens unter der Bedingung einer fortgeschrittenen Osteoporose zu interpretieren sind [7, 11]. Aus diesem Grunde wird nach effektiveren Methoden gesucht, um länger anhaltend einen höheren Grad an Frakturstabilität zu gewährleisten. Dabei wird teilweise eine Ausweitung der Freipräparation des Humeruskopfes inkauf genommen wie zum Beispiel bei der Frakturfixation mittels einer winkelstabilen und damit als Fixateur interne wirkenden Platte über den anterioren deltoideo-pektoralen Zugang.

Der weniger invasive hochlaterale Deltoid-Split-Zugang [6] erlaubt die halboffene Reposition der dislozierten Humeruskopfkomponenten. Darüber hinaus macht er den Blick frei auf die teilweise vorgeschädigte, teilweise mitverletzte Rotatorenmanschette und erlaubt deren Rekonstruktion unter Sicht. Über diesen Zugang lässt sich bei notwendiger intraoperativer Entscheidung gegen die Rekonstruktion und für den Ersatz des Humeruskopfes auch eine Humeruskopfprothese implantieren. Die zumindest randständig zusatzfragmentierten Tubercula lassen sich mit Einzinker-Haken und Haltefäden erfassen, reponieren und retinieren.

Die Fixation des Kalottenfragmentes mit zwei einander ergänzenden Techniken, dem abkippungsverhindernden „Aufhängen" an der Nagelspitze und der dreh- und verschiebestabilen dreidimensionalen Stellfixation mit kurzen Hebelarmen am proximalen Nagelschaft, ist erreichbar, wenn die Nageleintrittsstelle auf der Kalotte richtig gewählt wurde. Die Einbeziehung der Tubercula in dieses Stellschraubenkonstrukt ist möglich, wenn die zentralen Tuberkelportionen noch kompakt und stabil sind. Dies ist bei den dislozierten 3- und 4-Segmentfrakturen allerdings oft nicht der Fall. In diesem Fall sind wir dazu übergegangen, den Halteeffekt der Schrauben durch Entlastungsnähte zu ergänzen, die den sehnigen Anteil des anhängenden Muskels erfassen und über den Schraubenkopf zu fixieren. Das Konzept der Beruhigung der subkapitalen Frakturzone durch Transfixationsschrauben am oberen Ende des Humerusschaftfragmentes geht davon aus, dass eine verbleibende Dreh- und Kippinstabilität die Knochenheilung gefährdet.

Die iatrogene Schädigung der Bursa subacromialis und der Rotatorenmanschette tritt vielfach als Nachteil der Methode hervor [4, 12]. Setzt man eine behutsame operationstechnische Behandlung derselben voraus, sprechen diese Sorgen aber nicht zwingend gegen das antegrade Nagelverfahren [8]. Die Wahl der richtigen, atraumatisierten Wundhaken, die Längsinzision der Rotatorenmanschette im Faserverlauf des Supraspinatusansatzes nach Reposition über der zu erwartenden Nageleintrittsstelle sowie eine schonende Nahttechnik der Rotatorenmanschette führen zu einer geringen Traumatisierung diesen sensiblen Areals. So fanden wir bei Komplikationsfällen, in denen wir wegen zu weit in den glenohumeralen Gelenkraum vorgedrehter Schrauben revidieren mussten, reizlose, glatte synovial ausgekleidete Bursen ohne wesentlichen Spuren der vorausgegangenen Operation und mit intakter verheilter Rotatorenmanschette.

Bei einigen Patienten waren Teile der Rotatorenmanschette bereits primär zusammen mit den dislozierten Tubercula auseinandergerissen. Auch finden sich ältere Rotatorenmanschettendefekte in unserem Patientenkollektiv. In beiden Fällen liegt der antegrade Zugang zur Humeruskopfkalotte direkt unter dem Deltamuskel frei und bedeutet daher kein Zusatzrisiko.

Die Hauptgefahr der Methode stellt der Kollaps der Kalotte dar. Dies bedeutet den Methodenwechsel auf die Hemiprothese. Die Behandlungsergebnisse der sekundären Prothesenimplantation nach vorausgegangener Prothesenimplantation sind schlecht [1]. In unserem Krankengut war diese Komplikation jeweils mit einer Unterschätzung der Fixationsbedürftigkeit der osteoporotisch veränderten Kalotte, d. h. mit der Vernachlässigung der Option einer dreidimensionalen Schraubenanordnung begründet. Es empfiehlt sich aus dieser Erfahrung, bei starker Osteoporose stets von allen Fixationsschraubenoptionen Gebrauch zu machen und damit die auf das System wirkenden Kräfte auf möglichst viele Kontaktpunkte zu verteilen. Die Nachuntersuchungsergebnisse dieser Patienten bestätigen die schlechten Resultate vorausgehender Untersuchungen.

Die häufigste Ursache in unserem Krankengut für Revisionen sind Fehlpositionierung der Fixationsschrauben mit Protrusion der Schraubenspitze ins Gelenk. Der Schraubenüberstand ist schmerzhaft, behindert die Rehabilitation und führt zur progredienten Zerstörung des Glenoidknorpels und zur Synovitis der Gelenkkapsel. Es ist daher erforderlich, die Schraubenlänge sorgfältig zu bestimmen und sehr genau

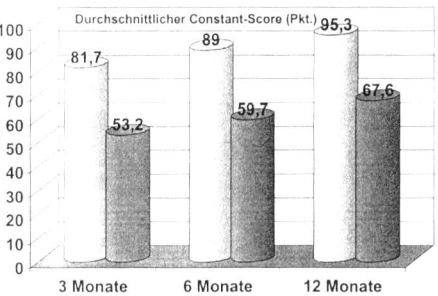

Abb. 8. Die Komplikationen (ausgenommen die Fälle mit Wechsel zur Humeruskopfprothese) führen zu einem deutlich schlechteren Ergebnis. Andererseits kommt das Ergebnis der komplikationsfreien Fälle (reiner Constant-Score in Pkt.!) einer nahezu vollständigen Wiederherstellung der freien Funktion gleich

mit dem Bildwandler in mehreren Ebenen zu kontrollieren. Auch in der postoperativen Phase können Schmerzen und ein Sistieren des Bewegungsfortschritts auf zu lange Schrauben zurückzuführen sein.

Die Humeruskopfnekrose gilt bei den artikulären Frakturen als mögliches Schreckensgespenst. Diese haben wir bislang nur in einem Fall beobachtet und sie verlief bislang asymptomatisch. Ein Implantatversagen fanden wir in keinem Fall. Die grafische Darstellung der Entwicklung des Constant-Scores im Laufe der einjährigen Beobachtung – getrennt nach Fällen ohne und mit den aufgeführten Komplikationen – zeigt, dass bei Vermeidung von Komplikationen wie bei 85% unserer nachbeobachteten Patienten eine nahezu Komplettwiederherstellung der Schulterfunktion mit dieser Fixationsmethode erreichbar ist (Abb. 8). Des Weiteren zeigt sich eine deutliche Steigerung im Score zwischen der 3 Monats- und der Jahreskontrolle [14].

Schlussfolgerung

Wie immer, wenn erste Erfahrungen mit einem neuen Implantat gesammelt werden, bleibt der Wert des Implantates erst einmal hypothetisch, solange dieses nicht der längerfristigen klinischen Prüfung unterzogen wurde. Diese impliziert eine größere Zahl von Anwendungen durch eine größere Zahl von erfahrenen Anwendern. Deren erste Urteile sind positiv, es bleibt jedoch abzuwarten inwieweit mittel- und langfristige Ergebnisse überzeugen können.

Literatur

1. Attmanspacher W, Dittrich V, Stübinger A, Stedtfeld H-W (1998) Mittelfristige Ergebnisse der Hemialloarthroplastik bei Frakturen des proximalen Humerus. In: Rahmanzadeh R, Voigt C, Trabhardt S (eds) Unfall-Chirurgie. Einhorn-Presse, Reinbek, S 307–316
2. Constant CR, Murley AHG (1987) A clinical method of functional assessment of the shoulder. Clin Orthop 214:160–164
3. Constant CR (1991) Schulterfunktionsbeurteilung. Orthopäde 20:289–294
4. Ingman AM, Waters DA (1994) Locked intramedullary nailing of humeral shaft fractures. Implant design, surgical technique, and clinical results. J Bone Joint Surg (Br) 76:23–29
5. Jerosch J, Attmanspacher W (2000) Standardoperationen in Orthopädie und Unfallchirurgie. Steinkopff-Verlag Darmstadt
6. Kessel L (1982) Clinical disorders of the shoulder. Churchill Livingstone, Edinburgh London Melbourne New York, pp 67–68
7. Lill H, Korner J, Glasmacher S, Hepp P, Just A, Verheyden P, Josten C (2001) Crossed screw osteosynthesis of proximal humerus fractures. Unfallchirurg 104:852–859
8. Marty B, Käch K, Friedl HP, Trentz O (1994) Die Marknagelung der Humerusschaftfraktur. Unfallchirurg 97:424–429
9. Matsen FA III, Thomas SC, Rockwood CA Jr, Wirth MA (1998) Glenohumeral instability. In: Rockwood CA Jr, Matsen III FA, Wirth MA, Harryman II DT (eds) The shoulder, Vol 2. WB Saunders Co, pp 611–754
10. Mills H, Horne G (1985) Fracture of the proximal humerus in adults. J Trauma 25:801–905
11. Resch H, Povacz P, Fröhlich R, Wambacher M (1997) Percutaneous fixation of three- and four-part fractures of the proximal humerus. J Bone Joint Surg (Br) 79:295–300
12. Rommens RM, Verbruggen J, Broos PL (1995) Retrograde Verriegelungsnagelung der Humerusschaftfraktur. Unfallchirurg 98:133–138
13. Siebler G, Walz H, Kuner EH (1989) Minimalosteosynthese von Humeruskopffrakturen – Indikation, Technik, Ergebnisse. Unfallchirurg 92:169–174
14. Stedtfeld H-W, Attmanspacher W, Thaler K, Frosch B (2002) Fixation von Humeruskopffrakturen mit anterograder Marknagelung. Zentralblatt Chirurgie (im Druck)

Intramedulläre Stabilisierung proximaler Humerusfrakturen nach Kapandji

F. Gohlke, D. Böhm, A. Werner

Einleitung

Das operative Spektrum bei proximalen Humerusfrakturen reicht von minimal invasiven Techniken bis zur primären Prothesenversorgung. Zentrale Bedeutung kommt dabei einer erhaltenen Blutversorgung des Humeruskopfes und knöchernen Heilung der Metaphyse zu, während mäßige Restdeformierungen im glenohumeralen Gelenk funktionell toleriert werden können [25]. Hohe Raten avaskulärer Humeruskopfnekrosen im Zusammenhang mit klassischen Osteosyntheseverfahren [14] haben dazu geführt, dass heute bevorzugt minimal-invasive OP-Techniken zur Anwendung kommen. Während 2- und 3-Fragmentfrakturen meist osteosynthetisch versorgt werden können, wird bei dislozierten 4-Fragmentfrakturen, zumindest beim älteren Menschen, zunehmend die primäre Prothesenversorgung diskutiert [4, 8].

Innerhalb des Spektrums der minimal-invasiven Osteosynthesetechniken [2, 3, 6, 9, 16, 19, 24, 26] lässt sich durch perkutane Draht- oder Schraubenosteosynthesen als auch durch frakturfern eingebrachte intramedulläre Drähte oder Nägel das Risiko iatrogener Beeinträchtigung von Durchblutung und Weichteilen nochmals reduzieren. An der Orthopädischen Universitätsklinik Würzburg werden seit 1995 dislozierte oder instabile proximale Humerusfrakturen durch eine intramedulläre Kirschnerdraht-Osteosynthese bei geschlossener Reposition versorgt. Die Methode wurde vom Senior-Autor

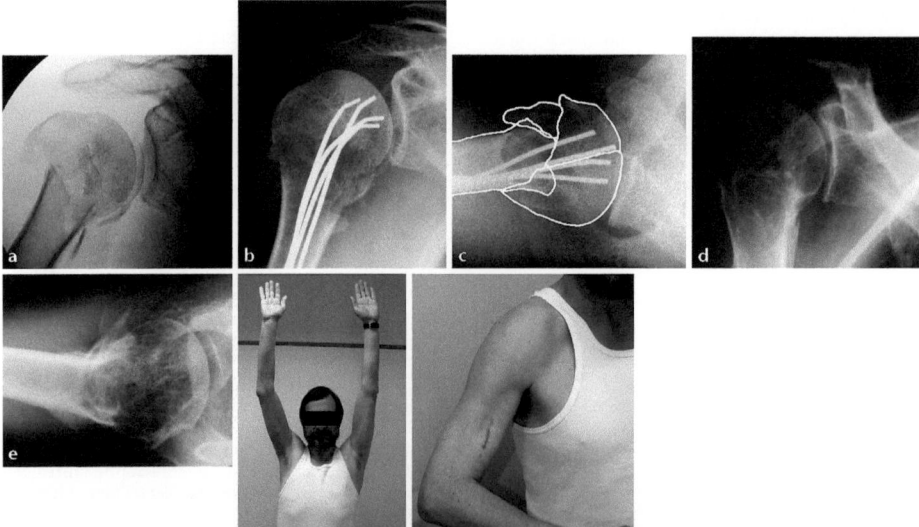

Abb. 1. 52 Jahre alter Mann mit sog. Head-Split-Fraktur unter Ausbildung von 4 Fragmenten, die mittels Kapandji-Draht-Technik versorgt wurde (**a–c**). **d–g**: Zustand 1 Jahr postoperativ (klinischer und röntgenologischer Befund)

(F. G.) anlässlich eines SOFCOT-Stipendiums in Toulouse (Prof. M. Mansat) kennengelernt und von diesem in Würzburg zur Versorgung von proximalen Humerusfrakturen eingeführt. Aufgrund der positiven Erfahrungen mit dieser Methode wurde die Indikation zum kopferhaltenden Vorgehen auch bei komplexen Frakturen im höheren Lebensalter immer häufiger gestellt.

Operative Technik
(modifiziert nach Bellumore et al.)

Der Eingriff wird bevorzugt in halbliegender Position unter der Kontrolle des eingeneigten Röntgenbildwandlers durchgeführt. Der Strahlengang sollte annähernd in der Glenoidebene verlaufen, um eine sichere Position der Drähte in der subchondralen Spongiosa des Humeruskopfes zu erreichen und die Perforation der Drahtenden in das Gelenk bei schlechter Knochenqualität (Abb. 2) zu vermeiden.

Unmittelbar distal und ventral der Tuberositas deltoidei wird ein ca. 4 cm langer vertikal verlaufender Hautschnitt gesetzt und die an dieser Stelle dünne Muskelschicht längs gespalten und mit dem Periost abgeschoben. Zunächst wird die ventrale Diaphyse mit einem 2,7 mm Bohrer kleeblattförmig in 90°-Richtung eröffnet und mit Bohrern aufsteigender Größe (bis 4,5 mm) erweitert. Dabei sollte die Richtung dann ca. 45° zur Schaftachse nach kranial hin geneigt sein. Mit dem Luer und einer 6,5 mm Kugelfräse wird diese Eröffnung leicht vergrößert. Diese Art der Eröffnung der Kortikalis erleichtert unserer Erfahrung nach die Einführung von mehr als drei Drähten und führt zur besseren Verklemmung derselben.

Nach erfolgter Reposition unter BV-Kontrolle werden nun drei bis fünf Standard-K-Drähte (Stärke 1,8–2,2 mm der Fa. Aesculap) je nach Knochenqualität, wobei die stärkeren Drähte eher bei jüngeren Patienten mit guter Knochenqualität verwendet werden sollten, mit einem T-Handgriff zunächst bis an die unterste Frakturlinie, dann ebenfalls unter BV-Kontrolle vorsichtig bis in die subchondrale Zone des Humeruskopfes vorgeschoben (s. Abb. 3).

Die an einem Ende abgeflachten Drähte werden primär am stumpfen Ende ca. 20–30° abgewinkelt und bis zur Hälfte um ca. 45° vorgebogen, um eine gute Aufspreizung im Kopffragment mit entsprechender Rotationsstabilität zu ermöglichen. Idealerweise sollten mindestens drei, besser vier Drähte das Kopffragment fixieren (Abb. 2). Die ursprünglich von Bellumore et al. [1] vorgeschlagene Platzierung in den frakturierten Tubercula wurde aufgegeben, da sich hiermit unter dem Bildwandler eher eine Dislokation der Tubercula bzw. eine Perforation der dünnen Kortikalis beobachten ließ. Die Abflachung der Drähte und die Vorspannung ermöglichen es in der Regel, nach Platzierung des Drahtes in einem Fragment, dieses zu rotieren bzw. zu reponieren.

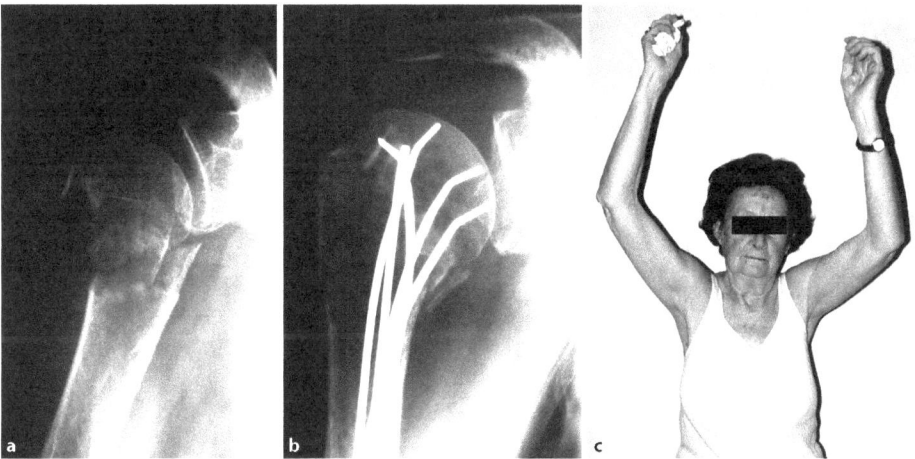

Abb. 2. Versorgung einer instabilen proximalen Humerusfraktur bei einer 86-jährigen Frau mit hochgradiger Osteoporose. Rö-Befund 6 Wochen postoperativ und funktionelles Ergebnis nach 2 Jahren

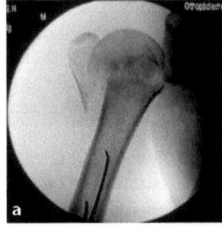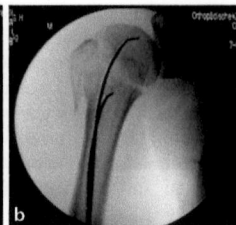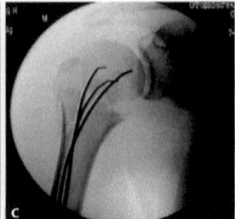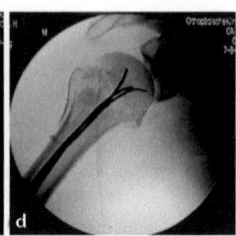

Abb. 3. Versorgung einer Valgus-impaktierten 4-Fragmentfraktur bei einem 62-jährigen Mann. Rö-BW-Serie zur Illustration der Operationsschritte. **a** Vorschieben der vorgebogenen Drähte bis zur Frakturzone. **b** Anheben der Kopfkalotte mit dem ersten Draht, dessen Lage unter Rotation des Armes in 2 Ebenen überprüft wird. **c** Nachschieben der restlichen Drähte. **d** Kontrolle in der axialen Ebene und gegebenenfalls Umsetzen bzw. Zurückziehen einzelner Drähte. Eine leichte Überkorrektur ist bei guter Knochenqualität günstig, da innerhalb der ersten 6 Wochen ein leichtes Einsinken der Kalotte in Varus-Position häufiger beobachtet wird. Bei starker Osteoporose ist dies jedoch unbedingt zu vermeiden, um einer Perforation der Drahtenden durch die subchondrale Schicht in der Nachbehandlungsphase vorzubeugen.

Bei einer Spaltung der Gelenkfläche des Humeruskopfes (Head-Split-Fraktur) ist ein gezieltes Anheben und Unterstützen der eingesunkenen Areale unter Bildwandlerkontrolle (Abb. 1) möglich.

In unserem Krankengut wurde die Valgusimpaktierung der Kopfkalotte durch das Vorschieben der Drähte von distal reponiert (s. Abb. 3). Eine zusätzliche Spongiosaunterfütterung erfolgte nicht.

Eigene Erfahrungen mit der Kapandji-Draht-Stabilisierung am proximalen Humerus

Von März 1995 bis Juni 2000 wurden am König-Ludwig-Haus Würzburg, Orthopädische Klinik der Universität Würzburg, 29 Patienten mit dislozierten proximalen Humerusfrakturen mittels intramedullärer K-Drahtosteosynthese von dem Senior-Autor versorgt. Die Ergebnisse dieser ersten Serie wurden 2002 von Werner et al. vorgestellt. Zwischenzeitlich überblicken wir die Versorgung von 34 proximalen Humerusfrakturen mit dieser Methode.

Das Zeitintervall zwischen Trauma und operativer Versorgung betrug für die bis zum Jahr 2001 nachuntersuchten Fälle im Mittel 4,6 Tage (1–14 Tage). Die Nachbehandlung erfolgte im Gilchrist-Verband für zwei Wochen mit gleichzeitiger passiver KG, meist ab der 2. postop. Woche in Abhängigkeit von der Stabilität und dem Röntgenbefund zunehmend aktiv-assistiert. Röntgenkontrollen erfolgten nach 3, 7 und 14 Tagen sowie vor geplanter Materialentfernung. Diese wurde im Schnitt nach 6 Wochen (42–52 Tage) durchgeführt. Da die Drahtenden subkutan belassen werden, ist eine Entfernung in Regional- oder sogar Lokalanästhesie problemlos möglich. Eine weitere Kontrollaufnahme erfolgte 12 Wochen nach der Erstversorgung.

Um eine Aussage über das Auftreten einer Humeruskopfnekrose machen zu können, wurden alle Patienten mit einem Beobachtungszeitraum von mehr als 24 Monaten nachuntersucht. Von 17 Patienten, die vor 6/98 operiert worden waren, wurden 14 Patienten (9 Frauen, 5 Männer) mit einer mittleren Nachbeobachtungszeit von 36,4 Monaten (24–55 Monate) klinisch und radiologisch nachuntersucht. Zwei Patientinnen waren zwischenzeitlich verstorben, eine Patientin wohnt im Ausland und konnte nicht zur Nachuntersuchung einbestellt werden.

Die Patienten waren zum Zeitpunkt des Traumas im Durchschnitt 56 Jahre alt (24–81 J.). Es handelte sich um drei 2-Fragment- (mit subcapitaler Trümmerzone), vier 3-Fragment- und sieben 4-Fragmentfrakturen, entsprechend der Neer-Klassifikation [17]. Die Indikation zur operativen Versorgung der Frakturen wurde aufgrund einer Fragmentinstabilität und/oder signifikanter Dislokation gestellt.

Zur Anwendung bei der klinischen Auswertung kam der Constant-Score [7], zusätzlich wurden Röntgenaufnahmen a.p. und im axialen Strahlengang durchgeführt, ggf. auch eine sog. „Y-Aufnahme".

Ergebnisse

Nach einer mittleren Nachbeobachtungsdauer von 36,4 Monaten (24–55 Monate) erzielten unsere Patienten einen mittleren Constant-Score von 70 Punkten (31–86). Alterskorreliert entsprach dies einem Durchschnitts-Score von 87,3% und somit einem sehr guten Ergebnis. Eine Patientin mit einer avaskulären Nekrose erreichte lediglich 31 Punkte.

Allgemein gaben die Patienten keine bis lediglich geringe Schmerzen an.

13 von 14 Patienten konnten Arbeiten mindestens bis in Scheitelhöhe durchführen. Lediglich 1 Patientin konnte den Arm maximal bis Nackenhöhe gebrauchen.

Der mittlere Constant-Score für den Bereich Schmerz und ADL betrug 28 von 35 Punkten (17–35).

Die Beweglichkeit für die Elevation betrug im Mittel 156° (90–180°) respektive für die Außenrotation 47° (0–90°). Im Constant-Score wurden im Mittel 33 von 40 Punkten (12–40) erreicht.

Außer bei einer Patientin mit begleitendem großem Rotatorenmanschetten-Defekt wurden keine signifikanten Differenzen zwischen verletzter und unverletzter Seite bei der Kraftmessung nachgewiesen. Erwartungsgemäß wurden hier im Constant-Score durchschnittlich nur 8,1 von 25 Punkten (2–15) erreicht, was bei dem älteren, weiblich dominierten Patientengut nicht verwunderte.

Röntgenanalyse

Im Vergleich zur unmittelbaren postoperativen Röntgenaufnahme war postoperativ bei 3 Fällen mit starker Valgus-Impaktion und deutlicher Osteoporose innerhalb der ersten 8 Wochen ein Einsinken der Humeruskalotte im Varus-Sinne zu beobachten. Die retrospektive Analyse der Röntgenbilder lässt dafür folgende Ursachen annehmen: Schlechte Knochenqualität der alten Patienten, unzureichende Verteilung der Drähte unter der gesamten Kalotte und damit unvollständige Anhebung der kaudalen Anteile der Kalotte. Bei einem Fall ist der Korrekturverlust einem Nachrutschen der Drähte und bei den beiden anderen mangelnder Erfahrung mit dieser Methode in der Lernkurve der ersten Jahre zuzurechnen.

Wir fanden eine Kopfnekrose bei einer 81-jährigen Patientin nach einer 4-Fragmentfraktur, diese Patientin erreichte lediglich einen Constant-Score von 31 Punkten. Die radiologische Auswertung der übrigen Patienten zeigte keine Hinweise für signifikante avaskuläre Nekrosen oder Pseudarthrosen.

Ein Korrekturverlust als Folge des Substanzverlustes (durch Stauchung der osteoporotischen Spongiosa bei Valgus-impaktierten Frakturen alter Patienten) wurde aufgrund vergleichbarer Erfahrungen, z.B. mit Radiusfrakturen, im Verlauf der ersten 3 Monaten postoperativ erwartet, war jedoch nicht in dem erwarteten Maße zu beobachten.

Bei einer Patientin kam es innerhalb der ersten postoperativen Woche zu einer Drahtwanderung nach distal, zwei Drähte mussten gekürzt werden. Infektionen oder weitere peri- bzw. postoperative Komplikationen traten nicht auf.

Diskussion

Neben der Komplexität der Fraktur ist nach verschiedenen Studien auch die Invasivität der OP-Technik für das Ergebnis, insbesondere die Rate avaskulärer Nekrosen, verantwortlich [14, 16, 18]. Daneben ist die Einheilung der Tubercula und der Korrekturverlust im postoperativen Verlauf von Bedeutung. Eine weitere Voraussetzung für ein gutes Resultat ist die möglichst frühzeitige funktionelle Nachbehandlung [12, 13]. Diese Bedingungen werden durch die beschriebene Technik erfüllt.

Die minimal-invasive Versorgung von 2-Fragmentfrakturen im chirurgischen Hals oder des Tub. majus, die nach geschlossener Reposition nicht retinierbar sind, führt unabhängig von der verwendeten Technik (intramedulläre Drahtung, Spickung oder Zuggurtung) zu guten und sehr guten Ergebnissen [2, 3, 6, 9, 16, 19, 27]. Durch den Einsatz der minimal-invasiven Techniken sind nach neueren Berichten auch bei 3- und 4-Fragmentfrakturen bessere Ergebnisse zu erwarten. Jaberg et al. [9] berichten, bei allerdings kleiner Fallzahl, über ausschließlich zufriedenstellende bis sehr gute Ergebnisse bei perkutaner Spickung geschlossen reponierter 3- und 4-Fragmentfrakturen. Soete et al. [22] sahen bei ähnlicher Technik gute Ergebnisse bei 3-Fragmentfrakturen, nicht jedoch bei 4 Fragmenten. Resch et al. [19, 20] sahen bei perkutan stabilisierten 3-Fragmentfrakturen gute und sehr gute Ergebnisse, ebenso bei Valgus-impaktierten 4-Fragment-Frakturen. Jakob et al. [10] berichten bei diesem Frakturtyp über 74% zufriedenstellende Ergebnisse, die Nekroserate betrug 26%. Ähnliche Ergebnisse teilten Bellumore et al. mit [1]. Speck und Regazzoni [23] fanden nach Versorgung dislozierter 4-Fragmentfrakturen mittels Zuggurtung mit resorbierbaren PDS-Kordeln, wobei eine Valgusimpaktierung belassen wurde, in 72% gute und sehr gute Ergebnisse bei 16,7% vollständiger Nekrosen. Münst und Kuner [16] sahen analog zur AO-Studie [15] deutlich bessere Ergebnisse nach minimal-invasiver Versorgung von 3- und 4-Fragmentfrakturen als nach Plattenosteosynthese.

Die meisten Autoren bevorzugen nach minimal-invasiver Osteosynthese, insbesondere der K-Draht-Osteosynthese, zunächst eine mehrwöchige Ruhigstellung [9, 19, 22, 24, 27]. Andere betonen die Notwendigkeit der frühen funktionellen Nachbehandlung [12, 13]. Kristiansen et al. [13] sahen im kontrollierten Vergleich zwischen 1- und 3-wöchiger Ruhigstellung nach proximaler Humerusfraktur signifikant schlechtere Ergebnisse nach der längeren Ruhigstellung.

Intramedulläre Stabilisationen haben sich in der Behandlung von Humerusschaftfrakturen bewährt [15, 21, 24]. Dabei wird der retrograde Zugang von der Fossa olecrani [15] oder vom radialen Epicondylus [24] gewählt. Gegenüber der perkutanen Spickdrahtversorgung besteht biomechanisch der Vorteil eines kürzeren Hebelarms. Der längere Hebelarm bei der perkutanen Spickung führt zu Drahtlockerungen an der Eintrittsstelle mit dem Risiko der Dislokation und/oder Infektion [27]. Jedoch treten auch bei der intramedullären Stabilisierung einige Technik- und Implantat-abhängige Komplikationen auf: iatrogene Frakturen im Bereich der Einschlagstelle in ca. 5%, Bewegungseinschränkungen im Ellenbogen in ca. 9% [15]. Ferner bestehen bei Verwendung eines einzelnen Nagels für proximale Humerusfrakturen begrenzte Möglichkeiten zur Reposition der Humeruskopfkalotte [15]. Eine Rate an proximalen Nagelperforationen bei subkapitalen Frakturen von 16,2% ist nicht tolerabel [15]. Abhängig vom Patientenalter und somit vom Grad der Osteoporose treten bei Verwendung von Prevot-Nägeln bei der Humeruskopffraktur Perforationen des Kopffragmentes in bis zu 73% bei Patienten mit einem Lebensalter von mehr als 61 Jahren auf [24].

Die hier beschriebene Technik weist mechanisch die Vorteile des günstigen Hebelarmes auf, ohne die möglichen Komplikationen des distalen Zugangs zum Humerusmarkraum über die Ellenbogenregion. Die proximale Vorspannung und Abflachung der Drähte, eine geringe Rigidität sowie die kürzere intramedulläre Strecke im Vergleich zu Techniken, die den Zugang am Ellenbogen wählen, bieten diverse Vorteile:
■ eine sichere Fixation in dem Kopffragment, Perforationen sind gegenüber der Verwendung von Prevot-Nägeln [24] wegen der größeren Flexibilität seltener zu beobachten;
■ durch Rotation des Handgriffes ist eine bessere Platzierung in den Fragmenten möglich. Achsen- und Rotationsstellung der Fragmente können wiederhergestellt werden.

Die Tatsache, daß sekundäre Korrekturverluste auch bei frühfunktioneller Nachbehandlung nicht auftraten, spricht für die Möglichkeit der stabilen Fragmentfixation, die eine frühe funktionelle Nachbehandlung erlaubt. Bei stark Valgus-impaktierten Frakturen kann durch die von distal eingebrachten Drähte die Humeruskalotte in ihre anatomische Position angehoben werden, eine Spongiosaunterfütterung ist dabei nicht essentiell [10, 19]. Diese Anhebung unterstützt über die – von Resch [19, 20] als Wirkprinzip erkannte – Ligamentotaxis die anatomische Reposition der Tubercula: es kommt bei erhaltenen tendinösen und/oder ligamentären Verbindungen durch die Weichteilspannung zum Anlegen an die angehobene Kalotte.

Es handelt sich bei der intramedullären Stabilisierung nach Kapandji um eine äußerst kostengünstige, schonende Operationstechnik, die auch bei dislozierten bzw. Valgus-impaktierten 3- und 4-Fragmentfrakturen eine sichere Frakturheilung bei gleichzeitig frühfunktioneller Behandlung ermöglicht. In unserer Klinik hat diese Form der Stabilisierung die vorher verwendete Technik der Spickdrahtosteosynthese seit 1997 weitgehend abgelöst. Eine Kombination mit perkutan eingebrachten kanülierten Schrauben zur Fixierung einzelner Fragmente oder Tubercula ist möglich und verbessert möglicherweise die Primärstabilität.

Der frakturferne Zugang reduziert das Risiko einer iatrogenen Schädigung der Blutversorgung des Humeruskopfes. Es kommt zu keiner Irritation, Verletzung oder Verklebung der periartikulären Weichteile oder des Delta-Muskels und erhält damit gute Voraussetzungen für eine frühfunktionelle Behandlung aber auch für eine eventuell notwendige, sekundäre Prothesenversorgung. Entsprechend sahen wir lediglich eine avaskuläre Humeruskopfnekrose. Dies lässt auch eine Ausweitung der Indikationsstellung auf nicht- oder gering dislozierte Frakturen zu, die aufgrund einer Fragmentinstabilität, z. B. bei subkapitaler Trümmerzone, oder begleitender Tuberculum majus-Fragmente nicht frühfunktionell zu behandeln sind.

Die Indikation zur alleinigen, gedeckten Drahtstabilisierung ist jedoch dann nicht gegeben, wenn die Frakturzone über die Metaphyse weit nach distal reicht. Hier ist die notwendige Dreipunkt-Abstützung der Drähte nicht mehr gewährleistet. Dislozierte Abrissfrakturen der Tubercula stellen primär ebenfalls eine ungünstige Indikation dar; hier muss entweder zusätzlich eine offene Reposition und Naht der Tuberkula oder ein Verfahrenswechsel erfolgen. Falls die Kalotte vollständig abgelöst den Gelenkraum verlassen hat, ist aufgrund des sehr hohen Risikos einer Kopfnekrose nur noch bei jungen Patienten ein gelenkerhaltendes Vorgehen sinnvoll.

Aufgrund der positiven Erfahrungen mit der intramedullären Drahtosteosynthese sehen wir die Indikation für eine primäre endoprothetische Versorgung nur noch bei einer vollständigen Dissoziation und erheblichen Dislokation der Humeruskalotte des alten Patienten oder einer Zerstörung der Gelenkflächen. Wir gehen davon aus, dass selbst bei dem späteren Auftreten einer Kopfnekrose aufgrund der intakten periartikulären Gleitschichten und günstigeren Position der Tubercula bei knöchern konsolidiertem proximalen Humerus die Ergebnisse der verspäteten endoprothetischen Versorgung günstiger sind als z. B. nach vorhergehender Plattenosteosynthese.

Literatur

1. Bellumore Y, Glasson JM, Determe P, Bonnevialle P, Mansat M (1998) Reconstruction of 4 Part Impacted Valgus Fractures of Proximal Humerus. Abstract. J Shoulder Elbow Surg 7:194
2. Bigliani LU, Flatow EL, Pollock RG (1996) Fractures of the Proximal Humerus. In: Rockwood CA, Green DP, Buchholz RW, Heckman JD (eds) Rockwood and Green's Fractures in Adults, 4th edn. Lippincott-Raven, Philadelphia
3. Bonnevialle P, Bellumore Y, Mansat M (1996) Ascending Cluster Pinning of the Humerus Inserted through the Deltoid Tuberosity. Operat Orthop Traumatol 8:243-251
4. Bosch U, Fremerey W, Skutek M, Lobenhoffer P, Tscherne H (1996) Die Hemiarthroplastik - Primär-oder Sekundärmaßnahme für 3- u. 4-Fragmentfrakturen des proximalen Humerus beim älteren Menschen? Unfallchirurg 99:656-664
5. Constant CR (1987) A clinical method of Functional Assessment of the Shoulder. Clin Orthop 214:160-164
6. Flatow EL, Cuomo F, Maday MG, Miller SR, McIlveen SJ, Bigliani LU (1991) Open Reduction and Internal Fixation of Two-Part Displaced Fractures of the Greater Tuberosity of the Proximal Part of the Humerus. J Bone Joint Surg (Am) 73-A: 1213-1218
7. Gerber C (1997) Fractures of the Proximal Humerus - Indications and Limits of Head Preserving Treatment. Presented at the 10th Congress of SECEC, Salzburg, Austria
8. Habermeyer P (1997) Die Humeruskopffraktur. Unfallchirurg 100:820-837
9. Jaberg H, Warner JP, Jakob RP (1992) Percutaneous Stabilization of Unstable Fractures of the Humerus. J Bone Joint Surg (Am) 74-A:508-515
10. Jakob R, Miniaci A, Anson P, Jaberg H, Osterwalder A, Ganz R (1991) Four-Part Valgus Impacted Fractures Of The Proximal Humerus. J Bone Joint Surg (Br) 73-B:295-298
11. Kapandji A (1989) Osteosynthesis using the palm tree nail technique in fractures of the surgical neck of the humerus. Ann Chir Main 8(1):39-52
12. Kasperczyk WJ, Engel M, Tscherne H (1993) Die 4-Fragment-Fraktur des proximalen Oberarms. Unfallchirurg 96:422-426
13. Kristiansen B, Angermann P, Larsen TK (1989) Functional results following fractures of the proximal humerus. Acta Orthop Scand 108:339
14. Kuner E, Siebler G (1987) Luxationsfrakturen des proximalen Humerus - Ergebnisse nach operativer Behandlung. Eine AO-Studie über 167 Fälle. Unfallchirurgie 13:64-71
15. Loitz D, Könnecker H, Illgner A, Reilmann H (1998) Retrograde Marknagelung von Humerusfrakturen mit neuen Implantaten. Unfallchirurg 101:543-550
16. Münst P, Kuner EH (1992) Osteosynthesen bei dislozierten Humeruskopf-Frakturen. Orthopäde 21:121-130
17. Neer CS (1970) Displaced Proximal Humeral Fractures: Part I: Classification and Evaluation. J Bone Joint Surg (Am) 52-A:1077-1089
18. Povacz P, Resch H, Mörsdorf M, Sperner G, Wambacher M, Schenkenbach C, Capousek M, Dann K, Aitzetmüller G (1998) A collective study of 221 three and four part fractures of the proximal humerus. Which factors influence the prognosis? Abstract. J Shoulder Elbow Surg 7:192
19. Resch H, Beck E, Bayley I (1995) Reconstruction of the valgus-impacted humeral head fracture. J Shoulder Elbow Surg 4:73-80

20. Resch H, Povacz P, Fröhlich R, Wambacher M (1997) Percutanues fixation of three- and four-part fractures of the proximal humerus. J Bone Joint Surg (Br) 79-B:295–300
21. Schratz W, Wörsdorfer O, Klöckner C, Götze C (1998) Behandlung der Oberarmschaftfraktur mit intramedullären Verfahren. Unfallchirurg 101:12–17
22. Soete P, Clayson P, Costenoble V (1999) Transitory percutaneus pinning in fractures of the proximal humerus. J Shoulder Elbow Surg 8:569–573
23. Speck M, Regazzoni P (1997) 4-Fragmentfrakturen des proximalen Humerus. Unfallchirurg 100:349–353
24. Wachtl M, Marti CB, Hoogewoud HM, Jakob RP, Gautier E (2000) Treatment of proximal humerus fracture using multiple intramedullary flexible nails. Arch Orthop Trauma Surg 120:171–175
25. Werner A, Böhm D, Ilg A, Gohlke F (2002) Die intramedulläre Kirschnerdraht-Osteosynthese nach Kapandji bei der proximalen Humerusfraktur. Unfallchirurg 105(4):332–337
26. Young TB, Wallace WA (1985) Conservative Treatment Of Fractures And Fracture-Dislocations Of The Upper End Of The Humerus. J Bone Joint Surg (Br) 67-B:373–377
27. Zifko B, Poigenfürst J, Pezzei Ch (1992) Die Markdrahtung unstabiler proximaler Humerusfrakturen. Orthopäde 21:115–120

Schulterendoprothetik

KAPITEL 12

Schulterendoprothetik – Implantate und Indikationen

J. Jerosch, J. Heisel

Historische Entwicklung

Die Entwicklung der Schulterprothese begann 1893 mit den Arbeiten des französischen Chirurgen J. P. Pean. Er implantierte bei einem Patienten mit tuberkulöser Gelenksdestruktion eine Schulterendoprothese aus Platin und Hartgummi, die durch den französischen Zahnarzt Michaels entwickelt wurde. Bei dieser Indikation war es nahezu zwangsläufig, dass Pean gleichzeitig auch als erster eine der möglichen Komplikationen miterleben musste. Zwei Jahre nach der Implantation musste die Prothese aufgrund von unkontrollierbaren Infektionen wieder entfernt werden. Mit diesem ersten Versuch zeigte es sich jedoch bereits, dass durch ein künstliches Schultergelenk eine Schmerzreduktion mit Zunahme der Gelenkfunktion erreicht werden kann.

Den ersten Schritt in der modernen Entwicklung der jetzt noch gebräuchlichen Schulterprothesen vollzog Charles S. Neer II 1951 mit der Entwicklung seiner Humerusprothese aus Vitallium zur Behandlung von komplizierten Frakturen des proximalen Humerus. Neer berichtete über seine positiven Ergebnisse mit der Neer I Hemiprothese 1955. Zu diesem Zeitpunkt hatte er auch schon die Indikation für seine Prothese auf die avaskuläre Nekrose und die Osteoarthrose ausgedehnt. 1971 stellte Stellbrink dann die Polyäthylenpfanne in Kombination mit der Neer I Humerusprothese für den totalen Gelenksersatz vor. Neer änderte 1973 das Design seiner humeralen Komponente zum aktuell gebräuchlichen Design der Neer II Prothese (Abb. 1), nachdem er 1972 bei drei verschiedenen formschlüssigen (constraint) Prothesendesigns schlechte Ergebnisse erleben musste. Die Verwendung dieser formschlüssigen Prothesen beendete Neer endgültig 1974. Seit Anfang der 90er Jahre stehen Systeme der so genannten 2. Generation, bei Kopf und Schaft als modulare Teile zur Verfügung (Abb. 2). Im Laufe der 90er Jahre wurden Systeme

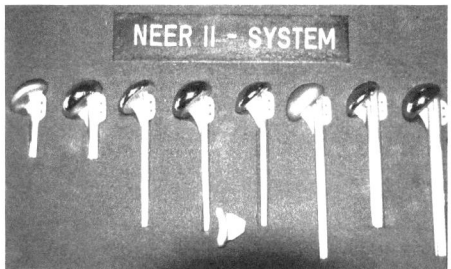

Abb. 1. Das Neer II Schulterendoprothesen-System (1. Generationsprothese)

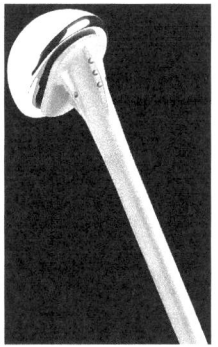

Abb. 2. Modulare Neer II Hemi-Schulterendoprothese (2. Generationsprothese)

der 3. Generation entwickelt, bei denen die spezielle Kopfgeometrie des Humerus (sog. Offset) rekonstruiert werden kann (Abb. 3); weiterhin wurden neue Pfannensysteme konstruiert.

Indikationen

Die Hauptindikationen für die Implantation einer Schulterendoprothese sind konservativ austherapierte Omarthrosen rheumatischer, dege-

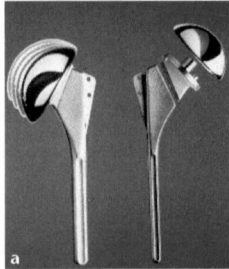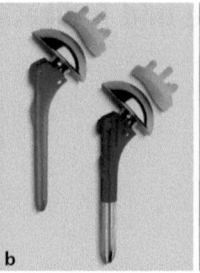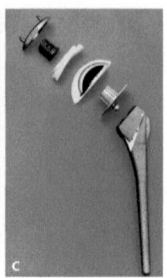

Abb. 3. Schulterendoprothesen der 3. Generation mit in weiten Bereichen individueller Adaptierbarkeit des Kopfes

nerativer oder posttraumatischer Genese sowie komplexe Mehrfragmentfrakturen des proximalen Humerus. Humeruskopfnekrosen unterschiedlicher Genese sowie Tumoren des proximalen Oberarmes sind weitere gängige Indikationen. Kontraindikationen sind in jedem Fall akute Infektionen, mangelnde Muskulatur (M. deltoideus und Rotatorenmanschette) und Nervenschädigungen.

Im Gegensatz zu anderen großen Körpergelenken kann es bei ausschließlichem oder überwiegendem Verschleiß bzw. Destruktion nur eines Gelenkpartners durchaus indiziert sein, auch nur einen Gelenkanteil – den Humeruskopf – isoliert zu ersetzen (sog. Hemiprothese). Obwohl die Zahl der jährlich implantierten Schulterendoprothesen im Vergleich zu künstlichen Hüft- und Kniegelenken in Deutschland relativ gering ist (150 000 Hüft- und 100 000 Knie-, aber nur 3000 Schulterendoprothesen), ist die Anzahl möglicher Indikationen zum künstlichen Gelenkersatz am Schultergelenk ungleich größer. Dieses liegt vor allem darin begründet, dass am kraftschlüssigen Schultergelenk Krankheitsbilder auftreten können, die an anderen Gelenken nicht vorkommen. Eine Zusammenfassung der Indikationen:

Hemiarthroplastik
- Humeruskopfnekrose mit noch intaktem Glenoid
- Rheumatoide Arthritis mit schlechter Knochenqualität
- Proximale 4-Fragmentfraktur des Humeruskopfes
- Proximale 3-Fragmentfraktur des Humeruskopfes beim älteren Patienten
- Rotatorenmanschettendefekt-Arthropathie
- Proximaler Humerustumor ohne Gelenkbeteiligung
- Sekundär dislozierte Osteosynthese

- Schmerzhafte Pseudarthrose des proximalen Humerus bei schlechter Knochenqualität

Totalarthroplastik
- Primäre degenerative Omarthrose
- Rheumatoide Arthritis mit guter Knochenqualität
- Posttraumatische schmerzhafte Omarthrose mit Glenoidbeteiligung
- Verhakte schmerzhafte Schultergelenkluxation nach dorsal oder ventral
- Postinfektiöse schmerzhafte Omarthrose.

Primäre Omarthrose

Die Indikation zur Schulterendoprothese bei einer primären Omarthrose ist vor allem bei einer langdauernden schmerzhaften Funktionsstörung des Schulterhauptgelenks gegeben, die – anders als bei den unteren Extremitäten – nicht durch statische Überlastung, sondern eher durch eine funktionelle Überbeanspruchung hervorgerufen wird. Leitsymptom der primären Omarthrose ist die schmerzhafte glenohumerale Funktionseinschränkung mit Neigung zu fibröser Kapselverdickung und ossärer Deformierung. Das klinische Bild ist geprägt durch initialen Bewegungsschmerz, Belastungsbeschwerden, Ermüdungsschmerzen sowie konzentrische Beeinträchtigung des Bewegungsausmaßes. Zudem beklagen die meisten Patienten Kälteempfindlichkeit, ein arthrotisches Knarren und Reiben sowie konsekutive Myalgien und Muskelverspannungen. Da es sich beim Schultergelenk um ein nur wenig belastetes Gelenk handelt, wird der oben genannte Symptomenkomplex bei Patienten mit Omarthrose oftmals erst in einem weit fortgeschrittenen Stadium des degenerativen Verschleißprozesses realisiert. Die Implanta-

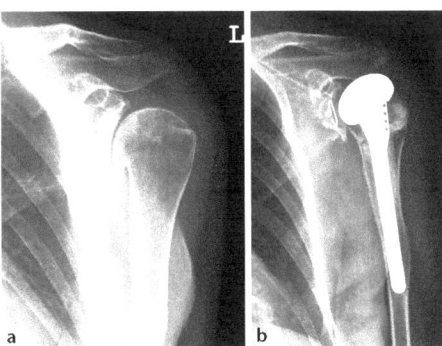

Abb. 4. Röntgenbild vor und nach Implantation einer Vollprothese bei primärer Omarthrose

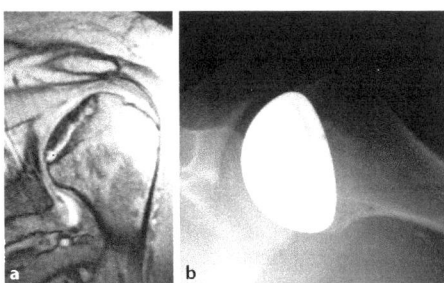

Abb. 6. Präoperatives MRI bei einer Humeruskopfnekrose und Röntgenbild nach Implantation einer Oberflächenprothese

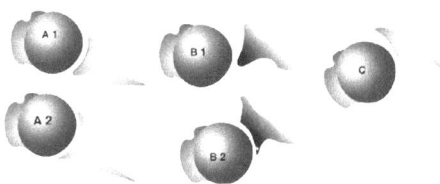

Abb. 5. Exzentrischer Abrieb des Glenoids in der Klassifikation nach Walch

tion einer Schulterendoprothese führt bei diesen Patienten zu guten und sehr guten funktionellen Ergebnissen (Abb. 4). Es kommt nicht nur zu einer deutlichen Schmerzreduktion, sondern auch zu einer Zunahme des Bewegungsspiels. Die Entscheidung, ob eine Voll- oder doch nur eine Hemiprothese implantiert wird, hängt in erster Linie vom Zustand des Glenoids ab. Im Falle eines konzentrischen Abriebes kann auch mit der Hemiprothese durchaus ein gutes Ergebnis erzielt werden. Liegt jedoch ein exzentrischer Glenoidverschleiß vor (Abb. 5), so ist auch die Verwendung eines Glenoidersatzes dringend zu empfehlen.

Humeruskopfnekrose

Eine weitere sehr gute Indikation ist die idiopathische avaskuläre Humeruskopfnekrose, die wahrscheinlich ursächlich auf eine lokale Ischämie aufgrund eines Gefäßverschlusses zurückzuführen ist. Nicht selten finden sich begleitende allgemeine Stoffwechselstörungen wie Diabetes mellitus, Hyperlipidämie und/oder Hyperurikämie, die bei fortgeschrittenem Krankheitsprozess oft mit angiologischen Veränderungen einhergehen; ähnliche Störungen sind bei einer chronischen Alkoholkrankheit zu beobachten. Da trotz Knorpelaufbruch des Humeruskopfes oft die korrespondierende Gelenkfläche der Gelenkpfanne noch intakt ist, kann oftmals mit dem alleinigen Ersatz der humeralen Gelenkfläche (Hemiprothese) ein sehr gutes Behandlungsresultat erzielt werden. Da der Knochendefekt nicht immer tiefgreifend ist, wird sich der Operateur bei solchen Patienten wohl auf einen Oberflächenersatz beschränken (Abb. 6). Neben der primären avaskulären Osteonekrose sind vor allem die posttraumatischen Zustandsbilder zu nennen, welche die Hauptursache für eine sekundäre Humeruskopfnekrose darstellen. Besonders prädisponierend sind hierbei die Frakturen im Bereich des Collum anatomicum, die eine Verletzung der A. arcuata mit sich bringen und so die Versorgung der Kopfkalotte minimieren. Ebenso ist mit steigender Anzahl dislozierter Fragmente ein erhöhtes Nekroserisiko zu befürchten.

Rotatorenmanschettendefekt-Arthropathie

Bei einer ausgeprägten Rotatorenmanschettenläsion wird durch das Höhertreten des Humeruskopfes ein neuer kranialisierter Drehpunkt ausgebildet, der unter dem korakoakromialen Bogen liegt. Bei derartigen Verläufen entwickelt sich nicht selten eine sog. Rotatorenmanschettendefekt-Arthropathie, deren Inzidenz mit 5% angegeben wird. Das typische klinische Bild ist durch Ruhe- und Bewegungsschmerzen sowie Funktionsverlust geprägt. Die operative Therapie eines solchen Zustandsbildes ist eines der bisher nur unbefriedigend gelösten Probleme der Schulterchirurgie. Aufgrund der fehlenden Stabilisierung durch die Rotatorenmanschette gestaltet sich die dauerhafte zufriedenstellende Fixierung einer konventionellen Vollprothese schwierig. Weder die ausreichend sichere Integration der glenoidalen Komponente noch die Wiederherstellung der Stabilität kann durch die üblichen Prothesenmodelle gewährleistet werden. Die beschriebenen hohen Lockerungsraten der Glenoidkomponenten sind auf unterschiedliche Faktoren zurückzuführen. Zum einen haben Patienten mit einer Rotatorenmanschettenarthropathie nicht selten auch bereits Sekundärveränderungen am Glenoid mit entsprechendem Knochenverlust (was bereits die dauerhafte Verankerung einer Pfannenkomponente erschweren kann), zum anderen führt die permanente unphysiologische Kranialisation des Humeruskopfes zu einer exzentrischen Belastung der glenoidalen Komponenten und somit zwangsläufig zur aseptischen Implantatfrühlockerung. Aus diesen Gründen wird bei derartigen Indikationsstellungen im Allgemeinen von der Implantation einer Vollprothese abgeraten und oftmals auf eine Hemiarthroplastik oder eine bipolare Prothese zurückgegriffen. Die Schmerzreduktion ist hiermit auch zufriedenstellend, nicht jedoch die funktionellen Ergebnisse. Nicht selten kommt es jedoch auch nach Implantation einer Hemiprothese zu einem progredienten Humeruskopfhochstand mit schlechter Funktion (Abb. 7). Ei-

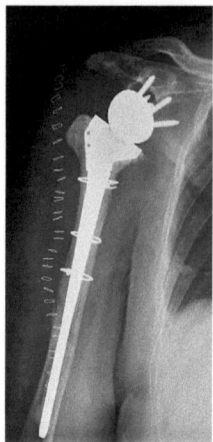

Abb. 8. Inverse Prothese bei Rotatorenmanschettendefektarthropathie

nen möglichen Lösungsansatz stellt die so genannte inverse Prothese (Abb. 8) dar. Die entscheidende Voraussetzung für den Erfolg einer Endoprothese bei fehlender Rotatorenmanschette ist jedoch eine gute Funktionsfähigkeit des M. deltoideus.

Rheumatoide Arthritis

Bei Patienten mit einer rheumatoiden Arthritis sind neben den arthritischen Kopf- und Pfannenzerstörungen vor allen Dingen die begleitenden Schäden der Rotatorenmanschette hinsichtlich Planung des Eingriffs bedeutsam. Rheumatiker kommen meist in den Larsen-Stadien IV oder V zur Operation; oft bestehen dann auch schon gravierende Pfannenerosionen mit einer Zentralisierung des Humeruskopfes. Der Pfannenabrieb erfolgt beim Rheumatiker meist superior, sodass der Humeruskopf konsekutiv nach medial und kranial tritt. Eine schlechte Gewebequalität der Rotatorenmanschette verschlechtert die Situation zusätzlich; hierdurch können Situationen mit Kranialisation des Humeruskopfes auftreten, die dann durch eine Hemiprothese nur partiell zu kompensieren sind. Der Versuch einer Lateralisation durch einen übergroßen Kopf, um das natürliche Rotationszentrum wiederherzustellen, führt in der Horizontalebene zu einer übermäßigen Spannung

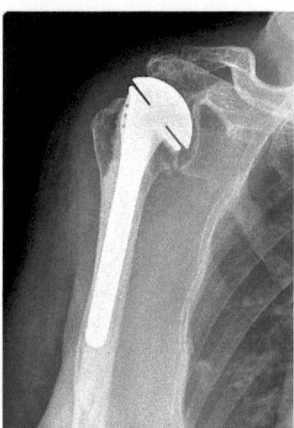

Abb. 7. cranialisierte Hemiprothese bei Rotatorenmanschettendefektarthropathie

der Rotatorenmanschette (sog. „overstuffing"). Eine Korrektur unter Kopflateralisation ist bei adäquater Kopfgröße demzufolge nur durch einen Glenoidersatz möglich; die schlechte Knochenqualität des Rheumatikers in Verbindung mit der oft fortgeschrittenen Rotatorenmanschettenschädigung ist allerdings eine relative Kontraindikation zu einem Glenoidersatz. Diese Abwägung der zum Teil konkurrierenden Behandlungsziele muss der Operateur anhand des Aktivitätsniveaus des jeweiligen Patienten, seiner voraussichtlichen Lebenserwartung sowie des Zustandes des Glenoids und der Rotatorenmanschette sowie letztendlich auch der Knochenqualität treffen. In seltenen Fällen können auch beim Rheumatiker Versorgungen mit einem Oberflächenersatz der neuen Generation indiziert sein.

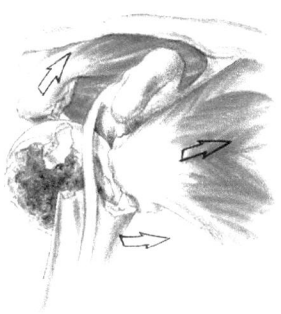

Abb. 9. 4-Part-Fraktur (Klassifikation nach Neer)

Proximale Humerusfrakturen

Die proximalen Humerusfrakturen betreffen häufig ältere Menschen mit schlechter Knochenqualität; bei solchen Patienten ist eine Osteosynthese nur schwer möglich und findet selten dauerhaften Halt. Hauptprobleme der operativen Stabilisierung einer 3- oder 4-Segment-Fraktur, einer Luxations- oder einer Kalottentrümmerfraktur sind Humeruskopfnekrosen, Pseudarthrosen, Sekundärdislokationen sowie Weichteilschädigungen durch oft erforderliche längere Ruhigstellungsphasen des Schultergelenks mit sekundärer Einsteifung und nachfolgend schlechter Funktion. Ein großes Problem stellt die Ausbildung von Humeruskopfnekrosen nach Fraktur dar. In Abhängigkeit vom Frakturtyp divergiert sie erheblich. Die höchste Kopfnekroserate haben die dislozierten 4-Segment-Frakturen des Collum anatomicum; demgegenüber werden Valgus-impaktierte 4-Segment-Frakturen bezüglich der Kopfnekroserate und der Prognose als weitaus günstiger angesehen. Unter diesem Aspekt gelten als mögliche Indikationen für die Implantation einer Humeruskopfprothese dislozierte 3- und 4-Segment-Frakturen nach Neer (Abb. 9) bei älteren Patienten mit schlechter Knochenqualität, Mehrfragmentluxationsfrakturen, Humeruskopftrümmerfrakturen, ausgedehnten Humeruskopfimpressionsfrakturen (> 40% der Kalotte) bei verhakter schmerzhafter hinterer oder vorderer Schultergelenkluxation. Auch dislozierte 2-Segment-Frakturen im Collum anatomicum sowie Pseudarthrosen bei sehr schlechter Knochenqualität und erheblicher Schmerzhaftigkeit können (seltener) eine Indikation zur Humeruskopf- bzw. Totalendoprothese sein. Prinzipiell sollte zwar, wenn eben möglich, die übungsstabile Osteosynthese (z. B. mit neuen Platten-Osteosyntheseverfahren oder intramedullärer Schienung) der Implantation einer Humeruskopfprothese vorgezogen werden; ist der Erfolg einer Osteosynthese jedoch unsicher oder kann Übungsstabilität nicht erreicht werden, so ist die primäre Prothesenimplantation zu favorisieren. Die Entscheidung, ob eine Prothese notwendig oder eine Osteosynthese noch erfolgversprechend ist, hängt von 3 Parametern ab:
- Reponierbarkeit
- Retinierbarkeit der Fraktur
- Nekroserisiko.

Sind diese Parameter nicht gegeben, ist eine endoprothetische Versorgung im Allgemeinen unumgänglich (Abb. 10).

Veraltete Frakturen

Indikationen zur Endoprothesenimplantation bei veralteten Frakturen können post-traumatische schmerzhafte Humeruskopfnekrosen nach konservativer oder operativer Frakturbehandlung sein. Nicht jedes posttraumatische Zustandsbild muss symptomatisch sein; nicht das Röntgenbild entscheidet, sondern die klinische Untersuchung und der funktionelle Befund. Mit

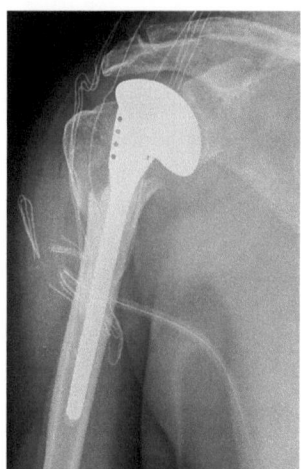

Abb. 10. Schulterprothese nach proximaler Humerusfraktur

der Operation sollte nicht zu lange zugewartet werden, um die Notwendigkeit der Implantation einer Glenoidkomponente bei sekundärer Schädigung der Schulterpfanne, z. B. durch überstehendes Osteosynthesematerial, zu vermeiden.

Postinfektiöse Arthrosen

Postinfektiöse Zustandsbilder sind oft geprägt durch schmerzhafte Destruktionen; deren Ausmaß sowie das resultierende subjektive Beschwerdebild des Patienten sind ausschlaggebend für die operative Intervention. Hierbei wird die früher oft propagierte Arthrodese zunehmend von arthroplastischen Eingriffen abgelöst. Es ist jedoch zu bedenken, dass – auch bei fehlenden klinischen und laborchemischen Hinweisen auf ein Fortbestehen des Infekts – immer noch Keime latent vorhanden sein können. Somit stellt sich die Frage, inwieweit einem Oberflächenersatz anstelle einer Schaftprothese der Vorzug zu geben ist. Sollte nämlich der Infekt exazerbieren, so wäre der Rückzug nach einem Oberflächenersatz deutlich günstiger als bei einer einliegenden Schaftprothese.

Proximale Humerustumoren

Ähnlich wie das proximale Femurende ist auch der körpernahe Humerusanteil eine häufige Lokalisation sowohl von primären Knochentumoren als auch von Metastasen. Trotz aller Fortschritte auf dem Gebiet der Strahlen- und Chemotherapie ist bei malignen Knochentumoren die radikale chirurgische Exzision nach wie vor die Therapie der Wahl, wobei sich das Vorgehen einerseits nach der Tumorlokalisation, andererseits nach der Dignität der Geschwulst richtet. Die Versorgung tumoröser Veränderungen im Bereich der Extremitäten sollte neben der Tumorresektion auch dem bestmöglichen Funktionserhalt dienen, vor allem im Bereich der oberen Extremität. Bei gutartigen Geschwülsten erfolgt nach Ausräumung des Tumorbettes häufig eine stabile defektüberbrückende Osteosynthese, wobei zur Auffüllung des Defektes autologe Spongiosa, bei einigen semimalignen Prozessen auch der temporäre Ersatz eines Platzhalters aus Methylmethacrylat zur Anwendung kommt. Nach lokaler Resektion primärer maligner und auch sekundärer Knochentumoren wird heutzutage die betroffene Extremität in zunehmendem Maße endoprothetisch versorgt (Abb. 11); verstümmelnde Eingriffe wie Amputationen oder Exartikulationen treten immer mehr in den Hintergrund. Ohne die geforderte Radikalität bei der chirurgischen Behandlung von Knochentumoren einzuschränken, ermöglicht der endoprothetische Ersatz eine gewisse

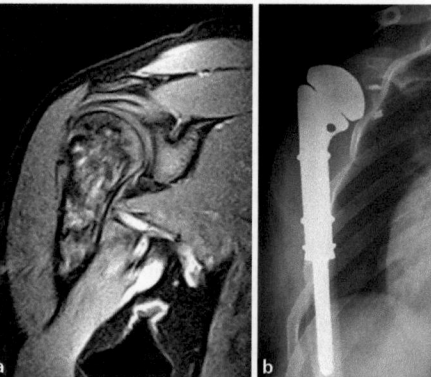

Abb. 11. MRI eines proximalen Humerustumors und Röntgenbilder nach Resektion und Versorgung mit modularem proximalem Humerusersatz

Wiederherstellung der Funktionsfähigkeit der betroffenen Extremität.

Schlechte Indikationen

Problematisch ist die Indikation zum alloplastischen Schultergelenkersatz bei allen neurogenen Arthropathien, wie beispielsweise beim Vorliegen einer Syringomyelie, eines Charcot-Gelenkes oder sonstiger Lähmungen. Durch die fehlende Tiefensensibilität sowie die neurogene Bewegungsstörung kommt es bei diesen Patienten häufig zu einer raschen Auslockerung der Implantate.

Fazit

Die Schulterendoprothese ergibt nachweislich hervorragende Ergebnisse bei Patienten mit primärer Omarthrose sowie bei idiopathischen avaskulären Kopfnekrosen; Patienten mit rheumatoider Arthritis profitieren ebenfalls erheblich von diesem Eingriff. Die Frühergebnisse beim Pfannenersatz sind ausgezeichnet, die Langzeitergebnisse des Glenoidersatzes jedoch noch widersprüchlich; hier sind noch Weiterentwicklungen hinsichtlich des Designs, der tribologischen Eigenschaften sowie der Zementiertechnik zu erwarten. Beim Schaft verspricht eine zementierte Verankerung eine dauerhafte und sichere Langzeitfixation. Für Frakturprothesen finden sich neue Implantate; inwieweit sie die in sie gesteckten Erwartungen erfüllen können, wird die nähe Zukunft zeigen.

Bei all den Überlegungen und Anstrengungen zur Optimierung unserer Schulterprothesen müssen wir jedoch gerade in der Schulterchirurgie immer daran denken:

Schulterendoprothetik ist Weichteilchirurgie!

Nur unter Berücksichtigung dieses Leitsatzes können wir bei richtiger Indikationsstellung sowie Beherrschung des Implantates die Grundlagen für ein gutes Ergebnis und einen zufriedenen Patienten legen.

Literatur

Boileau P, Avidor C, Krishnan S, Walch G, Kempfi F, Mole D (2000) Polyethylene, cemented versus metallic, cementless glenoid component: a prospective, randomized, multicenter study. Vortrag 14. Kongress der Europäischen Gesellschaft für Schulter- und Ellenbogenchirurgie (SECEC/ESSE), Lissabon, 20.-24.09.2000, Book of Abstracts, p 46

Cofield RH, Daly P (1992) Total shoulder arthroplasty with a tissue ingrowth glenoid component. J Shoulder Elbow Surg 1:77-85

Iannotti JP, Norris TR (2003) Influence of preoperative factors on outcome of shoulder arthroplasty for glenohumeral osteoarthritis. J Bone Joint Surg Am 85-A(2):251-258

Jerosch J, Steinbeck J, Langenbrink A (1997) Ergebnisse nach glenohumeralem alloplastischen Gelenkersatz. Orth Prax 33:234-239

Jerosch J, Heisel J (2002) Schulterendoprothetik. Steinkopff, Darmstadt

Jerosch J (2003) Funktionelle Ergebnisse nach Hemiarthroplastik des Schultergelenkes nach proximaler Humerusfraktur in Abhängigkeit von der Positionierung der Prothese. Orth Prax 39:156-165

Neer CS I, Brown McLaughlin HL (1953) Fracture of the neck of the humerus with dislocation of the head fragment. Am J Surg 85:252-258

Neer CS II (1955) Articular replacement for the humeral head. J Bone Joint Surg (Am) 37:215-228

Neer CS II (1974) Replacement arthroplasty for glenohumeral osteoarthritis. J Bone Joint Surg [Am] 56A:1-13

Torchia ME, Cofield RH, Settergren CR (1997) Total shoulder arthroplasty with the Neer prosthesis: long-term results. J Shoulder Elbow Surg 6:495-505

Walch G, Boileau P (1999) Prosthetic adaptability: a new concept for shoulder arthroplasty. J Shoulder Elbow Surg 8:443-451

Walch G, Badet R, Boulahia A, Khoury A (1999) Morphologic study of the glenoid in primary glenohumeral osteoarthritis. J Arthroplasty 14:756-760

Walch G, Boileau P, Pozzi E (1999) Glenoid resurfacing in shoulder arthroplasty: Pro's and Con's. In: Walch G, Boileau P (eds) Shoulder arthroplasty. Springer, Berlin Heidelberg New York Tokio, pp 177-181

Probleme und Problemlösungen der Frakturprothese des proximalen Humerus

J. Jerosch

Indikationen zur Frakturprothese

Die Therapie von Frakturen des proximalen Humerus reicht in Abhängigkeit der Fragmentdislokation, dem Patientenalter, und der Knochenqualität von geschlossener Reposition und perkutaner K-Draht-Fixation bis hin zur Hemiprothese (Heers/Trochia 2001, Jerosch/Heisel 2002).

Die im Allgemeinen akzeptierten Indikationen für die Implantation einer Prothese bei Frakturen des proximalen Humerus sind:
- „Vier-Stück"-Frakturen
- „Berstungsfrakturen" des Humeruskopfes
- Impressions Frakturen > 40%
- „Drei-Stück"-Frakturen bei schlechter Knochenqualität

Die klassische Vier-Stück-Fraktur nach Neer (1973) setzt eine Dislokation von mehr als 1 cm oder eine Angulation des Fragmentes von mehr als 45° voraus. Der Grund für die Entwicklung und Implantation von Frakturprothesen lag in der hohen Komplikationsrate aufgrund der schlechten Vaskularisation, der schlechten Knochenqualität und den altersbedingten reduzierten Weichteilverhältnissen (Neer 1953, 1970).

Trotz Fortschritte im Prothesendesign sind die Ergebnisse nach Frakturprothese nicht immer zufriedenstellend. Es hat sich gezeigt, dass die klinischen und funktionellen Ergebnisse nach Frakturprothese von einigen entscheidenden intraoperativen Faktoren abhängen:
- Rekonstruktion der Humeruslänge
- Korrekte Retrotorsion
- Anatomische und sichere Refixation der Tuberkula

Akute proximale Humerusfrakturen

Die proximalen Humerusfrakturen betreffen häufig ältere Menschen mit schlechter Knochenqualität; bei solchen Patienten ist eine Osteosynthese nur schwer möglich und findet selten dauerhaften Halt. Hauptprobleme der operativen Stabilisierung einer 3- oder 4-Segment-Fraktur, einer Luxations- oder einer Kalottentrümmerfraktur sind Humeruskopfnekrosen, Pseudarthrosen, Sekundärdislokationen sowie Weichteilschädigungen durch oft erforderliche längere Ruhigstellungsphasen des Schultergelenks mit sekundärer Einsteifung und nachfolgend schlechter Funktion. Ein großes Problem stellt die Ausbildung von Humeruskopfnekrosen nach Fraktur dar. In Abhängigkeit vom Frakturtyp divergiert sie erheblich. Die höchste Kopfnekroserate haben die dislozierten 4-Segment-Frakturen des Collum anatomicum; demgegenüber werden Valgus-impaktierte 4-Segment-Frakturen bezüglich der Kopfnekroserate und der Prognose als weitaus günstiger angesehen. Unter diesem Aspekt gelten als mögliche Indikationen für die Implantation einer Humeruskopfprothese dislozierte 3- und 4-Segment-Frakturen nach Neer bei älteren Patienten mit schlechter Knochenqualität, Mehrfragmentluxationsfrakturen, Humeruskopftrümmerfrakturen, ausgedehnten Humeruskopfimpressionsfrakturen (> 40% der Kalotte) bei verhakter schmerzhafter hinterer oder vorderer Schultergelenkluxation. Auch dislozierte 2-Segment-Frakturen im Collum anatomicum sowie Pseudarthrosen bei sehr schlechter Knochenqualität und erheblicher Schmerzhaftigkeit können selten eine Indikation zur Humeruskopf- bzw. Totalendoprothese darstellen. Prinzipiell sollte zwar, wenn eben möglich, die übungsstabile Osteosynthese (z. B. mit neuen winkelstabilen Platten-Osteosyntheseverfahren oder intramedullärer Schienung) der Implantation einer Humeruskopfprothese vorgezogen wer-

den. Ist der Erfolg einer Osteosynthese jedoch unsicher oder kann Übungsstabilität nicht erreicht werden, so ist die primäre Prothesenimplantation zu favorisieren. Die Entscheidung, ob eine Prothese notwendig oder eine Osteosynthese noch erfolgversprechend ist, hängt von 3 Parametern ab:
- Reponierbarkeit
- Retinierbarkeit der Fraktur
- Nekroserisiko.

Sind diese Parameter nicht gegeben, ist eine endoprothetische Versorgung im Allgemeinen unumgänglich.

Veraltete Frakturen

Indikationen zur Endoprothesenimplantation bei veralteten Frakturen können post-traumatische schmerzhafte Humeruskopfnekrosen nach konservativer oder operativer Frakturbehandlung sein. Nicht jedes posttraumatische unansehnliche Röntgenbild muss symptomatisch sein; nicht das Röntgenbild entscheidet, sondern die klinische Untersuchung und der funktionelle Befund. Mit der Operation sollte nicht zu lange zugewartet werden, um die Notwendigkeit der Implantation einer Glenoidkomponente bei sekundärer Schädigung der Schulterpfanne, z.B. durch überstehendes Osteosynthesematerial, zu vermeiden.

Operationstechnik

Präoperative Planung: Zur Operationsplanung werden minimale Röntgenbilder (Frakturserie) des betroffenen Humerus angefertigt. Anhand dieser Röntgenbilder werden festgelegt (Abb. 1):
- Schaftdurchmesser
- Kopfgröße, evtl. von der Gegenseite

Die Lagerung erfolgt in einer halbsitzenden Position. Hierbei ist darauf zu achten, dass die Schulter von allen Seiten her zugänglich ist. Insbesondere muss es auch möglich sein, den Arm zu retrovertieren, außen zu rotieren und zu adduzieren.

Der Zugang erfolgt über eine deltapektorale Inzision etwa im mittleren Drittel in einer Länge von etwa 10–12 cm. Nach Durchtrennung des

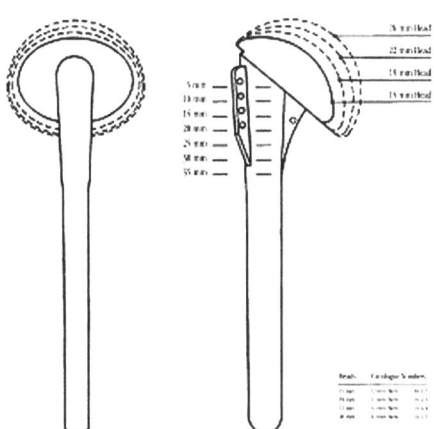

Abb. 1. Messschablone für eine Frakturprothese

Subkutangewebes gilt es, das deltopektorale Intervall darzustellen. Dieses gelingt in der Regel einfach unter der Palpation des Processus coracoideus. Der palpable Processus coracoideus stellt die kraniale Begrenzung des Intervalles zwischen M. deltoideus und M. pectoralis dar. Die Vena cephalica wird sorgfältig präpariert und wahlweise nach medial oder lateral zur Seite gehalten. Die Mehrzahl der Operateure favorisiert die Mobilisation nach lateral, so dass der M. deltoideus noch eine gute Drainage hat. Hierdurch besteht jedoch die etwas erhöhte Gefahr der Verletzung der Sehne. Nach Unterminierung von M. deltoideus und M. pectoralis wird das obere Drittel der Pectoralis-Ansatzsehne am Humerus gelöst, so dass später eine bessere Mobilisation möglich ist. Eine Wiederanheftung erfolgt gerade bei den älteren Patienten mit proximaler Humeruskopffraktur nicht. Als nächstes wird die lange Bizepssehne aufgesucht. Diese markiert das Intervall zwischen Tuberculum majus und minus sowie das Intervall der Rotatorenmanschette. Entlang der langen Bizepssehne wird das Rotatorenmanschettenintervall mit einer Schere oder einem Elektromesser gespalten. Darunter entleeren sich bereits in vielen Fällen die ersten Hämatomanteile.

Mit einem Meißel oder einem Rasparatorium werden die Frakturlinien eröffnet. Es ist ratsam, das Tuberculum minus etwas lateral des Sulcus intertubercularis zu lösen, so dass auch genügend Knochensubstanz am Tuberculum minus für die spätere ossäre Reintegration verbleibt. Die Subscapularissehne mit dem anheftenden

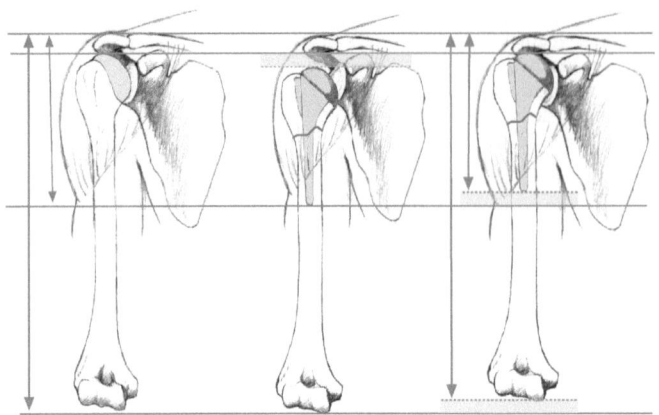

Abb. 2. Postoperative Situation nach Implantation von Schulterendoprothesen. Die Höhe der Prothese beeinflusst die Vorspannung des M. deltoideus

Tuberculum minus wird wahlweise mit nicht resorbierbaren kräftigen Fäden (Stärke 6, z. B. Ethibond) oder mit Zerklagen armiert. Hierbei ist wichtig, dass die Fäden nicht durch das weiche osteopenische Tuberculum minus sondern durch die noch gut erhaltene Subscapularissehne gehen, um einen kräftigen Halt zu gewährleisten.

Unterhalb der Subscapularissehne wird nun in den Recessus subscapularis ein stumpfer Hohmannhaken auf den Scapulahals eingesetzt. Es erfolgt nun das Anheften der Supra- und Infraspinatus-Sehne, ebenfalls mit z. B. kräftigem, nicht resorbierbarem Faden, durch die Sehnensubstanz. Das Kopffragment ist in der Regel nach dorsal gekippt und muss von dorsal geborgen werden.

Ein Fukudahaken oder umgekehrter Hohmannhaken dorsal der Gelenkpfanne erlaubt die Einsicht auf die Gelenkpfanne sowie auch das Spülen, um zusätzliche Knochenstücke zu entfernen. Nach Inspektion der Gelenkpfanne wird der Arm in Retroversion, Adduktion und Außenrotation umgelagert, so dass von kranial der Zugang zum Schaft gut möglich ist. Der Schaft wird dann mit dem Reamer vermessen. Hierbei ist es wichtig, mit dem Reamer keinen kortikalen Halt zu suchen oder gar die Kortikalis aufzufräsen, sondern den Reamer eher als Größenbestimmer (Sizer) zur Überprüfung der präoperativen Größendefinition und Festlegung zu verwenden. Nach Festlegung des Schaftdurchmessers kommen nun einige Fragen auf den Operateur zu:
- In welcher Höhe muss die Prothese implantiert werden?

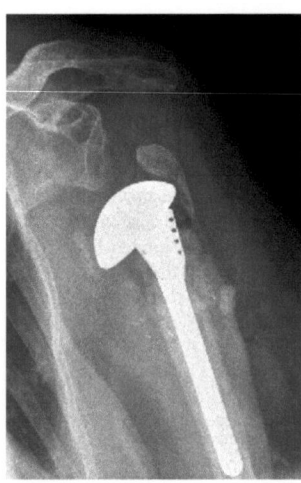

Abb. 3. Röntgenbild einer zu tief implantierten Frakturprothese

- In welcher Retrotorsion muss der Schaft fixiert werden?
- Wie kann ich eine sichere Fixation der Tubercula gewährleisten?

Eine exakte Rekonstruktion der Länge des Humerus ist ganz entscheidend um sicherzustellen, dass der M. deltoideus nach wie vor seinen Hebelarm einsetzen kann (Abb. 2). Bei zu tiefer Implantation kommt es zur permanenten inferioren Subluxation des Humeruskopfes und eine gute Abduktion ist nicht mehr möglich (Abb. 3).

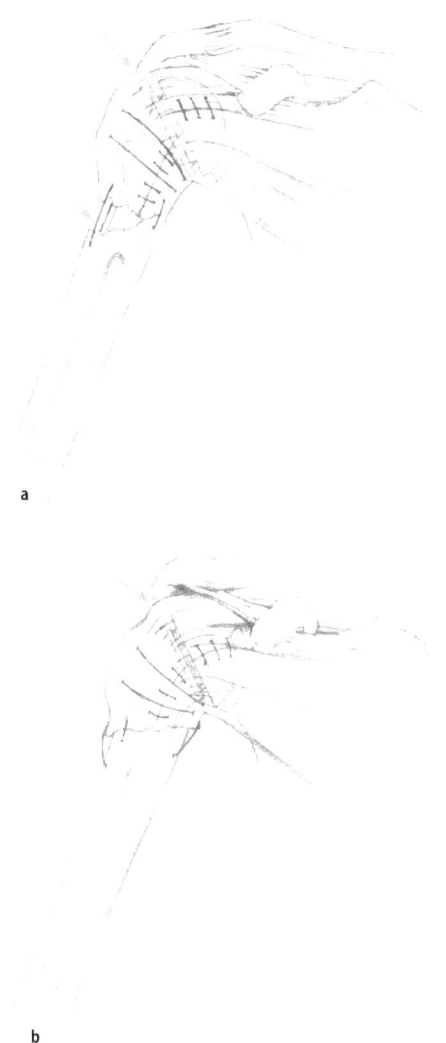

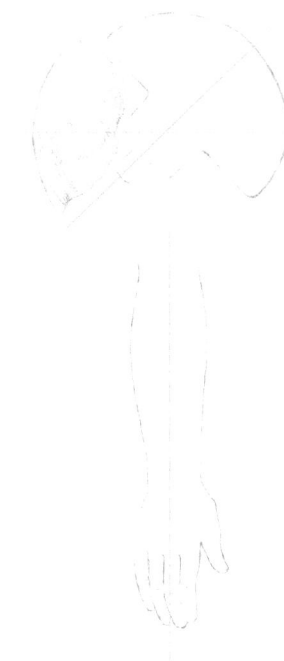

Abb. 5. Prothesenalignment. Normale Stellung von Implantat und Tuberculum majus

Abb. 4. Kraniokaudale Reposition des Tuberculum majus beeinflusst seine Stellung zum Akromion (**a**) sowie die Vorspannung der Rotatorenmanschette (**b**)

Auch die Spannung der Tubercula ist ganz entscheidend. Die Tubercula dürfen nicht zu tief refixiert werden, dann kommt es zu einer Überdehnung und mechanischem Reiben der Rotatorenmanschette, insbesondere der Supraspinatussehne an der Kopfkalotte. Bei einer zu hohen Fixation kommt es zum Anstoßen des Tuberculum majus bei der Abduktion, so dass hierdurch auch keine gute Funktion gewährleistet ist (Abb. 4).

Auch die Rotationseinstellung der Prothese ist ganz entscheidend für die Positionierung des Tuberculum majus. Bei anatomischer Retroversion kann das Tuberculum majus anatomisch reponiert werden (Abb. 5). Bei vermehrter Retroversion kommt es zu einer posterioren Dislokation des Tuberculum majus, da es nicht an orthotoper Stelle an den Finnen der Prothese fixiert werden kann (Abb. 6).

Zur Bestimmung der oben genannten Parameter gibt es relativ wenig reliable Landmarken.

Rotationsbestimmung

Vielfach wird der Sulcus bicipitalis als eine gute Landmarke für die Rotationsbestimmung angegeben. Hier finden sich in der Literatur jedoch differente Angaben. So empfiehlt Trillet (1993) die laterale Finne 9 mm dorsal des Sulcus zu platzieren. Doyle (1998) empfiehlt, die laterale

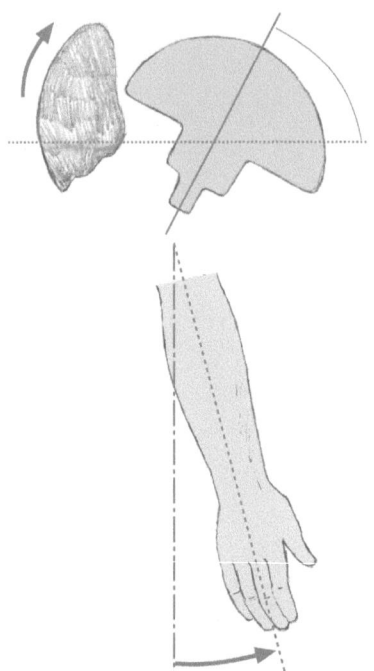

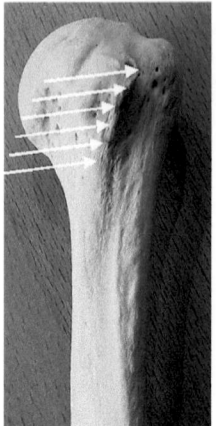

Abb. 8. Relation des Sulcus intertubercularis zum Humerusschaft

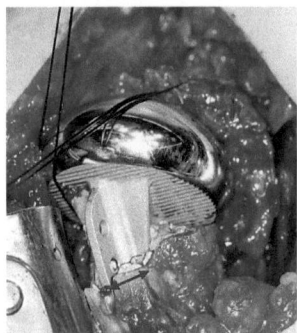

Abb. 6. Prothesenalignment. Im Falle einer vermehrten Retroversion des Schaftes kommt es zu einer dorsalen Dislokation des Tuberculum majus

Abb. 7. Relation der lateralen Finne zum Sulcus intertubercularis

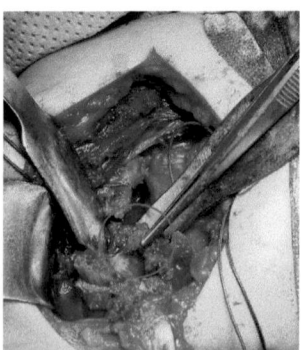

Abb. 9. Posterolateraler Sporn bei proximaler Humerusfraktur

dass bei mehr distaler Fraktur der Sulcus relativ zum Schaft weiter anterior verläuft, so dass bei entsprechender Referenzierung anhand des Sulcus bicipitalis eine vermehrte Retrotorsion der Prothese vorgenommen wird.

Bei vielen Prothesen erlaubt das Einschlag- oder Einbring-Instrumentarium eine Standard-Rotationsbestimmung auf etwa 30–35°.

Höhenbestimmung

Zur initialen Höhenbestimmung kann in den allermeisten Fällen der so genannte dorsal-mediale Knochensporn verwendet werden. Der posterior-mediale Bereich des Humerusschaftes ist in seinem kortikalen Anteil scheinbar etwas härter als der übrige Anteil, so dass dieser Sporn

Finne 12 mm dorsal des Sulcus zu platzieren (Abb. 7). Die Ursache solcher differenter Angaben liegt darin, dass der Sulcus bicipitalis nicht in einer Ebene zum Humerusschaft verläuft, sondern sich schraubenförmig um den Humerusschaft herum windet (Abb. 8). Dies bedeutet,

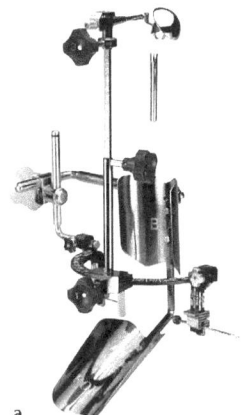 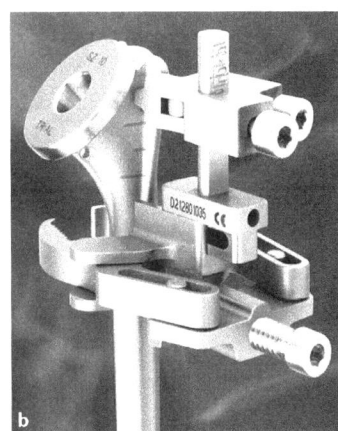

Abb. 10 a, b. Von verschiedenen Prothesensystemen verwendete Stabilisationshilfen für Probeprothesen

nahezu regelhaft erhalten bleibt (Abb. 9). Berücksichtigt man bei der Implantation die Tatsache, dass die Basisplatte der Prothese etwa 6–8 mm oberhalb dieses Spornes lokalisiert ist, so kann man in der Regel davon ausgehen, dass es nicht zu einer Verkürzung des Humerus gekommen ist.

Nach korrekter Positionierung ist es wichtig, die Probeprothese in der Position im Schaft zu halten, um eventuell eine Probereposition durchzuführen. Hier bietet der Prothesenmarkt verschiedene Halterungen (Abb. 10). Manche haben unseres Erachtens den Nachteil, dass sie relativ komplex aufgebaut sind. Auch wenn der geübte Operateur damit gut zurecht kommt gilt es doch zu berücksichtigen, dass die Mehrzahl der Operateure mit hoher Wahrscheinlichkeit weniger als 5 Schulterfraktur-Prothesen pro Jahr versorgen. Dann stellt ein komplexer Stabilisationsmechanismus häufig doch eine schwierige Aufgabe dar. Andere Fixationsmechanismen sind sehr voluminös oder umfassen so den Humerusschaft und lösen somit zusätzlich Periost vom dorsalen Humerusschaft ab, was biologisch nicht sinnvoll ist. Wir selber verwenden als relativ einfache Lösung für dieses Problem einen mit Löchern versehenen Probe-Prothesensatz (Abb. 11). Die Probe-Prothese kann so in den Schaft fixiert werden und durch bikortikale Fixation mit einem K-Draht sichtbar in der Position gehalten werden. Dieses bietet verschiedene Vorteile:

- man belässt das Periost komplett
- die Probe-Prothese erlaubt eine temporäre Reposition der Tubercula
- die Probe-Prothese erlaubt eine Probe-Reposition der Schulter.

Nach Einbringen der Probe-Prothese in korrekter Rotation und Höhe wird die Probe-Prothese dann bikortikal mit einem K-Draht fixiert.

Zur Kontrolle der korrekten Höhe kann nun zum einen der so genannte Fingertest dienen. Hierbei wird der Zeigefinger des Operateurs zwischen Akromion und Humeruskopf eingebracht. Kann der Zeigefinger nicht eingebracht werden, ist die Länge des Humerusschaftes mit Wahrscheinlichkeit zu groß gewählt. Ist sehr viel Spiel zwischen Finger und Akromion sowie Humeruskopf, so ist die Prothese wahrscheinlich zu tief eingebracht.

Weiterhin kann bei locker liegendem Arm auch die Relation der unteren Glenoidbegrenzung zum Humeruskopf dokumentiert werden. Beide sollten etwa auf der gleichen Ebene liegen.

Ist der posterior-mediale Sporn nicht mehr vorhanden, da eine Revisionssituation vorliegt oder eine Fraktur mit erheblicher subkapitaler Trümmerzone, so sollte man auf die Armlängenmessung der Gegenseite zurückgreifen. Hiermit kann man dann die betroffene Seite entsprechend kalkulieren und kann festlegen, wie hoch die Prothese oberhalb der Frakturebene herausragen muss.

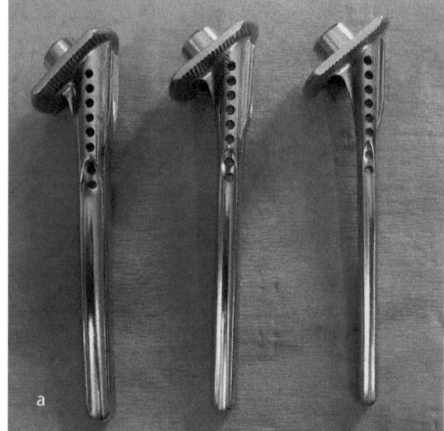
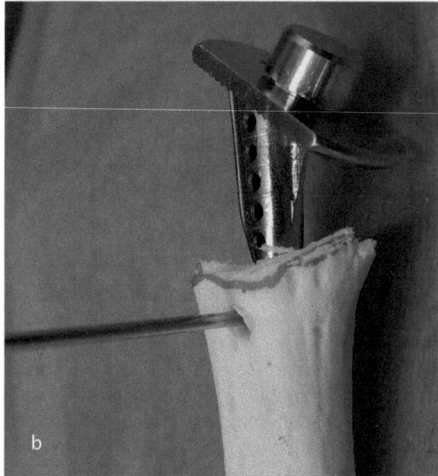

Abb. 11. a Probeprothese mit Löchern; **b** bikortikale Fixation der Probeprothese mit Bohrer

Rotationsprüfung

Auch die Retrotorsion wird nochmals überprüft. Bei korrekter Retrotorsion blickt der Operateur genau tangential auf die Basisplatte der Probe-Prothese, wenn der Arm 30° außenrotiert ist. In dieser Position darf die Schulter auch nicht luxieren. Selbst bei 40° Außenrotation sollte die Prothese noch stabil sein, selbst wenn das Tuberculum majus nicht fixiert ist.

Ist der Operateur mit der Positionierung der Probe-Prothese zufrieden, so bieten viele Systeme Lasermarkierungen auf der Probe-Prothese, die sich später auch auf der definitiven Prothese finden, um die Höhe festzulegen. Weiterhin wird die Finne der Prothese am Humerus zur Rotationsbestimmung entweder mit einem Luer oder einem Elektromesser bestimmt. Nach Entfernen der Probe-Prothese werden zusätzlich Bohrlöcher für nicht resorbierbare Fäden in den Humerusschaft eingebracht. Hier werden jeweils für Tuberculum minus und majus zwei liegende kräftige, nicht resorbierbare Fäden vor dem Zementieren vorgelegt. Als Zementstopper kann ein Teil des Kopfes nach distal eingebracht werden und impaktiert werden. Der Zement wird relativ flüssig mit gleichzeitiger Absaugung eingebracht.

Dann wird die definitive Prothese eingebracht, wobei wiederum auf die Retrotorsion und auf die Höhenbestimmung zu achten ist. Nach Aushärten des Zementes wird der definitive Prothesen-Kopf bei modularen Systemen aufgesetzt. Hier kann ein Standardkopf gewählt werden; gelegentlich bietet ein exzentrischer Kopf auch in der Fraktursituation einen Vorteil, da das Tuberculum majus voluminöser als das Tuberculum minus ist und so die anatomische Adaptation der Knochen deutlich besser möglich ist.

Unter den modularen Prothesen-Kopf wird noch die Restspongiosa aus dem Kopf eingebracht.

Nun beginnt die Fixation der Tubercula in drei Schritten. Als Erstes werden die Tubercula mit der Prothese (beispielsweise an die Finnen) sicher fixiert. Als Zweites werden die Tubercula und die Sehnenansätze zum Schaft fixiert (Abb. 12) und als Drittes erfolgt eine zirkuläre Naht um die Tubercula und die Prothese herum, um das „Flügeln" der Tubercula bei der Bewegung zu vermeiden (Abb. 13). Für die zirkuläre Naht gibt es bei den meisten modernen Prothesen-Systemen ein mediales Loch oder eine me-

Die Dicke des zu implantierenden Kopfes wird an der ehemaligen frakturierten Kalotte gemessen. Hierbei verwenden wir tendenziell eher eine Kopfgröße kleiner, um noch ein gutes Bewegungsausmaß zu gewährleisten. Bei eingebrachter und fixierter Probeprothese wird der Probekopf aufgebracht und die Prothese sowie Tuberculum majus und minus reponiert. Nun erfolgt eine Funktionsprüfung des Armes und insbesondere nochmals die Überprüfung der oben genannten Parameter.

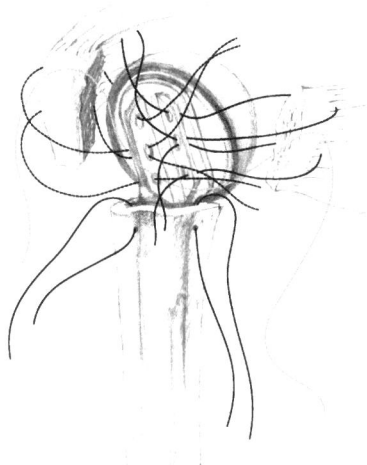

Abb. 12. Legen der Nähte

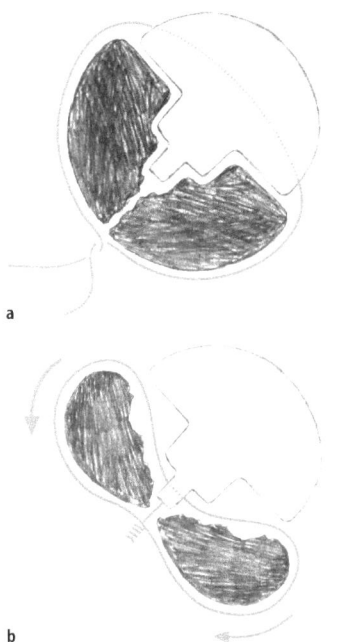

Abb. 13. Eine zirkuläre Naht bzw. Drahtzerklage (**a**) verhindert das sog. „Tuberculum winging" (**b**)

diale Rinne, durch die diese Naht geführt wird, so dass der Faden nicht nach kranial oder kaudal abrutscht. Die Fixation des Tuberculum majus sollte unseres Erachtens nicht in Außenrotation sondern in leichter Innenrotation erfolgen, so dass der Patient auch später gut mit dem Arm gelagert werden kann, ohne dass es zum Reißen der Fixationsmechanismen kommt. Ähnliches gilt für das Tuberculum minus. Hier ist eine Fixation am Schaft in leichter Außenrotation sinnvoll, so dass der Patient später auch noch eine Außenrotation durchführen kann. Nach sicherer Fixation an den Prothesen-Schaft werden Tuberculum minus und Tuberculum majus mit den vorher durch den Humerus gezogenen Schaftfäden nach distal gezogen, so dass die Tubercula etwas mit dem Schaft überlappen. Diese Naht ist in der Regel als Achtertour angelegt. Als Letztes wird die zirkuläre Naht, die von ventral durch den Subscapularis um den medialen Prothesen-Hals und durch Infraspinatus und Supraspinatus geht, angezogen. Hierdurch erreicht man eine extrem stabile Fixation der Tubercula. Die abschließende Funktionsprüfung zeigt die übungsstabile Fixation der Prothese. Nach ausgiebigem Spülen folgt der Verschluss des deltopektorialen Intervalles sowie der Hautverschluss.

Das Abschlussröntgen sollte ein Tuberculum majus zeigen, was etwa 5 bis 8 mm unterhalb des Prothesen-Kopfes steht. Weiterhin sollte das Tuberculum majus lateral den Schaft etwas überlappen. Ideal darf die Basisplatte der Prothese nicht dem Schaft aufliegen. Diese Konstellation gibt in der Regel eine gute Artikulation zum Glenoid (Abb. 14).

Bei den seltenen Situationen, wo eine komplexe Humeruskopffraktur mit Schaftfraktur kombiniert ist, kann man mit einer Langschaft-Prothese intraoperativ die Situation zufriedenstellend lösen.

In einer eigenen Studie wurde der Zusammenhang zwischen dem postoperativen klinischen Ergebnis und den radiologischen Parametern deutlich (Jerosch und Bödecker 2003).

Material und Methode

In einem Behandlungszeitraum von 5 Jahren wurden 95 endoprothetische Versorgungen des proximalen Humerus aufgrund von 3- und 4-Fragmentfrakturen durchgeführt. 65 dieser Pa-

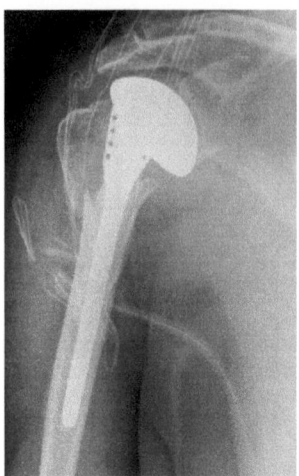

Abb. 14. Röntgenbild nach Implantation einer Frakturprothese

Bei den 65 nachuntersuchten Patienten wurden in 61 Fällen Neer-Prothesen verwendet.

Radiomorphologische Messparameter

Von sämtlichen operierten Patienten wurden standardisiert intraoperativ oder am 1. postoperativen Tag Röntgenaufnahmen der operierten Schulter im echten anteroposterioren Strahlengang angefertigt. Die Kriterien, nach denen die röntgenologischen Stellungskontrollen für die implantierte Prothese ausgewertet wurden, sind im Folgenden aufgeführt (Abb. 16):
- Messung der akromiohumeralen Distanz
- Messung der Entfernung Prothesenkopf zum inferioren Glenoid
- Messung der Entfernung zwischen kranialer Zirkumferenz des Prothesenkopfes zur Spitze des Tuberculum majus
- Präsenz der Tubercula

tienten konnten in einer klinischen Untersuchung nachuntersucht werden. 11 der obengenannten Patienten waren verstorben, 19 Patienten konnten nicht ausfindig gemacht werden oder sind zur Nachuntersuchung nicht erschienen.

56 Patienten der Gesamtpopulation (86%) waren Frauen. Das mittlere Alter der Gesamtpopulation beträgt 74 Jahre (Min.: 36 Jahre, Max.: 91 Jahre). Das mittlere Alter bei den Frauen beträgt 76,5 Jahre. Das Durchschnittsalter bei den Männern liegt bei 58,8 Jahren (Abb. 15).

Der Abstand des Prothesenkopfes zum Akromion lässt Rückschlüsse über den Zustand der Rotatorenmanschette zu. Das akromiohumerale Intervall beträgt normalerweise 10–16 mm [59, 60]. Der Kopf-Tuberculum-Abstand sollte 8 mm (Variationsbreite 5–11 mm) betragen [47].

Des Weiteren wurde eine klinische Nachuntersuchung der Patienten nach standardisierten Beurteilungs- und Bewertungskriterien (Scores) durchgeführt. Zur Anwendung kamen:

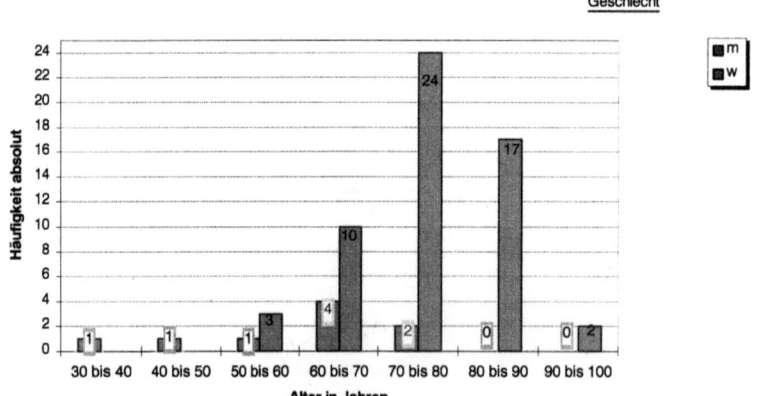

Abb. 15. Alters- und Geschlechtsverteilung der Patienten

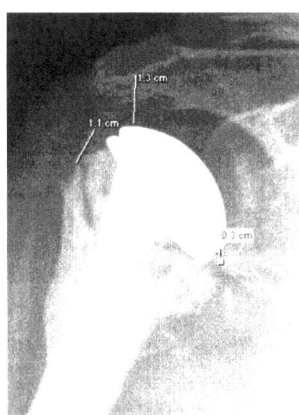

Abb. 16. Am Röntgenbild dokumentierte Variablen

- Constant-Score
- UCLA-Score
- Rowe-Score

Die Score-Ergebnisse wurden entsprechend der Tabelle 1 graduiert. Beim Constant-Score erfolgt eine Beurteilung, die alters- und geschlechtsadaptiert ist. Die angegebenen Punktzahlen entsprechen den durchschnittlich im Alterskollektiv erreichten Punktzahlen (Tabellen 2, 3). Die Be-

Tabelle 1.

Graduierung	UCLA (max. 35 P.)	Constant (max. 100 P.)	ROWE (max. 100 P.)
Sehr gut	34–35	85–100	85–100
Gut	28–33	70–84	70–84
Befriedigend	21–27	60–69	60–69
Schlecht	< 20	< 60	< 60

Tabelle 2.

Alter (Jahre)	Frauen (Punkte)	Männer (Punkte)
20–30	97	98
31–40	90	93
41–50	80	92
51–60	73	90
61–70	70	83
71–80	69	75
81–90	64	66
91–100	52	56

Tabelle 3.

	Frauen	Männer
Ausgezeichnet	62–69 Punkte	74–83 Punkte
Gut	55–62 Punkte	66–74 Punkte
Befriedigend	48–55 Punkte	58–66 Punkte
Ausreichend	41–48 Punkte	49–58 Punkte
Schlecht	kleiner 40 Punkte	kleiner 48 Punkte

urteilung dieser teils objektiven, teils subjektiven Bewertungsskalen ist aufgrund der vorliegenden Indikation zur Operation (proximale Humerusfraktur) nur postoperativ zu erfassen. Daher kann kein direkter Vergleich mit der präoperativen Funktion des operierten Schultergelenkes erfolgen. Alle Patienten erhielten postoperativ ein Physiotherapie-Schema nach Neer in 3 Phasen.

Statistische Auswertung

Zur Anwendung kam vor allem das Excel-Programm für Windows. Die meisten statistischen Berechnungen erfolgten mit WIN STAT. Inwieweit sich die erhobenen Daten einer Normalverteilung annähern lassen überprüft man in WIN STAT mit zwei direkten Prüfmethoden. Zum einem kommt für die kontinuierlichen Daten der Anpassungstest nach Kolmogorov und Smirnov zur Anwendung, für die diskreten Daten wurde der Chi-Quadrat-Test angewandt. Korrelationen wurden nach Spearman-Rang aufgestellt. Der Spearman-Rangkorrelationskoeffizient wird jeweils für zwei Variablen bestimmt.

Ergebnisse

Die Operationen wurden zwischen 1996 und 2000 durchgeführt. Der postoperative Nachuntersuchungszeitraum betrug 2,3 bis 5,2 Jahre (MW: 3,5 Jahre). Die mittlere Operationsdauer war 137 min (Min.: 75 min, Max.: 225 min). Zwischen Männern und Frauen besteht kein signifikanter Unterschied in der Operationsdauer (Abb. 18).

Bei 13 Operationen traten Komplikationen auf:

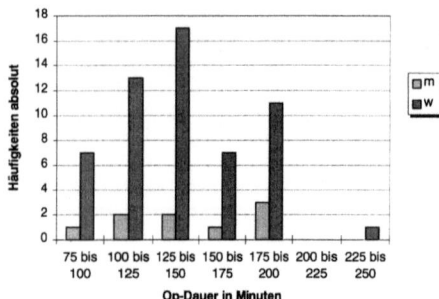

Abb. 17. Darstellung der Operationsdauer (m = männlich, w = weiblich)

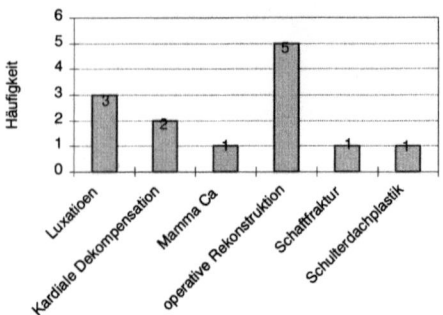

Abb. 18. Häufigkeit der Komplikationen

- 3 inferiore bzw. anteroinferiore Luxationen, die keine operative Therapie erforderlich machten (4,6% der Gesamtpopulation)
- 5 operative Reoperationen mit Rekonstruktion und Refixation der Rotatorenmanschette (7,7% der Gesamtpopulation)
- 1 Schulterdachplastik (1,5% der Gesamtpopulation)
- 1 Schaftfraktur mit erneuter Plattenosteosynthese (1,5% der Gesamtpopulation)
- 2 postoperative kardiale Dekompensationen, die eine Intensivbehandlung erforderlich machten (3,1% der Gesamtpopulation)
- 1 × Diagnose eines Mammacarcinoms anhand der Fraktur (1,5% der Gesamtpopulation)

Insgesamt gesehen sind somit in 15,4% prothesenassoziierte Komplikationen und in 4,6% prothesenunabhängige Komplikationen aufgetreten (Abb. 18).

In der Gesamtpopulation wurden im UCLA-Score 27,3 Punkte erreicht (5–34 Punkte), wobei die Frauen im Durchschnitt 26,8 Punkte und die Männer 29,55 Punkten erreichten (Abb. 19). Die Frauen erzielten somit durchschnittlich ein befriedigendes und die Männer ein gutes Ergebnis (Abb. 20).

Im Rowe-Score erreichten die Patienten im Durchschnitt 48,3 Punkte (5–80 Punkte). Die Frauen erreichten im Durchschnitt 46,18 Punkte und die Männer 58,66 Punkte (Abb. 21). Frauen und Männer erzielten somit durchschnittlich ein schlechtes Ergebnis (Abb. 22).

Der mittlere Constant-Score betrug 61,69 Punkte (10–85 Punkte). Bei den Frauen beträgt der Constant-Score 60,5 Punkte (Range: 10–85

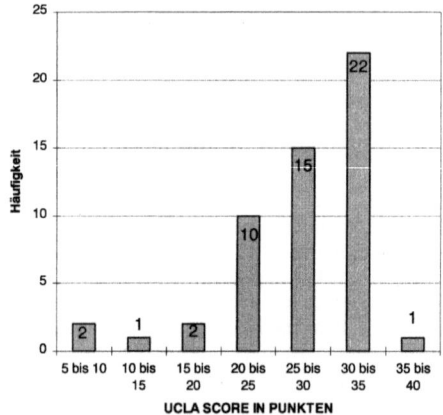

Abb. 19. Häufigkeitsverteilung der Punkte im UCLA-Score

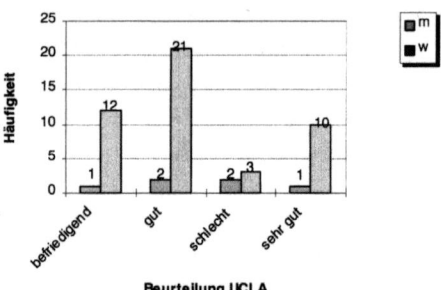

Abb. 20. Häufigkeiten der Beurteilung des UCLA-Scores (m = männlich, w = weiblich)

Punkte) und bei den Männern 67,55 Punkte (Range: 55–72 Punkte) (Abb. 23). Die Frauen erreichten mit 29,5% ein schlechtes Ergebnis, in 43,2% ein befriedigendes Ergebnis, in 25% ein

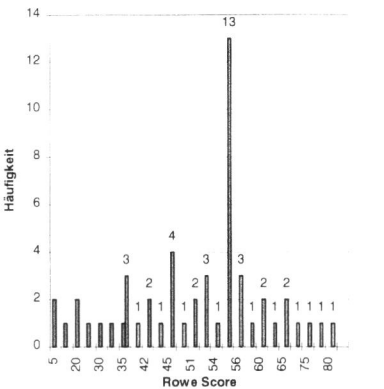

Abb. 21. Häufigkeit der Punktverteilung im ROWE-Score

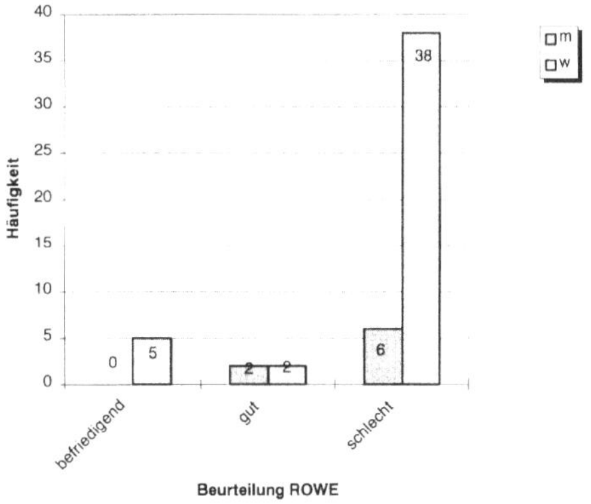

Abb. 22. Häufigkeit der Beurteilung des ROWE-Score (m = männlich, w = weiblich)

gutes Ergebnis und in 2,3% ein ausgezeichnetes Ergebnis. Die Männer erreichten zu 11,1% ein schlechtes Ergebnis, zu 44,4% ein befriedigendes Ergebnis, zu 44,4% ein gutes Ergebnis und zu 11,1% ein ausgezeichnetes Ergebnis (Abb. 24).

■ **Akromiohumerale Distanz.** Der Mittelwert der 65 nachuntersuchten Patienten lag bei 15,41 mm (SD: 5,09 mm, Range: 8–31 mm). Zwischen Männern und Frauen fand sich kein signifikanter Unterschied (Abb. 25). Ausgehend von einem Normalbereich zwischen 10–16 mm liegen 55,5% der Männer innerhalb dieses Bereiches. Bei 11,1% der Männer wurde ein Abstand kleiner 10 mm gemessen. Bei 33,3% der Männern wurde ein Abstand von größer 16 mm gemessen. Bei den Frauen liegen 67,6% innerhalb des Normalbereiches. Bei 25% der Frauen wurde ein Abstand kleiner als 10 mm gemessen, bei 7,1% der Frauen wurde ein größerer Abstand als 16 mm gemessen (Abb. 26).

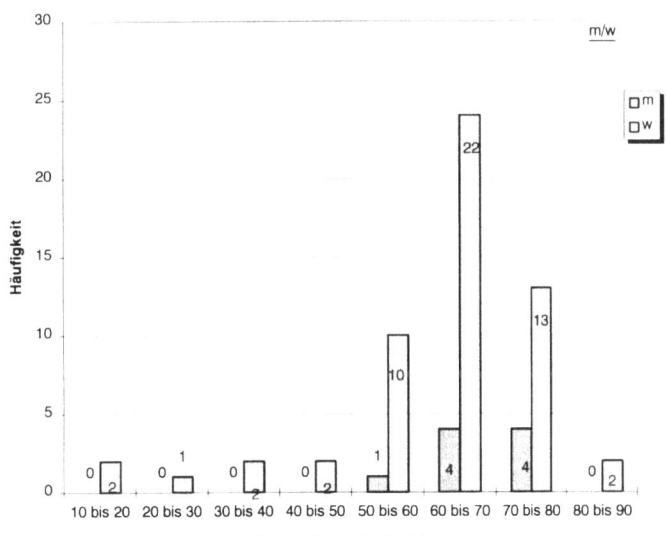

Abb. 23. Häufigkeitsverteilung der Punkte im Constant-Score

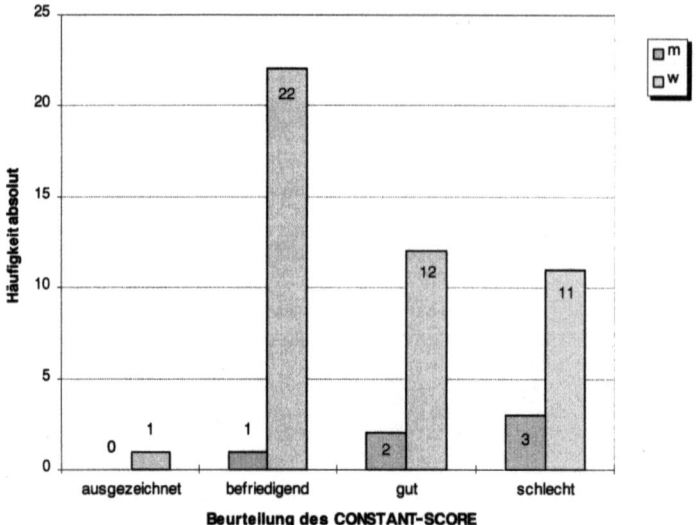

Abb. 24. Häufigkeitsverteilung der Beurteilung im Constant-Score

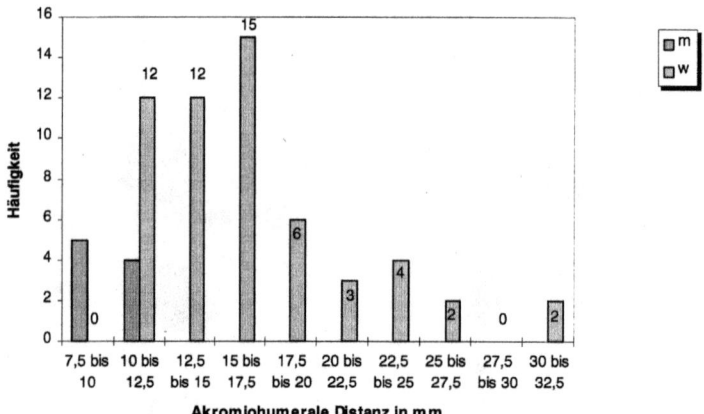

Abb. 25. Verteilung der akromiohumeralen Distanz

■ **Relation zum Tuberculum majus.** Der Mittelwert beträgt 9,7 mm (SD: 3,36 mm, Range: 4–21 mm). Es besteht kein signifikanter Unterschied zwischen Männern und Frauen (Abb. 27). Bei einer Variationsbreite von 5–11 mm liegen somit bei den Männern 83,3% innerhalb der Variationsbreite, bei 16,6% der Männer wurde eine Distanz größer als 12,5 mm gemessen. Bei den Frauen liegen 74,4% innerhalb der Variationsbreite, bei 20,9% ist die gemessene Distanz größer als 11 mm, bei 4,7% der Frauen ist die Distanz kleiner als 5 mm.

■ **Relation zum Glenoid.** Der Mittelwert liegt bei 5,21 mm (SD: 2,08 mm, Range: 2–12 mm). Bei den Männern liegen sämtliche Werte in einem Bereich zwischen 1–10 mm. Bei den Frauen liegen 80,5% der Werte in einem Bereich zwischen

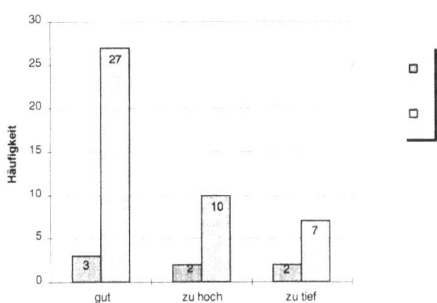

Abb. 26. Häufigkeitsverteilung der Röntgenbeurteilung der akromiohumeralen Distanz

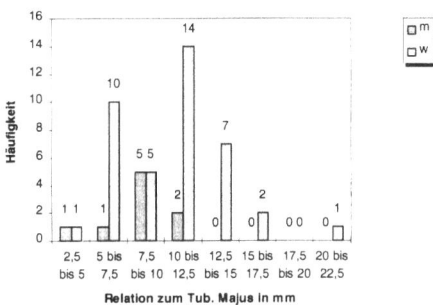

Abb. 27. Häufigkeitsverteilung der Relation zum Tuberculum majus

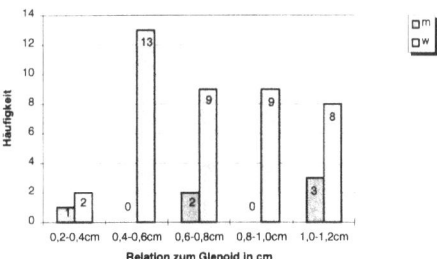

Abb. 28. Häufigkeitsverteilung der Relation zum Glenoid

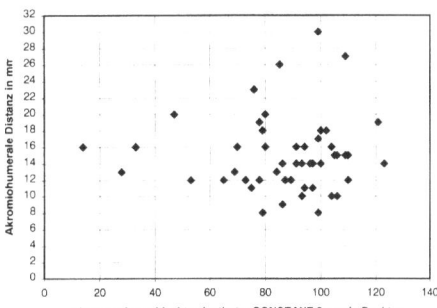

Abb. 29. Beziehung zwischen dem alters- und geschlechtsadaptierten Constant-Score und der akromiohumeralen Distanz

1–10 mm, bei 19,5% der Frauen liegt der Abstand größer als 10 mm. Auch hier zeigen sich keine signifikanten Unterschiede zwischen den Männern und Frauen (Abb. 28).

Ein wesentliches Interesse der Untersuchung lag darin, darzustellen, wie weit die Messwerte der Röntgenuntersuchung mit der postoperativen Funktion übereinstimmten Stellt man den Normalbereich der akromiohumeralen Distanz den Ergebnissen des Constant-Scores gegenüber, zeigt sich, dass 2/3 der Gesamtpopulation innerhalb des zu erwartenden Bereiches liegen und somit durch entsprechende Positionierung der Prothese zufriedenstellende Funktion aufweist (Abb. 29). Betrachtet man nur den Normalbereich zwischen 10–16 mm bei der akromiohumeralen Distanz, so liegen 73,1% der Gesamtpopulation innerhalb dieses Bereiches. Von diesen 73,1% der Patienten erzielten 80,8% einen Constant-Score mit der Note ausgezeichnet, 9,6% die Note gut und nur 5,8% die Note schlecht. Es konnte gezeigt werden, dass ein funktionell schlechtes Ergebnis nicht mit einer Malpositionierung bezüglich der akromiohumeralen Distanz einhergeht (Abb. 30).

Ein ähnliches Ergebnis lässt sich mit dem UCLA-Score zeigen (Abb. 31). Innerhalb des Normalbereiches der akromiohumeralen Distanz erreichen 7,7% ein schlechtes Ergebnis im UCLA-Score, 13,5% der Patienten ein befriedigendes Ergebnis, 19,2% ein gutes Ergebnis und 30,8% ein sehr gutes Ergebnis (Abb. 32).

Betrachtet man den Normalbereich bei der Relation zum Tuberculum majus, so lässt sich ein ähnlich gutes Ergebnis für den Constant- und den UCLA-Score im Streudiagramm darstellen (Abb. 33, 34). Aufgrund der hohen Schwankungsbreite im Rowe-Score ergeben sich hier keine gut verwertbaren Ergebnisse.

■ **Korrelationsberechnungen.** In der Spearman-Rangkorrelation besteht ein schwach signifikanter Korrelationskoeffizient von 0,017 für den Constant-Score für die Messvariable akromiohumerale Distanz (Tabelle 4). Es besteht ebenso

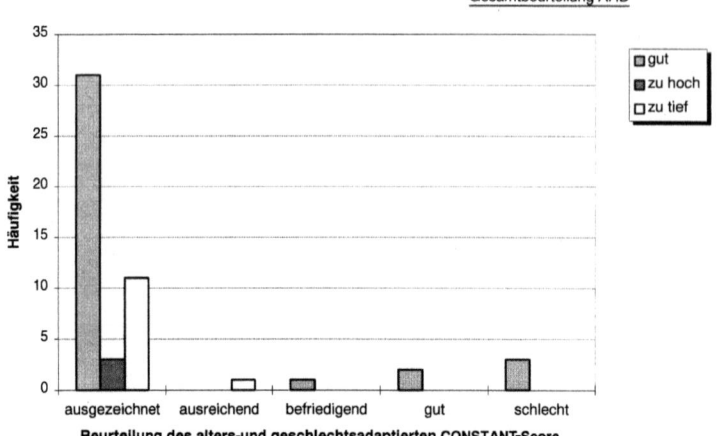

Abb. 30. Darstellung der Beziehung zwischen den Ergebnissen im Constant-Score und der Beurteilung der akromiohumeralen Distanz

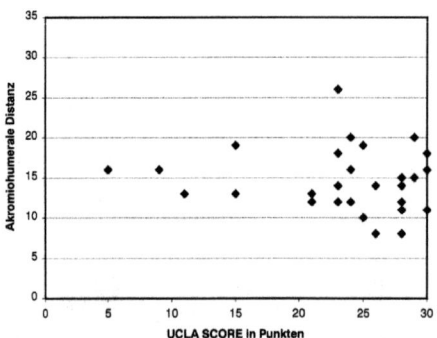

Abb. 31. Beziehung zwischen UCLA-Score und akromiohumeraler Distanz

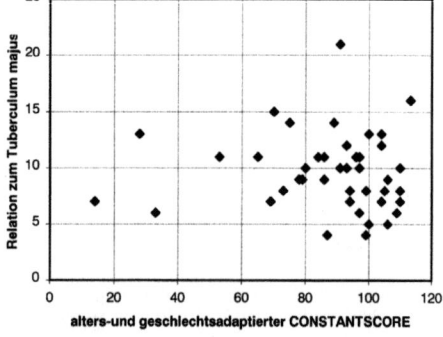

Abb. 33. Beziehung zwischen der Relation zum Tuberculum majus und dem alters- und geschlechtsadaptierten Constant-Score

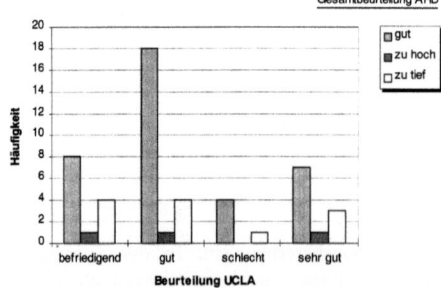

Abb. 32. Darstellung der Beziehung zwischen den Ergebnissen im UCLA-Score und der Beurteilung der akromiohumeralen Distanz

ein schwach signifikanter Korrelationskoeffizient von 0,015 für den UCLA-Score bezüglich der Messvariable akromiohumerale Distanz. Für den Rowe-Score lässt sich bei der Messvariable akromiohumerale Distanz kein signifikanter Korrelationskoeffizient berechnen. Korreliert man die anderen radiologischen Messparameter (Relation zum Tuberculum majus und Relation zum Glenoid) mit den erhobenen Funktionsscores, lassen sich für den Constant-Score keine signifikanten Korrelationskoeffizienten berechnen. Für den UCLA- und Rowe-Score können allenfalls nur schwach signifikanten Korrelationskoeffizienten von 0,08 bzw. 0,07 für die Messvariablen Relation zum Tuberculum majus

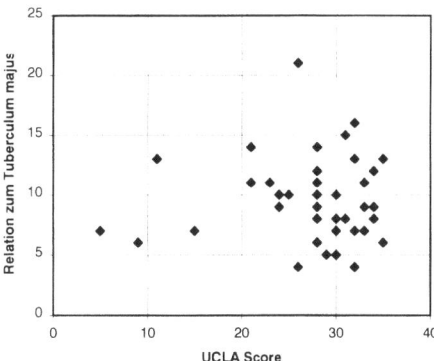

Abb. 34. Beziehung zwischen der Relation zum Tuberculum majus und dem UCLA-Score

mit den umgebenden Strukturen. Attmanspacher et al. (1998) wiesen ebenfalls auf die korrekte Prothesenhöhe hin, eine zu tief implantierte Prothese zieht eine Minderung der Spannung des M. deltoideus nach sich, eine zu hoch implantierte Prothese führt dagegen zu einer zu großen Vorspannung mit erheblicher Bewegungseinschränkung und Auftreten eines Impingements. Unsere Ergebnisse konnten eine positive Korrelation zwischen radiologisch korrekter Implantation und klinisch gutem Ergebnis aufzeigen.

Ambacher et al. (2000) hatten bei 27 Patienten nach Humeruskopffrakturen in 80% der Patienten mit der primären Versorgung ein exzellentes Ergebnis erreicht. 90% der Patienten gaben postoperativ keinen Schmerz mehr an. Nur wenige Patienten beschrieben eine geringe Kraftminderung an der operierten Extremität. Der durchschnittlich ermittelte Constant-Score betrug 65 Punkte.

und Relation zum Glenoid nachgewiesen werden.

Diskussion

Attmanspacher et al. (1998) konnten einen signifikanten Unterschied in der postoperativen Funktion im Vergleich primärer prothetischer Versorgung und Sekundärversorgungen nach fehlgeschlagener konservativer oder operativer Therapie verzeichnen. Das Resultat eines gelenkersetzenden Eingriffes nach proximaler Humerusfraktur ist abhängig von der Qualität der umgebenden Weichteile und der Sorgfalt im Umgang

Ein wesentlicher Diskussionspunkt ist nach wie vor das Alter der Patienten zum Zeitpunkt der Prothesenimplantation. Moeckel et al. (1992) beschreiben in ihrer Arbeit in ihrem Krankengut von insgesamt 22 Patienten ein Durchschnittsalter von 70 Jahren. Sie kamen zu dem Schluss, dass das funktionelle Ergebnis um so günstiger ausfällt, je jünger der Patient ist. Boss und Hintermann (1997) zeigten hingegen, dass bei den unter 80-Jährigen zwischen betroffener und nicht betroffener Seite im Durchschnitt eine Punktdifferenz von 42 Punkten im Constant-Score besteht. Bei den über 80-Jährigen dagegen besteht nur eine Differenz von 28 Punkten. Er

Tabelle 4. Spearman-Rangkorrelationen

	Akromiohumerale Relation zum			
	Alter	Distanz	Tuberculum majus	Rel. Glenoid
Constant-Score				
Korrelationskoeffizient	0,023057396	0,017314165	−0,123118064	0,083477803
Gültige Fälle	52	52	42	38
Einseitige Signifikanz	0,435554927	0,451517541	0,218644588	0,309145839
UCLA-Score				
Korrelationskoeffizient	0,150203854	−0,01523774	−0,079057213	0,087810873
Gültige Fälle	52	52	42	38
Einseitige Signifikanz	0,14392508	0,457308822	0,309359228	0,300057615
Rowe-Score				
Korrelationskoeffizient	−0,144388856	0,982764966	0,050062997	−0,141860924
Gültige Fälle	53	53	49	37
Einseitige Signifikanz	0,151148741	2,29712E-39	0,366322743	0,2011454

sah hier einen Hinweis für altersbedingte Funktionsstörungen auch an der Vergleichsschulter. Schmidt-Wiethoff et al. (2000) konnten darstellen, dass kein signifikanter Unterschied bei der postoperativen Funktion bezüglich der verschiedenen Indikationen und des Alters besteht. Der Constant-Score wurde mit durchschnittlich 65 Punkten angegeben. Sie wiesen jedoch darauf hin, dass neben der Motivation des Patienten und des Alters der präoperative Zustand der Rotatorenmanschette entscheidend ist.

Attmannspacher et al. (1998) erklären die funktionell schlechteren Ergebnisse bei Patienten über 70 Jahre mit dem bereits bestehenden funktionellen Defizit präoperativ. Gemessen an der Funktion der Gegenseite führt gerade bei älteren Patienten die prothetische Primärversorgung einer Humerusfraktur zu akzeptablen, angepasst an das Alter der Patienten sogar zu guten Resultaten und ist schon aufgrund der Schmerzreduktion jederzeit zu vertreten.

Allgemein wird auf den frühen Zeitpunkt der prothetischen Versorgung hingewiesen. Bosch et al. (1997) fanden bei frühzeitig versorgten Patienten mit Mehrfragmentfrakturen einen durchschnittlichen Constant-Score von 65,6 Punkten. Bei den verzögert versorgten Patienten hingegen lag der durchschnittliche Constant-Score nur noch bei 47,5 Punkten. Stoffel et al. (2000) konnten ebenfalls deutliche Unterschiede in Abhängigkeit des Zeitpunktes der prothetischen Versorgung nach Humeruskopffrakturen verzeichnen. Neumann et al. (1988) berichteten bereits 1980 von hervorragenden Ergebnissen nach primärer Versorgung von Mehrfragmentfrakturen des proximalen Humerus. In einer Folgestudie (Neumann et al. 1992) fanden die Autoren einen vergleichbaren durchschnittlichen Constant-Score von 84,5 Punkten bei Patienten mit primär implantierter Endoprothese.

Übereinstimmend mit Neumann et al. (1992) und Bosch et al. (1996) fanden Attmannspacher et al. (1998) bei sekundär implantierten Prothesen wesentlich schlechtere Resultate mit im Durchschnitt 20 Punkte niedriger liegendem Constant-Score.

Becker et al. (2002) konnten bei Patienten nach Mehrfragmentfraktur 4 Jahre postoperativ nur deutlich schlechtere Ergebnisse im Constant-Score mit durchschnittlich 45 Punkten verzeichnen.

Hawkins et al. (1989) berichten über primär und sekundär versorgte Frakturen des Humerus und fanden durchaus zufriedenstellende Resultate mit einem durchschnittlichen UCLA-Score von 24 Punkten. Göbel et al. (1999) sahen in einer vergleichenden Studie zwischen Humeruskopfprothesen bei akuten und veralteten Frakturen ein besseres Ergebnis in der ersten Gruppe. Jerosch et al. (1997) wiesen in einer Analyse ihrer Patienten nach alloprothetischem Ersatz der Schulter vor allem auf die Schmerzreduktion hin, welche auch nach Versorgung veralteter proximaler Humerusfrakturen zu erreichen ist. Cofield (1984) konnte über eine gute Schmerzreduktion nach Implantation einer Neer-Prothese bei veralteten Frakturen berichten.

Ein weiterer wichtiger Parameter für ein gutes postoperatives Ergebnis ist die intensive Mitarbeit des Patienten. Hawkins und Switlyk (1993) konnten bei fehlender Compliance der Patienten in der Zusammenarbeit mit den Krankengymnasten ein deutlich schlechteres Ergebnis dokumentieren. Auch Attmannspacher et al. (1998) beobachtete eine enge Korrelation zwischen Motivation des Patienten und dem funktionellen Ergebnis. Schmidt-Wiethoff et al. (2000) wiesen ebenfalls auf die immens wichtige, bereits präoperative Planung der Rehabilitation und die Motivation des Patienten hin.

Bei den eigenen Ergebnissen traten in 15,4% prothesenbedingte Komplikationen und 4,6% prothesenunabhängige Komplikationen auf. Im einzelnen waren 3 inferiore Luxationen (4,6%), 5 superiore Instabilitäten mit Rekonstruktionsoperation (7,7%), 1 Schulterdachplastik (1,5%) sowie eine Schaftfraktur (1,5%) zu verzeichnen. Die Inzidenz der Reoperation durch Komplikation betrug 10,8%.

Hartstock et al. (1998) beschrieben eine Gesamtkomplikationsrate von 35%, wobei Instabilitäten, Dislokationen der Tuberculae sowie Infektionen in absteigender Reihenfolge sehen. Boyd et al. (1991), Broström et al. (1992), Laurence (1991) berichten bei einem kurzen Nachbeobachtungszeitraum von durchschnittlichen Komplikationsraten von 36%. Dagegen beschreiben Brenner et al. (1989), Cofield et al. (1990), Hawkins et al. (1989) und Martin et al. (1995) bei längerfristigem Nachbeobachtungszeitraum durchschnittliche Komplikationsraten von nur 16%. Sperling und Cofield (2002) beschrieben eine Komplikationsrate von 14,7% bedingt durch eine Infektion.

Instabilität nach prothetischem Ersatz wurde 1982 von Neer (1974) erstmalig beschrieben. Nach Wirth und Rockwood (1994) handelt es sich bei der Instabilität um die häufigste der

Komplikationen. Bei Torchia und Cofield (1994) sowie Cofield (1994) schwankt die Häufigkeit zwischen 0–35%. Dabei sind die nach anterior gerichteten Luxationen mit 43% am häufigsten, gefolgt von den ungerichteten Luxationsneigungen mit 30% sowie den posterioren Luxationen mit 20%. Nach Torchia und Cofield (1994) ist der Anteil an inferioren Luxationen mit nur 4% angegeben. Heras et al. (1997) berichten über 46 Komplikationen (2,7%) bei 1709 implantierten Schulterendoprothesen. Es traten 11 anteriore Luxationen (23%), 17 posteriore Luxationen (36%), 14 superiore Luxationen (28%) sowie 3 inferiore Luxationen (6,5%) auf.

Hersch und Dines (2000) führten postoperative Arthroskopien aufgrund funktionell schlechter postoperativer Ergebnisse durch und fanden am häufigsten Rotatorenmanschettenrupturen. Nach arthroskopischer Revision zeigte die Hälfte der Patienten ein mäßiges Ergebnis, die andere Hälfte verbesserte sich nicht in der Funktionalität.

In unserem Patientengut wurden in 5 Fällen (7,7%), bei Rotatorenmanschettenruptur Reoperationen notwendig. Radiologisch ließ sich vor der Reoperation bei zwei der fünf Fälle eine akromiohumerale Distanz von 6 mm nachweisen. Bei den drei weiteren Patienten lag die akromiohumerale Distanz zwischen 6–8 mm. Insgesamt konnten in der Gesamtpopulation bei 12 Patienten akromiohumerale Distanzen von kleiner 10 mm nachgewiesen werden, womit sich die Inzidenz von Rotatorenmanschetteninsuffizienzen auf insgesamt 23,5% erhöhen würde.

Cofield (1984) sah die Inzidenz für Reoperationen bei Rotatorenmanschettenruptur nur bei 5% gegeben und sehen nur in Ausnahmefällen die Indikation zur Reoperation, da die Patienten oft schmerzfrei sind und nur wenig bewegungseingeschränkt sind. Sowohl Barrett et al. (1989) als auch Brenner et al. (1989) konnten belegen, dass operative Rekonstruktionen keine signifikanten Verbesserungen in der Beweglichkeit zeigen. Matsen (2000) beschrieben, dass eine operative Therapie nur in den Fällen zu überlegen sei, in denen erhebliche Bewegungs- und Funktionseinschränkungen bestehen.

Im vorliegenden Patientengut trat als weitere Komplikation nur eine perioperative Schaftfraktur auf. Rockwood und Matsen (1992) konnten eine Inzidenz von 2% für perioperative Frakturen beschreiben. Boyd et al. (1992) berichten über 7 Patienten mit perioperativer Fraktur bei einliegender Schulterprothese. Allen Frakturen war die Lokalisation distal der Prothesenspitze gemeinsam. Die primäre Versorgung erfolgte 2 × konservativ, 2 × mit einer dynamischen Kompressionsplatte sowie 5 × mit einer Revisionsprothese mit langem Schaft. Alle operativ versorgten Patienten zeigten 5 Monate postoperativ eine stabile Ausheilung, bei den konservativ versorgten Frakturen war es einmal zur Ausbildung einer Pseudarthrose gekommen. Auch Wright und Cofield (1995) konnten unter konservativer Therapie durchaus gute Behandlungsergebnisse bei perioperativer Humerusfraktur erzielen. Hinsichtlich der Therapie gibt es in der Literatur durchaus kontroverse Auffassungen. Bonutti und Hawkins (1992) propagieren die offene Revision, Boyd et al. (1992) bevorzugen ebenfalls die operative Vorgehensweise, während Groh et al. (1994) und Rockwood und Matsen (1992) die konservative Therapie bevorzugen und damit gute Behandlungsergebnisse erzielen konnten.

In Zusammenschau der oben aufgeführten Ergebnisse mit den aufgeführten Ergebnissen aus der Literatur ist bei den älteren Patienten mit vorliegender Multimorbidität bei Vorliegen eines Akutereignisses mit Vierfragmentfraktur des Humeruskopfes sowohl anhand der guten funktionellen Ergebnisse als auch aus sozialmedizinischer Sicht die primäre prothetische Versorgung indiziert. In allen anderen Fällen sollte auf jeden Fall berücksichtigt werden, dass trotz schlechterer funktioneller Ergebnisse zumindest eine Schmerzreduktion erzielt werden konnte, die für den Patienten mit einer Zurückgewinnung seiner Lebensqualität einhergeht und welche den prothetischen Ersatz des Schultergelenkes rechtfertigt.

Bei regelrechter Positionierung der Endoprothese mit einer akromiohumeralen Distanz zwischen 10 und 15 mm können, unabhängig von der Indikation und des Alters der Patienten, durchschnittlich gute funktionelle Ergebnisse erzielt werden und somit den primären alloprothetischen Gelenkersatz zur Therapie der ersten Wahl machen. Die schlechteren funktionellen Ergebnisse gemessen am Constant-Score waren jedoch nicht allein mit einer Fehlpositionierung der Prothese mit einer zu geringen oder zu großen akromiohumeralen Distanz vergesellschaftet.

Abschließend möchten wir empfehlen bei der Auswahl der Fraktur-Prothese auf verschiedene Faktoren zu achten:
- Die Prothese sollte an sich stabil sein und keine Schwachpunkte bieten. Die früher häufig verwendete isoelastische Prothese nach Matthys ist heutzutage kein adäquates Fraktur-Prothesenmodell mehr.
- Die Prothese sollte proximal nicht zu voluminös sein, so dass die Tubercula auch gut an die Prothese anzumodulieren sind. Prothesen-Designs, bei denen die Tubercula sogar noch reduziert oder ausgehöhlt werden müssen, sind nicht hilfreich für eine knöcherne Integration der Tubercula.
- Es sollte ein sicherer Fixationsmechanismus für die Tubercula vorliegen. K-Drähte oder Schrauben sind hier nicht hilfreich, da diese durch den weichen Knochen der Tubercula hindurchschneiden.
- Es sollte auch an die Revisionssituation gedacht werden. Nicht selten müssen doch gerade Fraktur-Prothesen revidiert werden. Handelt es sich dann um ein Design, welches zementiert oder zementfrei bis weit nach distal strukturiert ist, so ist eine Revision häufig nicht möglich, ohne den gesamten Schaft in der vollen Länge bis zur Prothesenspitze zu schlitzen. Dieses erhöht natürlich erheblich die Mobilität des Patienten und kann auch nicht der Funktion der Weichteile hilfreich sein. Günstig sind Prothesen-Designs, die nur proximal im Bereich der Anwachsstellen der Tubercula strukturiert sind und weiter distal dann hoch poliert, glatt oder eventuell sogar konisch konfiguriert sind. Diese lassen sich dann leicht auch aus einem Zementköcher nach proximal herausschlagen.

Fazit und klinische Relevanz

Ganz entscheidend für die Versorgung mit Fraktur-Prothesen ist heutzutage die Berücksichtigung von Höhe und Retrotorsion bei der Implantation von Fraktur-Endoprothesen.

Es sollte ein Design verwendet werden, welches die stabile Fixation der Probe-Prothesen erlaubt und gleichzeitig dabei auch eine Reposition von Tubercula und Prothese selber möglich macht.

Eine übungsstabile Fixation der Tubercula ist unumgänglich und sollte durch das Prothesen-System in sich möglich sein.

Literatur

Ambacher T, Erli HJ, Paar O (2000) Treatment outcome after primary hemi-alloarthroplasty in dislocated humeral head fractures. Zentralbl Chir 125(9):750–755

Attmanspacher W, Dittrich V, Stübinger A, Stedtfeld H-W (1998) Mittelfristige Ergebnisse nach Hemialloarthroplastik bei Frakturen des proximalen Humerus. 17. Steglitzer Unfalltagung 18.–19.09.1998, Berlin

Barrett WP, Thornhill TS, Thomas WH (1989) Non-constrained total shoulder arthroplasty for patients with polyarticular rheumatoid arthritis. J Arthroplasty 4:91–96

Becker R, Pap G, Machner A, Neumann WH (2002) Strength and motion after hemiarthroplasty in displaced four fragment fractures of the proximal humerus: 27 patients followed for 1–6 years. Acta Orthop Scand 73(1):44–49

Bigliani LU, Flatow EL, Pollock RG (1996) Fractures of the Proximal Humerus. In: Rockwood CA, Green DP (eds) Fractures in Adults. Lippincott-Raven

Bonutti PM, Hawkins RJ (1992) Fracture of the humeral shaft associated with total replacement arthroplasty of the shoulder. A case report. J Bone Joint Surg 74-A:617–618

Bosch U, Fremerey RW, Skutek M, Lobenhoffer P, Tscherne H (1996) Die Hemiarthroplastik – Primär- oder Sekundärmaßnahme für 3- und 4-Fragment-Frakturen des proximalen Humerus beim älteren Menschen? Unfallchirurg 99:656–664

Boss A, Hintermann B (1997) Primäre Versorgung der Humeruskopftrümmerfraktur beim älteren Patienten mit einer Kopfprothese. Unfallchirurg 100:867–873

Boyd AD, Aliabadi P, Thornhill TS (1991) Postoperative proximal migration in total shoulder arthroplasty. Incidence and significance. J Arthroplasty 6:31–37

Boyd AD, Thornhill TS, Barnes CL (1992) Fractures adjacent to humeral protheses. J Bone Joint Surg 74-A:1498–1504

Brenner BC, Ferlic DC, Clayton ML, Dennis DA (1989) Survivorship of unconstrained total shoulder arthroplasty. J Bone Joint Surg 71-A:1289–1296

Brostrom LA, Kronberg M, Wallensten R (1992) Should the glenoid be replaced in shoulder arthroplasty with an unconstrained DANA or St. Georg prosthesis? Ann Chir Gynaecol 81:54–57

Chesser TJ, Langdon IJ, Ogilvie C, Sarangi PP, Clarke AM (2001) Fractures involving splitting of the humeral head. J Bone Joint Surg Br 83(3):423–426

Cofield RH (1988) Comminuted fractures of the proximal humrus. Clin Orthop 230:49

Cofield RH, Edgerton BC (1990) Total shoulder arthroplasty: complications and revision surgery. Instr Course Lect 39:449–462

Cofield RH (1994) Uncemented total shoulder arthroplasty. A review. Clin Orthop 307:86–93

Cofield RH (1984) Total shoulder arthroplasty with the Neer prosthesis. J Bone Joint Surg 66-A:899–906

Compito CA, Self EB, Bigliani LU (1994) Arthroplasty and acute shoulder trauma: reasons for success and failure. Clin Orthop 307:27

Darder A, Darder A Jr, Sanchis V, et al (1993) Four-part displaced proximal humeral fractures: operative treatment using Kirschner wires and a tension band. J Orthop Trauma 7:497

Edelman G (1951) Immediate therapy of complex fractures of the upper end of the humerus by means of acrylic prosthesis. Presse Med 59:1777-1778

Esser RD (1994) Open reduction and internal fixation of three- and four-part fractures of the proximal humerus. Clin Orthop 299:244

Flatow EL (1994) Technique of prosthetic replacement for proximal humeral fractures. Tech Orthop 9:154

Funsten RV, Kinser P (1936) Fractures and Dislocations About the Shoulder. J Bone Joint Surg 18:191-198

Göbel F, Wuthe Th, Reichel H (1999) Ergebnisse der Humeruskopfprothese bei akuten und veralteten Frakturen des proximalen Humerus. Z Orthop 137:25-30

Groh GI, Heckmann MM, Curtis RJ, Rockwood CA (1994/95) Treatment of fractures adjacent to humeral prothesis. Orthop Trans 18:1072

Hartstock LA, Estes WJ, Murray CA, Friedman RJ (1998) Shoulder hemiarthroplasty for proximal humeral fractures. Orthopedic Clinics North America 29:467-475

Hawkins RJ, Bell RH, Jallay B (1989) Total shoulder arthroplasty. Clin Orthop 242:188-194

Hawkins RJ, Switlyk P (1993) Acute prosthetic replacement of the proximal humerus. Clin Orthop 289:156-160

Heers G, Trochia ME (2001) Shoulder hemiarthroplasty in proximal humeral fractures. Orthopade 30(6):386-394

Heras Jorge De Las, Cofield RH, Kozak TK, Vlasak R (1997) Instability after shoulder arthroplasty. 10. Kongress der Europäischen Gesellschaft für Schulter- und Ellenbogenchirurgie, Salzburg

Hersch JC (2000) Dines DM-Arthroscopy for failed shoulder arthroplasty. J Arthroplasty 16(6):606-612

Jerosch J, Steinbeck J, Langenbrink A (1997) Ergebnisse nach glenohumeralem alloplastischen Gelenkersatz. Orthopädische Praxis 33:234-239

Jerosch J, Heisel J (2002) Schulterendoprothetik. Steinkopff, Darmstadt

Jerosch J, Bödecker St (2003) Funktionelle Ergebnisse nach Hemiarthroplastik des Schultergelenkes nach proximaler Humerusfraktur in Abhängigkeit von der Positionierung der Prothese. Orthopädische Praxis 39:165-165

Laurence M (1991) Replacement arthroplasty of the rotator cuff deficient shoulder. J Bone Joint Surg 73-B: 916-919

Martin SD, Sledge CB, Thomas TS, Thornhill TS (1995) Total shoulder arthroplasty with an uncemented glenoid component. American Shoulder and Elbow Surgeons 11th Annual Meeting, Feb 19, Orlando, FL

Matsen FA, Antoniou J, Rozencwaig R, Campell B, Smith KL (2000) Correlates with comfort and function after shoulder arthroplasty for degenerative joint disease. J Shoulder Elbow Surg 9(6):465-46

Michaelis LS (1944) Comminuted Fracture – Dislocation of the Shoulder. J Bone Joint Surg 26:363-365

Moeckel BH, Dines DM, Warren RF, Altchek DW (1992) Modular hemiarthroplastik for fractures of the proximal part of the humerus. J Bone Joint Surg 74-A:884-889

Naranja RJ Jr, Iannotti JP (2000) Displaced three and four-part proximal humerus fractures: evaluation and management. J Am Acad Orthop Surg 8(6):373-382

Neer II CS, Brown TH, McLaughlin HL (1953) Fracture of the neck of the humerus with dislocation of the head fragment. Am J Surg 85:252-258

Neer CS II (1955) Articular replacement for the humeal head. J Bone Joint Surg 37-A:215-228

Neer CS II (1970) Displaced proximal humerus fractures, Pats I + II. J Bone Surg 52-A:1077-1103

Neer CS II (1974) Replacement arthroplasty for glenohumeral osteoarthritis. J Bone Joint Surg 56-A:1-13

Neumann, K, Muhr G, Breitfuss H (1992) Primärer Kopfersatz der dislozierten Oberarmkopffraktur. Orthopäde 21:140-147

Neumann K, Muhr G, Breitfuss H (1988) Die Endoprothese bei Oberarmkopftrümmerbrüchen. Eine ermutigende Alternative. Unfallchirurg 91:451-458

Rockwood CA, Matsen FA (1992) Global Shoulder Surgical Technique Manual. DePuy, Warsaw

Schlegel TF, Hawkins RJ (1994) Displaced proximal humeral fractures: evaluation and treatment. JAAOS 2:54

Schmidt-Wiethoff R, Wolf P, Habermeyer P (2002) Physical activity after shoulder arthroplasty. Sportverletz Sportschaden 16(1):26-30

Sperling JW, Cofield RH, Steinmann SP (2002) Shoulder Arthroplasty for Osteoarthritis secondary to glenoid dysplasia. J Bone Joint Surg Am 84-A(4): 541-546

Stoffel K, Fellmann J, Meier G, Bereiter H (2000) Relevant differences after post traumatic and degenerative humeral head replacement. Z Orthop Ihre Grenzgeb 138:110-111

Szyszkowitz R, Seggl W, Schleifer P, Cundy PJ (1993) Proximal humeral fractures: management techniques and expected results. Clin Orthop 292:13

Tamborini M, Wich M, Ekkernkamp A (2001) Shoulder joint endoprosthesis in the treatment of multiple fractures of the humeral head: Development and value. Z Ärztl Fortbild Qualitätssich 95 (3):179-185

Torchia ME, Cofield RH (1994/95) Long-term results of Neer total shoulder arthroplasty. Orthop Trans 18:977

Vander-Ghirst M, Houssa R (1951) Acrylic Prosthesis in Fractures of the Head of the Humerus. Acta Chir Belg 50:31-40

Wirth MA, Rockwood CA (1994) Complications of shoulder arthroplasty. Clin Orthop 307:47-69

Wright TW, Cofield RH (1995) Humeral fractures after shoulder arthroplasty. J Bone Joint Surg 77-A:1340-1346

Erregerspektrum und Diagnostik der infizierten Schulterendoprothese

A. Ince, L. Frommelt, J. Gille, A. Katzer, K. Seemann, J. F. Löhr

Einleitung

Die endoprothetische Versorgung von Schultergelenken stellt ein allseits akzeptiertes Verfahren der heutigen Orthopädischen Chirurgie dar. Die Operationsverfahren und die modularen Schulterendoprothesensysteme sind ausgereift, standardisiert und die Erfolgsaussichten haben sich denjenigen nach Hüft- und Knieendoprothesen weitgehend angeglichen. So verwundert es nicht, wenn die Zahlen der Primärimplantationen und letztlich auch der Revisionen ansteigen. Das Versagen der Schulterendoprothese aufgrund eines Infektes stellt eine Herausforderung für den Chirurgen und Mikrobiologen dar.

Cofield und Edgerton (1990) haben in einer Literaturübersicht von 1974–1988 eine Infektionsrate von 0,5% (0–3,9%) angegeben. Gschwend und Schwyzer (1994) führten eine Literaturstudie aus den Jahren 1987–1992 mit insgesamt 738 Fällen und fanden eine Infektionsrate von 0,8% (0–7,7%).

Diese niedrige Rate kann zum Teil durch den oft dicken und gut durchbluteten Weichteilmantel der Schulter erklärt werden. Nachteilig wirkt sich dieser auf die Entdeckung der Infektion aus, da aufgrund dessen klinische Zeichen einer Infektion „im Verborgenen" bleiben.

Die frühzeitige Diagnose kann desaströse Verläufe mit ausgedehntem Infekt im Knochenbett und in den Weichteilen sowie Sepsis verhindern. Aufgrund der niedrigen Infektionsrate nach Schulterarthroplastik findet man nur spärliche Informationen über die diagnostische und therapeutische Vorgehensweise [6]. Daher stellen wir mit dieser Arbeit einen Ansatz für die diagnostischen Schritte bei Schulterendoprotheseninfekten dar und diskutieren die Wertigkeit der präoperativen Gelenkpunktionen an der Schulter.

Die Kenntnis über das Keimspektrum bei infizierten Schulterendoprothesen ermöglicht eine effektivere Therapie, vor allem wenn präoperativ oder intraoperativ keine Erregeridentifizierung gelungen ist.

Patienten und Methode

Der Untersuchungszeitraum erstreckt sich von 8/1976 bis 10/2002.

Die Gruppe beinhaltet 17 Patienten, 7 Frauen und 10 Männer, mit einem Alter von durchschnittlich 68 Jahren (45–91). Alle Patienten bekamen eine Röntgenaufnahme der Schulter in 2 Ebenen, a.p. und axial. Es erfolgte die Untersuchung von Leukozytenzahl, BSG und CRP im Blut. Außerdem wurde bereits bei der prästationären Vorstellung die Schulter zur mikrobiologischen Untersuchung punktiert.

Die Diagnose der Schulterendoprotheseninfektion stützt sich auf erhöhte CRP-Werte sowie Keimnachweis und klinische Infektionszeichen.

Intraoperativ wurden Biopsien zur mikrobiologischen Untersuchung aus Kapsel und Prothesen-/Knocheninterface entnommen und erst dann mit der Antibiose begonnen. Alle 16 Prothesen wurden einzeitig auf eine zementierte Prothese gewechselt. Dabei wurde in den Knochenzement testgerecht Antibiotika eingemengt. Ein Patient wurde durch eine Resektionsarthroplastik therapiert.

■ **Bakteriologie.** Antibiotika müssen mindestens 1 Woche vor der Gelenkpunktion abgesetzt sein. Der punktierende Arzt und assistierende Pfleger tragen Kopfhaube und Mundschutz sowie einen OP-Kittel.

Nach mehrfachem Abwaschen mit einem Alkohol-Präparat (Cutasept G, Bode Chemie Hamburg) und sterilem Abdecken der Schulter eingehen mit der Punktionsnadel über einen ventralen Zugang ohne Applikation von Lokalanäs-

Tabelle 1. Patientendaten

Nummer	Alter	Geschlecht	Primärdiagnose	Risikofaktoren	Standzeit/Monate	prä-Op Keim	intra-Op Keim
1	79	m	Arthrose	–	68	Staph. epidermidis	steril
2	70	m	Trauma	Diabetes mellitus	24	Propioni acnes	Propioni acnes
3	69	w	Trauma	–	12	Staph. capitis	Staph. capitis
4	56	m	Trauma	Diabetes mellitus	12	Staph. epidermidis	Staph. epidermidis
5	66	m	Trauma	Prostata-Ca	1	Enterococcus faecalis	steril
6	56	m	Trauma	Decortin+COPD	122	Staph. capitis	Staph. capitis
7	91	m	Arthrose	–	14	steril	Propioni spezies
8	64	w	Trauma	–	3	Propioni acnes	steril
9	88	m	Arthrose	Decortin+Asthma	24	Streptococcus oralis	steril
10	58	w	Trauma	–	9	Mycobac. tuberculosis	Mycobac. tuberculosis
11	74	w	Trauma	–	5	steril	Streptococcus species
12	67	w	Trauma	–	6	Staph. epidermidis und beta-hämolysierende Streptokokken	Staph. aureus
13	90	w	Trauma	–	5	Staph. epidermidis	Staph. epidermidis
14	59	w	PCP	Decortin+PCP	18	steril	Staph. epidermidis
15	58	w	Trauma	–	15	Staphylococcus species	Staphylococcus species
16	45	w	Osteosarkom	Osteosarkom	6	Propioni acnes	Propioni acnes
17	73	w	Radionekrose	Mamma-Ca	156	Staph. aureus	Staph. aureus

COPD = chronic obstructive lung disease

thetika. Aspiration und Einsenden der Gelenkflüssigkeit in einem sterilen Röhrchen ohne Substratzusatz in das Mikrobiologische Labor.

Ergebnisse

Es ist sinnvoll auch an der Schulter die Infekte in Früh- (Auftreten innerhalb der ersten 3 Monate ab Operation) und Spätinfekte wie bei anderen großen Gelenken einzuteilen [6].

Demnach weist das Patientengut 6 Frühinfekte und 11 Spätinfekte auf.

Risikofaktoren für eine Infektion bestanden in 8 Fällen: zweimal Diabetes mellitus, Neoplasien (Prostata-, Mamma-Ca und Osteosarkom) in drei Fällen sowie Kortikoid-Medikation (bei COPD, Asthma bronchiale und Rheumatoider Arthritis) in ebenso drei Fällen.

14 Patienten waren mit einer Hemi-, 3 mit einer Totalendoprothese versorgt.

Die Standzeit der Endoprothesen betrug 29 Monate (1–156). In 14 Fällen konnte präoperativ ein Keim entdeckt werden und entspricht einer Sensitivität von 82,4%. In den restlichen Fällen wurde intraoperativ ein Keim identifiziert. Eine Mischinfektion mit 2 Keimtypen trat auf. In 4 Fällen zeigte sich Staphylococcus epidermidis, in 3 Fällen Propioni acnes, in 2 Fällen Staphylococcus capitis, jeweils einmal Staphylococcus aureus, Staphylococcus spezies, beta-hämolysierende Streptokokken, Streptococcus oralis, Enterocous faecalis und Mycobacterium tuberculosis.

Die laborchemischen Parameter zeigen eine unauffällige Leukozytenzahl mit 6,5/µl im Blut (3,7–12,8). Die CRP- und BSG-Werte sind erhöht mit 2,9 mg/dl (Norm < 0,3) und 37,4 mmHg/1. Std. (Norm < 15).

Die testgerechte Antibiose wurde für 8,1 Tage (5–14) verabreicht, in der Regel intravenös (Patient mit Mycobacterium tuberculosis nicht mit eingeschlossen).

Tabelle 2. Entzündungswerte und Antibiose

Nummer	WBC	CRP	ESR	Antibiose in Tagen
1	7,6	17	35	10
2	7,2	0,9	41	14
3	4,5	1,4	21	12
4	7,9	1,3	22	7
5	6,7	1	56	10
6	7,6	0,7	D.f.	10
7	D.f.	D.f.	D.f.	5
8	5,5	0,3	8	5
9	12,8	9,2	78	11
10	6,3	1,15	80	180
11	7,9	2,5	56	10
12	6	4,45	84	5
13	7,6	1,07	20	7
14	4,2	4,2	34	11
15	8,2	0,93	14	3
16	3,7	0,25	21	6
17	6,7	3	66	12

ESR = erythrocyte sedimentation rate; CRP = C-reaktives Protein; WBC = white blood cells; D.f.: Daten fehlen

Diskussion

Die Infektion einer Schulterendoprothese stellt ein sehr ernstes Problem dar. Sie beeinflusst erheblich das therapeutische Prozedere. Entscheidend für eine erfolgreiche Therapie ist die frühzeitige präoperative Diagnosestellung. Oft sind bei diesen Patienten Risikofaktoren wie Diabetes mellitus, Rheumatoide Arthritis, Immunsuppressiva-Therapie bei Neoplasie oder systemische Kortikoid-Gaben vorhanden.

Aufgrund des oft dicken Weichteilmantels sind diffuse Schmerzen meistens das einzige Zeichen einer vorliegenden Infektion. Daher ist die aktive Suche mittels Entzündungsparametern im Blut (v. a. C-reaktivem Protein, BSG und Leukozytenzahl), bildgebenden Verfahren und Gelenkpunktion eminent wichtig. Die Gelenkpunktion hat einen besonderen Stellenwert, da nur sie in der Lage ist, präoperativ den Keim und die Resistenzlage zu bestimmen. Mit diesen Informationen kann die testgerechte Antibiose perioperativ begonnen werden, ohne die Unsicherheit einer sonst „kalkulierten Antibiose" eingehen zu müssen.

Die konventionellen Röntgen-Bilder können zwar Osteolysen und Lockerungssäume aufweisen, aber eine infektiologische Genese können sie nicht ausschließen. CT und MRT sind aufgrund des Prothesenmaterials schwer zu verwerten. Die Skelettszintigrafie kann Hinweise auf eine Beteiligung von Knochen und Weichteilen fern vom Fokus durch septische Absiedlung geben.

Sperling et al. (2001) berichten von 32 Fällen mit Schulterendoprotheseninfekten: 11 wurden mit Technetium-Szintigrafie untersucht; in 5 Fällen mit Infektions-Korrelat, in 4 Fällen fraglichen und in 2 Fällen ohne Hinweis für einen Infekt. Insgesamt bleibt die Effektivität der Skelettszintigrafie aufgrund des geringen Datenmaterials unbeantwortet.

■ **Klinik des Protheseninfektes.** In der überwiegenden Anzahl führten diffuse Schmerzen die Patienten zum Arzt.

Nur 1 Patient zeigte Fieber, in einem Fall waren subfebrile Temperaturen vorhanden.

In 9 Fällen dominierte Rötung, in 5 Fällen eine Schwellung. Eine sezernierende Fistel war in 6 von 17 Fällen zu sehen.

In 15 Fällen war das CRP über Norm und die BSG in 13 Fällen über Norm erhöht. Die Leukozyten im Blut waren nur selten über Norm. Diese Ergebnisse stimmen mit der Literatur überein. Codd et al. (1996) fand bei 18 infizierten Schulterendoprothesen eine BSG von 49 mmHg/h und Leukozyten von 11/μl. Wirth und Rockwood berichten von 6 infizierten Schulterprothesen. Hier war die BSG bei 75 mmHg/h und Leukozyten von 12/μl.

Daher sind für die Diagnosestellung BSG und CRP aussagekräftiger als die Leukozytenzahl im Blut.

■ **Erregerspektrum.** Sperling et al. (2001) untersuchten 32 infizierte Schulterendoprothesen, von denen 18 präoperativ mit Gelenkpunktion evaluiert wurden. In 14 Fällen wurden Erregern nachgewiesen, die in der Arbeit jedoch nicht explizit aufgeführt werden.

Intraoperativ zeigt sich Staphylococcus aureus (13 ×), Koagulase-negative Staphylokokken (9 ×), Propionibakterien (5 ×) und Pseudomonas (4 ×) sowie andere Bakterien in Einzelfällen.

Schwyzer et al. (1995) berichten von 3 Infektrevisionen bei 363 Schulterendoprothesen; in beiden Fällen wurden Koagulase-negative Staphylokokken nachgewiesen. Bei einem Patient mit Fistel konnte kein Erreger identifiziert werden.

Jerosch und Schneppenheim (2003) berichten von 12 Patienten mit infizierter Schulterendoprothese. Nur in vier Fällen konnte ein Keim identifiziert werden. Drei Patienten zeigten Staphylococcus aureus und einer Staphylococcus epidermidis. Leider fehlt die Angabe die Identifizierung durch präoperative Punktion oder intraoperative Probenentnahme gelungen ist. Die Art und Weise der mikrobiologischen Untersuchung wird nicht erwähnt.

Eine andere Arbeit zeigt 18 Patienten mit Schulterendoprotheseninfekt; sieben von ihnen wurden punktiert, bei zwei mit Erregernachweis [1].

Die geringe Nachweisrate von Erregern in der beschriebenen Literatur ist auf verschiedene Faktoren zurückzuführen. Dabei spielen Art der Probe, Inkubationszeit und -medium eine übergeordnete Rolle. Oftmals genügt eine Inkubation von 4 Tagen nicht [5]. Bebrütung unter aeroben und anaeroben Bedingungen erhöht die Wahrscheinlichkeit eines Nachweises. Biopsien sind Abstrichen zu bevorzugen.

Wir inkubieren 10 Tage unter aeroben und anaeroben Bedingungen. Intraoperativ werden vor Antibiotikagabe Biopsien aus der Kapsel und dem Knochen-/Protheseninterface gewonnen. Dadurch kann eine Sensitivität von 81,7% und ein positiv prädiktiver Wert von 87,4% für ein Keimnachweis bei großen Gelenken erzielt werden [9].

Daher werden in unserer Klinik bereits prästationär bei diffusen Schmerzen bei liegender Schulterendoprothese laborchemische Entzündungsparameter bestimmt, sowie obligat eine Gelenkpunktion durchgeführt, auch wenn eine andere Genese wie subakromiales Impingement, Instabilität, ACG-Arthrose, Rotatorenmanschettenläsion und heterotope Ossifikationen vorliegen.

Die intraoperative Entnahme von mindestens 3 Proben muss vor der Applikation der Antibiotikaprophylaxe erfolgen, um die Anzuchtbedingungen nicht zu erschweren.

Proben aus Kapsel und Zement-/Knocheninterface erhöhen die Erregernachweisrate [4].

In unserem Patientengut dominierten Staphylokokkus- und Propionibakterien. Beide Keime sollten bei der kalkulierten Antibiose ohne Keimnachweis abgedeckt sein.

Aus unserem Patientenkollektiv mit infizierter Schulterendoprothese wurden 16 Patienten mit einem einzeitigen Endoprothesenwechsel versorgt. Ein Patient wurde mit einer Resektionsarthroplastik versorgt. Die Ergebnisse stehen bald zur Veröffentlichung zur Verfügung.

Wir konnten mit dieser Arbeit zeigen, dass die präoperative Gelenkpunktion durchaus suffizient ist, die Infektion und den Erreger sowie dessen Resistenzlage bei Schulterendoprotheseninfekten zu erfassen. Dadurch ist eine frühzeitige und preiswerte Diagnosefindung möglich, um eine zeitgerechte Therapie einzuleiten.

Literatur

1. Codd TP, Yamaguchi K, Flatow EL (1996) Infected shoulder arthroplasties: Treatment with staged reimplantation versus resections arthroplasty. Orthop Trans 20:59
2. Cofield RH, Edgerton BC (1990) Total shoulder arthroplasty: Complications and revision surgery. Instr Course Lect 39:449–462
3. Gschwend N, Schwyzer HK (1994) Komplikationen der Schulterarthroplastik und Behandlungsmöglichkeiten. Aktuel Rheumatol 17:161–170
4. Perdeau-Remington F, Stefanik F, Peters G, Ludwig C, Rütt J, Wenzel R, Pulverer G (1996) A four year prospektive study on microbial ecology of explanted prosthetic hips in 52 patients with "aseptic" hip loosening. Eur J Clin Microbiol Infect Dis 15:160–165
5. Ince A, Tiemer B, Gille J, Boos C, Russlies M (2002) Total knee arthroplasty infection due to Abiotrophia defectiva. J Med Microbiol 51:899–902
6. Jerosch J, Schneppenheim M (2003) Management of infected shoulder replacement. Arch Orthop Trauma Surg 123:209–214
7. Schwyzer HK, Simmen BR, Gschwend N (1995) Infekt nach Schulter- und Ellbogenarthroplastik. Orthopäde 24:367–375
8. Sperling JW, Kozak TKW, Hanssen AD, Cofield RH (2001) Infection after shoulder arthroplasty. Clin Orthop 382:206–216
9. Steinbrink K, Fommelt L (1995) Treatment of periprosthetic infection of the hip using one-stage exchange surgery. Orthopäde 24:335–343
10. Wirth MA, Rockwood CA Jr (1996) Current concepts review: Complications of total shoulder replacement arthroplasty. J Bone Joint Surg (AM) 78:603–616

Richtlinien für die Nachbehandlung nach endoprothetischem Schultergelenksersatz

J. Heisel, J. Jerosch

Seit der Jahrtausendwende werden in Deutschland *pro Kalenderjahr etwa 4000–5000 Schulterteil- oder -vollendoprothesen* (ganz überwiegend mit zementierter Fixation) implantiert. Es handelt sich hierbei in erster Linie um ältere, oft auch sehr betagte Patienten; das durchschnittliche Operationsalter liegt bei über 70 Jahren.

Hauptindikation zum künstlichen Schultergelenksersatz stellt die hochschmerzhafte funktions- und mobilitätsmindernde, konservativ therapierefraktäre Omarthrose dar, zuletzt zunehmend auch die osteosynthetisch oft nur problematisch zu versorgenden frischen 3- und 4-Segmentfrakturen des Humeruskopfes, vor allem bei gleichzeitig bestehender Osteoporose (Jerosch/Heisel 2002).

Unter Berücksichtigung der heute gültigen Fallpauschalen bzw. DRGs dauert der stationäre Aufenthalt im Akuthaus nach dem operativen Eingriff bis etwa zum Abschluss der Wundheilung (9.–14. Tag postop.). Es folgt dann in aller Regel eine stationäre Anschlussheilbehandlung (AHB) über weitere 3–4(5) Wochen in einer Rehabilitationsklinik, bei jüngeren mobilen Patienten ohne wesentliche Begleiterkrankungen auch teilstationär oder ambulant in entsprechend ausgerichteten Reha-Zentren. Die Gesamtdauer der postprimären Rehabilitation ist im Allgemeinen mit zumindest 10–12 Wochen zu veranschlagen. Vordringliche postoperative *Behandlungs-* und *Rehabilitationsziele* sind:
- die weitgehende Reduktion oder gar Ausschaltung des vormals bestehenden Ruhe-, Bewegungs- und/oder Belastungsschmerzes;
- die Wiederherstellung bzw. Verbesserung der Funktionalität des betroffenen Schultergelenkes;
- das Training von Ersatzfunktionen bei persistierenden Bewegungsdefiziten des betroffenen Schultergelenkes;
- die Wiederherstellung bzw. der Erhalt der Eigenständigkeit bzgl. der ADL (Vermeidung von Pflegebedürftigkeit);
- die Verbesserung der körperlichen Belastbarkeit im Alltag und Beruf (Verbesserung der Lebensqualität) (Jerosch/Heisel 1996, Heisel/Jerosch, 2003).

Frühe postoperative Phase im Akuthaus

Wichtige Diagnostik

- *Röntgenkontrolle* (betroffenes Schultergelenk in 2 Ebenen im Liegen): Befunddokumentation noch im Op-Saal, dann noch einmal postoperativ nach Entfernung der Redon-Drainagen (Implantatsitz? Gelenkzentrierung? Humerusschaftfissur? Stellung der Tubercula?).
  Im Falle einer *frischen traumatischen knöchernen Verletzung* (subkapitale Stückfraktur u. ä.) sind Ausmaß und Fortschreiten der Rehabilitation entscheidend abhängig von der Qualität der Refixation des Tuberculum majus und dem weiteren Fortgang seiner knöchernen Konsolidierung.
- *Sonographie* des betroffenen Schultergelenkes bei klinischem Verdacht auf ein postoperatives Hämatom (lediglich resorptionsfördernde Maßnahmen? Punktion? Operative Revision?).
- *Laborkontrollen* alle 3–4 Tage BSG, CrP (Entzündungsparameter), BB (Blutverlust? Thrombopenie bei Heparinprophylaxe?), evtl. Elektrolyte u. a. m.
- *Dopplersonographie* bei Thromboseverdacht.

Allgemeine Maßnahmen

- *Medikamentöse Schmerzlinderung* und *Resorptionsförderung* (NSAR, evtl. Enzympräparate, lokale Kryotherapie mit anmodellierbaren Eis- oder Gelbeuteln).
- *Pneumonieprophylaxe* (frühes und regelmäßiges Sitzen an der Bettkante, Atemübungen, Vibrationsmassage).

- *Perioperative Infektionsprophylaxe* mit breit abdeckendem Antibiotikum (one shot oder über 24 Std., in Risikofällen mit Infektion in der Anamnese evt. auch länger).
- Nur in Einzelfällen *Thromboseprophylaxe* mit einem für die Hochrisikogruppe zugelassenen Präparat (low-dose Heparin, Calciparin, u.a.) erforderlich; Frühmobilisation mit Sitzen an der Bettkante bereits am ersten postoperativen Tag; isometrische Anspannungsübungen (Schulterkappe, Oberarmmuskulatur); Hand- und Fingerübungen, aktiv-assisierte Ellenbogenbewegungen; Lymphdrainage zur Förderung des venösen Abflusses.
- *Ossifikationsprophylaxe* postoperativ nicht erforderlich.

Spezielle physiotherapeutische Maßnahmen

- *Lagerung* des betroffenen Armes im Gilchrist-Verband schmerzadaptiert bis etwa zum 4.–10. postoperativen Tag, anschließend auf einem Briefträgerkissen (Abb. 1) bzw. in einer Abduktionsschiene.
- *Krankengymnastische Mobilisation* mit vorsichtiger, passiv geführter Flexion im betroffenem Schultergelenk bis 90° ab dem Op-Tag bzw. ab dem 1. postoperativen Tag (*Einzeltherapie*). Beginn mit CPM-Schieneneinsatz (1–2-mal täglich für 20–30 min ab dem 1. postop. Tag – Abb. 2); isometrische Anspannungsübungen der schulterumspannenden Muskulatur; schrittweise Steigerung des passiven/aktiv assistierten Übungsprogramms (möglichst mehrmals tgl. für 10–20 min) durch den Physiotherapeuten; etwa ab dem

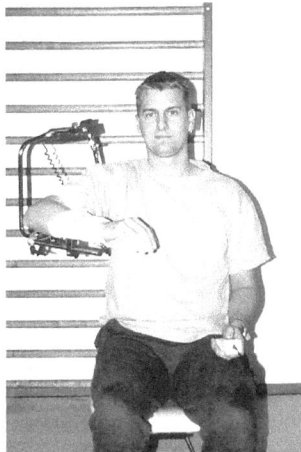

Abb. 2. CPM-Schienenbehandlung des Schultergelenkes in der frühen postoperativen Phase

3.–4. postop. Tag widerlagernde Mobilisation aus der funktionellen Bewegungslehre (FBL), Skapulamobilisation aus der Seitlage.
Beginn mit *Balneotherapie* ab der 1. postoperativen Woche im Falle einer reizfreien Wunde und weitgehend unauffälligen Laborparametern auch bei noch liegendem Fadenmaterial mit wasserdichtem Pflaster prinzipiell möglich.
- *Physikalische Maßnahmen, Massage:* Lokale Kryotherapie (Eisbeutel, Gelpackungen, Wickel, u.a.) 3–4-mal täglich 10–15 min; *Querdehnung* und funktionelle Weichteilbehandlung der schmerzhaften und hypertonen schulterumspannenden Muskulatur.
- *Ergotherapie:* schrittweise gesteigertes, schmerzadaptiertes *ADL-Training* ab dem 2. postop. Tag; Hilfsmittelversorgung.

Zum Zeitpunkt der Entlassung aus dem Akuthaus sollte die passive/aktiv-assistierte Flexion im operierten Schultergelenk zumindest 120° betragen und eine Außenrotation von 10–15° erreicht sein.

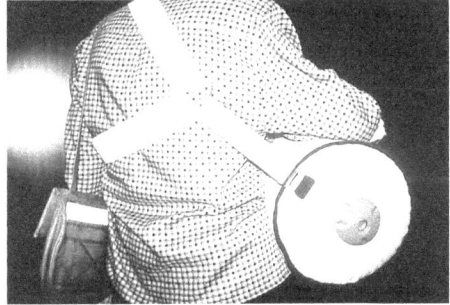

Abb. 1. Sog. Briefträgerkissen mit Gewährleistung einer leichten Anteversions- und Abduktionshaltung des operierten Schultergelenkes

Postprimäre (poststationäre) Phase

In aller Regel sollte bis zum Ablauf der 6. postoperativen Woche eine engmaschige ärztliche und physiotherapeutische Nachbetreuung des schulterendoprothetisch versorgten Patienten gewährleistet sein (stationäre oder teilstationäre AHB).

Diagnostik

- Detaillierte standardisierte *Erfassung des klinischen Befundes* zu Beginn, im Verlauf sowie zum Abschluss dieser Reha-Phase (aktuelles subjektives Beschwerdebild, lokaler Reizzustand, Gelenkfunktionalität und -stabilität, Durchblutungssituation, nervale Funktion);
- *Röntgenkontrolle* des Schultergelenkes in 2 Ebenen nach 4 und 6 Wochen bei vorausgegangener Humeruskopffraktur, sonst nur nach 6 Wochen;
- *Sonographie* des Schultergelenkes (statisch und dynamisch) in 2 Ebenen bei Beginn der Reha zur Erfassung eines postoperativen Hämatoms und zur Überprüfung der Situation der Rotatorenmanschette.
- *Laborkontrollen* (BSG, CrP, BB) zu Beginn der AHB, evt. weitere Kontrollen in wöchentlichen Abständen (bei nicht normgerechten Werten).
- *Dopplersonographie* bei Thromboseverdacht.
Evt. zu Beginn der AHB bei älteren Patienten *EKG-Untersuchung* zur Abklärung der körperlichen Belastbarkeit.

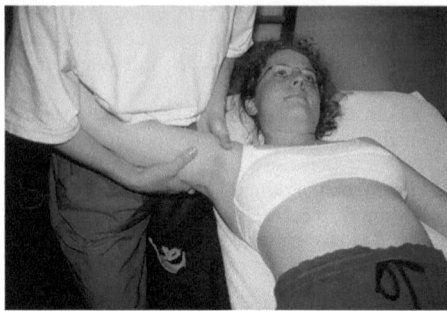

Abb. 3. Krankengymnastische Einzeltherapie nach endoprothetischem Schultergelenksersatz in der frühen Phase der postoperativen Rehabilitation mit passiv geführter Abduktion in Rückenlage des Patienten

Spezielle physiotherapeutische Maßnahmen

- *Krankengymnastische Maßnahmen:* Einzelbehandlung (1–2-mal/Tag über 20–30 min) mit Dehnungsübungen der betroffenen (meist hypertonen) Schultermuskulatur mit mobilisierenden Massagen, manueller Therapie (v. a. bei Weichteilverklebungen im Recessusbereich und Sehnenansatzproblemen – Abb. 3), muskulärer Kräftigung der Schulterblattstabilisatoren im Sinne von ‚shoulder shrugs' gegen Widerstand (Mm. trapezius, serratus anterior, rhomboidei), Deltamuskelkräftigung (z. B. mit unterschiedlichen Thera-Bändern), PNF (Armpattern/Skapulapattern), Koordinationsübungen mit einem Ball; des Weiteren tgl. konsequentes eigenständiges Übungsprogramm (z. B. „Teigrühren" mit Armhaltung vor dem leicht anteklinierten Oberkörper „jede Std. für 5 min"). Aufhängung im *Schlingentisch* (Abb. 4) bei noch deutlich schmerzhafter Funktionsbeeinträchtigung (dann möglichst tgl.); *CPM-Schiene* (1–2-mal/Tag für 20–30 min), später dann Übergang auf das *Handmotomed* (Kurbelbewegungen, Abb. 5); (Partner)Übungen an Geräten (Rollen eines Pezziballes oder Skateboards – Abb. 6); ab der 4.–5. Woche *sensomotorisches Training* an Spezialgeräten (z. B. Propriomed, Bodyblade, BOING), Maßnahmen der *medizinischen Trainingstherapie* (MTT; 1–3-dimensionale Übungen an Seilzügen oder an der Sprossenwand, möglichst unter Spiegelkontrolle; 1–2-mal täglich für 15–20 min – Abb. 7).
- *Balneotherapie:* V. a. *Einzeltherapie* (mindestens 3-mal/Woche, möglichst tgl.) durch den Physiotherapeuten mit ähnlichen Übungen wie im ‚Trockenen'; spezieller Einsatz von Hilfsmitteln wie Stangen, Schwimmbrettchen, Schwimmpaddeln oder Bällen, die gegen den Wasserwiderstand gezielt bewegt werden müssen (Abb. 8). *Kontraindikationen:* Störung der Wundheilung, Thrombophlebitis oder erst kürzlich abgelaufene Thrombose, dekompensierte Herzinsuffizienz u. a.
- *Gruppenbehandlung* aufgrund fehlender individueller Betreuung i. A. nicht sinnvoll!
- *Physikalische Maßnahmen:* Lokale *Kryotherapie* durch Eis- oder Gelbeutel bei deutlicher lokaler Schwellung mit Schmerzhaftigkeit (2–4-mal/Tag für 10–15 min), *Retterspitz-Wickel*, *Packungen* oder *Güsse* lokal (1-mal/Tag); *Lymphdrainage* des betroffenen Armes (1-mal/Tag über 20–30 min) bei deutlicher Umlaufstörung (bis etwa 4.–5. postop. Woche); *Reflexzonenmassage*, *Narbenmassage* in Ausnahmefällen.
- *Elektrotherapie*, *Ultraschall* lediglich außerhalb des Op-Bereiches (z. B. homolaterale Nacken- und Trapeziusmuskulatur) indiziert.
- *Ergotherapie:* Tägliches *Selbsthilfetraining* (vorzugsweise morgens) über 20–30 min, bis die ADL gut beherrscht werden; *Help arm-*

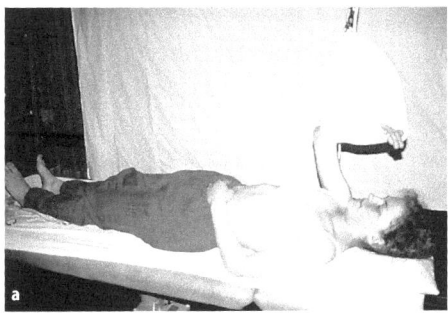
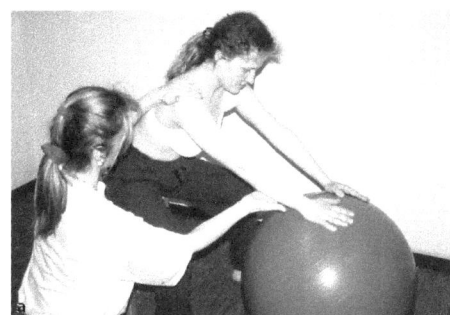
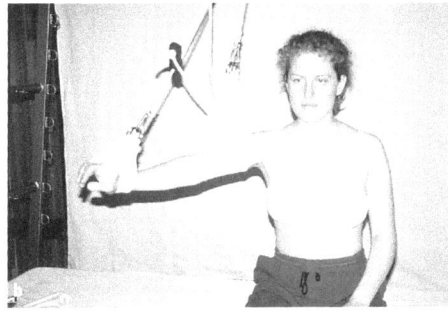
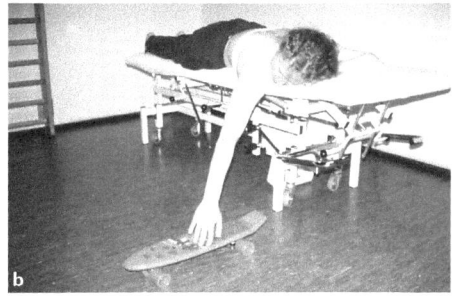

Abb. 4. Schlingentischaufhängung des betroffenen Armes nach endoprothetischem Schultergelenksersatz: **a** Ein-Punkt-Aufhängung in Seitlage; **b** Zwei-Punkt-Aufhängung im Sitzen

Abb. 6. Krankengymnastische Mobilisation des Schultergelenkes: **a** Verbesserung der Anteversion mit Hilfe eines Pezzi-Balles, **b** Verbesserung der Abduktion in Bauchlage mit einem Skateboard

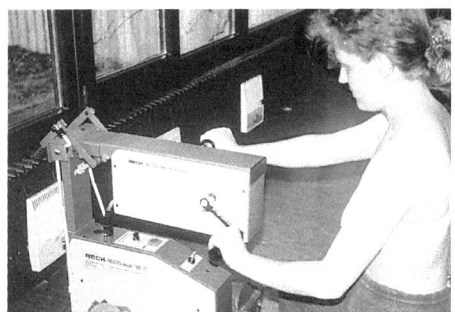

Abb. 5. Kurbeltraining für beide Schultergelenke am Handmotomed

Training (tgl.), funktionelles *Gruppentraining* (tgl. 30 min), evt. mit Erlernen von Ausweichbewegungen (bei persistierender Störung durch Rotatorenmanschettendefekt); *Hilfsmittelversorgung* (Greifhilfe, besondere Geräte wie langstielige Kämme, Bürsten, Spezialfön, Haushaltshilfen u. a. m. – Abb. 9).

- *Theoretische Schulung und Information (Endoprothesenschule):* Seminar mit 1–2 Arztvorträgen (Belastbarkeit des Implantates; was ist erlaubt, was ist verboten?) sowie mit 2–3 Referaten von Therapeuten mit Demonstration sinnvoller Übungen für das tägliche Leben.
- *Reha-Beratung (Sozialdienst):* Abklärung der häuslichen Versorgung (evt. Erleichterung durch temporären Mittagstisch, Haushaltshilfe, Pflegestation; im Ausnahmefall Einleitung häuslicher Umbaumaßnahmen u. a. m.); evt. Neuordnung der häuslichen Umgebung (z. B. im Haushalt, wo die häufig verwendeten Gegenstände jeweils gut erreichbar positioniert sein müssen), damit die ADL weiter eigenständig und sicher beherrscht werden; evtl. temporäre/dauernde Heimunterbringung bei verstärkter Hilfsbedürftigkeit; Fragen der Schwerbehinderung u. ä.
- *Psychologische Mitbetreuung:* Schmerzverarbeitungstraining, Entspannungstraining.
- *Ärztliche Maßnahmen:* Evt. *TLA* (Sehnenansätze), *Akupunktur,* Chirotherapie (HWS).

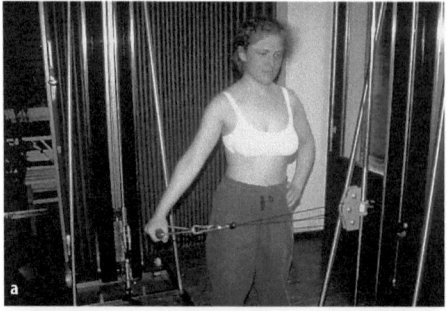
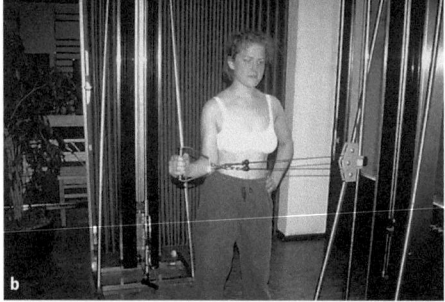

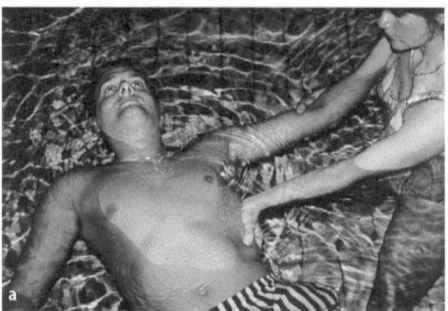
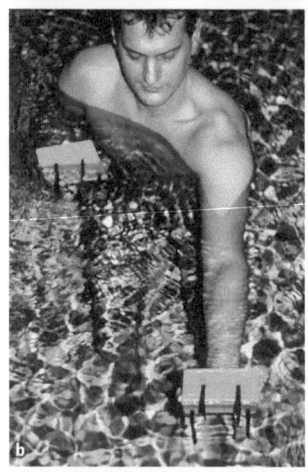

Abb. 7. Medizinische Trainingstherapie (MTT) nach endoprothetischem Schultergelenksersatz: **a** Abduktionstraining am Rollenzug; **b** Außenrotationstraining am Rollenzug

6–7 Wochen nach dem künstlichen (primären) Gelenkersatz sollte das betroffene Schultergelenk weitgehend schmerzfrei beweglich sein; der Patient sollte die ADL eigenständig sicher beherrschen, damit er in seiner häuslichen Umgebung wieder alleine zurecht kommt.

Abb. 8. Postoperative Balneotherapie nach endoprothetischem Schultergelenksersatz: **a** Verbesserung der Abduktion in Rückenlage durch den Therapeuten; **b** eigenständiges Training einer kraftvollen Anteversion mit Schwimmpaddeln gegen den Wasserwiderstand

Späte ambulante Phase und regelmäßige Nachsorge

Die primäre Rehabilitation ist in den meisten Fällen 12 Wochen nach dem schultergelenksersetzenden Eingriff abgeschlossen; nur noch in wenigen Problemfällen sind über diesen Zeitpunkt hinaus weitere intensive krankengymnastische Maßnahmen notwendig. Die klinische und radiologische Abschlusskontrolle erfolgt dann am besten beim Operateur, die weitere ambulante Nachsorge beim niedergelassenen Arztkollegen.

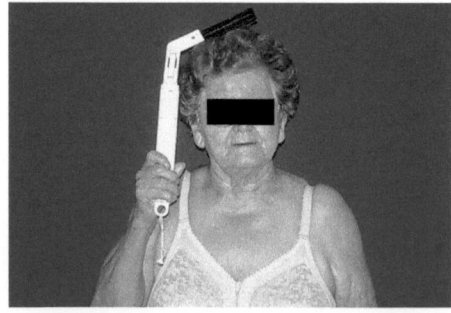

Abb. 9. Ergonomischer Fön bei eingeschränkter Schulterfunktion

Tabelle 1. MdE bzw. GdB nach endoprothetischem Schultergelenksersatz

Klinische Situation	Private Unfall-versicherung (Beinwert)	Gesetzliche Unfall-versicherung (MdE in %)	Bundesversogungs-gesetz (GdB)
Gute Funktion (Anteversion > 90°, Abduktion > 90°, Rotation > 50%), stabiles Gelenk	(2/7)–3/7	20–(30)	30
Mäßige Funktion (Anteversion 70–90°, Abduktion 60–90%, Rotation 30-50%), stabiles Gelenk	3/7–2/5-	30(–40)	30–40
Schlechte Funktion, (Anterversion < 70°, Abduktion < 60%, Rotation aufgehoben), stabiles Gelenk	2/5–1/2	40(–50)	40–50
Aseptische Lockerung	1/2–4/7	50(–60)	50–60
Fortbestehende Infektion	4/7–3/5	(50–)60	50–70

Diagnostik

Jährliche *ärztliche Kontrolluntersuchungen* (Dokumentation jeweils im Endoprothesenpass) mit Erhebung der *klinischen Befunde:* Größe/Gewicht; verbliebenes Beschwerdebild, subjektive Belastbarkeit, Notwendigkeit von Hilfsmitteln, verbliebene Fähigkeitsstörungen (Alltag, Haushalt, Beruf); Funktionalität (Neutral-0-Methode) und Stabilität des Gelenkes (Nacken- und Schürzengriff möglich?), muskuläre Kraftentfaltung (Deltoideus, Supraspinatus, Infraspinatus, Subskapularis, Bizeps, Trizeps), Umfangsmessung 15 cm oberhalb des radialen Humerusepikondylus im Seitenvergleich.
- *Gelenkpunktion* nur bei dringendem Verdacht auf Infekt zur Leukozytenzählung, Schnellausstrich, Resistenzbestimmung.
- *Röntgendiagnostik* möglichst in 2 Ebenen (a. p. und axial): Gelenkzentrierung? Implantatsitz (Migration, aseptische Lockerung, Fremdkörpergranulome, radiolucent zones, Infektzeichen)? Osteoporose? Ossifikation?
- *Sonographische Diagnostik:* Zustand der Rotatorenmanschette? Bursitischer Reizzustand?
- *Labordiagnostik:* BSG, CrP, BB (Entzündungsparameter).
- *Hilfsmittelversorgung:* Haushalt? Arbeitsplatz?
- *Szintigraphie:* Nur bei Verdacht auf entzündliche Irritation (unspezifisch).
- *EMG* nur bei persistierenden neurologischen Störungen.

Therapie

Zum bestmöglichen Erhalt der wichtigen muskulären Gelenkführung und -stabilität sollte ein möglichst regelmäßiges und v.a. gleichmäßiges funktionelles Training erfolgen mit Vermeidung kinetischer Kraftspitzen im Sinne der *MTT* bzw. des *therapeutischen Sportes* (Eigenregie, Schultergruppen, Physiotherapiezentrum; Tabelle 2) etwa 1–2-mal/Woche über 30–60 min; bei individuellem Bedarf auch Verordnung *medikamentöser, krankengymnastischer* oder *physikalischer Maßnahmen*.

Schlussfolgerungen

Rehabilitation bedeutet die Summe aller ärztlichen und nichtärztlichen Maßnahmen, um einem körperlich beeinträchtigten oder behinderten Patienten wieder möglichst schnell die Reintegration in die Gesellschaft und das Berufsleben zu ermöglichen. Beim endoprothetischen Schultergelenksersatz sind in den meisten Fällen Menschen im höheren Lebensalter betroffen, denen der operative Eingriff wieder Eigenständigkeit und verbesserte Lebensqualität im täglichen Alltag vermitteln soll. Das Umsetzen dieser wichtigen Aufgabe obliegt zunächst dem Operateur im Akuthaus; sozialmedizinisch mit entscheidend sind im Weiteren aber auch das Behandlungsteam um den Rehabilitationsmediziner und die dann später konsequent weiter betreuenden niedergelassenen Arztkollegen und

Tabelle 2. Sport nach alloplastischem Schultergelenksersatz

- **Empfohlene Sportarten**
  - (Rücken)Schwimmen
  - Gymnastik
  - Reiten
  - Wandern, Walking, Jogging, Leichtathletik-Laufsportarten
- **Tolerierte Sportarten (evt. mit Regelmodifikationen)**
  - Golf
  - Langlaufski
  - Schlittschuhlaufen
  - Radfahren
  - Curling
- **Bedenkliche Sportarten**
  - Kegeln, Bowling
  - Leichtathletik: Wurf- und Stoßdisziplinen, Sprungdisziplinen
  - Ballrückschlagsport (Tischtennis, Tennis, Badminton, Squash)
  - Mannschaftsballsportarten (v.a. Hand-, Basket-, Faust-, Volleyball)
  - Kraft- und Kampfsportarten (v.a. mit direktem Körperkontakt wie Boxen, Ringen, Judo u.a.)
  - Gewichtheben
  - Fechten
  - (Geräte)Turnen
  - Alpinski, Rodeln, Eishockey, Eisstockschießen
  - Bogenschießen
  - Rudern, Kanusport, Segeln, Wasserski

Physiotherapeuten. Alle wesentlichen Bausteine dieses komplexen Nachsorgeprogramms sind in die *Endoprothesenschule* (Jerosch/Heisel 1996) integriert.

Literatur

Barrett WP, Franklin JL, Jackins SE, Wyss CR, Matsen FA (1987) Total shoulder arthroplasty. J Bone Jt Surg 69-A:865

Constant CR, Murley AHG (1987) A clinical method of functional assessment of the shoulder. Clin Orthop 214:160

Delbrück H, Haupt E (1996) (Hrsg) Rehabilitationsmedizin. Urban & Schwarzenberg, München Wien Baltimore

Finkbeiner GF (1992) Rehabilitation von Erkrankungen und Behinderungen der Haltungs- und Bewegungsorgane. BV Orthopädie, S 23

Heger R, Theil J, Heisel J (2001) Differenzierte Behandlungsstrategien im Rahmen der stationären Anschlussheilbehandlung nach Schultereingriffen. Orth Prax 37:777

Heisel J, Jerosch J (2003) Leitlinien der orthopädischen Rehabilitation. Endoprothetische Versorgung des Schultergelenkes (im Druck)

Jerosch J, Heisel J (1996) Endoprothesenschule. Rehabilitations- und Betreuungskonzepte für die ärztliche Praxis. Deutscher Ärzte-Verlag, Köln

Jerosch J, Heisel J (2001) Künstlicher Gelenkersatz Hüfte – Knie – Schulter. Pflaum, München

Jerosch J, Heisel J (2002) Schulterendoprothetik – Indikation, Implantate, OP-Technik, Nachbehandlung, Begutachtung. Steinkopff, Darmstadt

Jerosch J, Heisel J, Attmannspacher W (2002) Der alloarthroplastische Ersatz des Schultergelenkes. Eine Standortbestimmung. Chir Prax 60:729

Jerosch J, Heisel J (2003) Schulterendoprothetik – eine Standortbestimmung. Dt Ärzteblatt 100:A-2366

Neer CS II (ed) (1990) Shoulder reconstruction. Saunders, Philadelphia

Neer CS II (1999) Neer hemiarthroplasty and Neer total shoulder arthroplasty, long-term results. J Bone Jt Surg 81-A:295

Protz W, Gerdes N, Maier-Riehle B, Jäckel WH (1998) Therapieziele in der medizinischen Rehabilitation. Rehabilitation 37(Suppl 1):S24

Salter RB (1989) The biologic concept of continous passive motion on synovial joints. Clin Orthop 242:12

Schröck R (1996) Prüfstand „Reha". Dt Ärztebl 93:B-1873

Swanson AB, de Swanson G, Sattel AB, Cendo RD, Hynes D, Jar-Ning W (1989) Bipolar shoulder arthroplasty. Long-term results. Clin Orthop 249:227

Begutachtung

Kapitel 16

Das pathomorphologische Substrat (PMS) als Grundlage der Beurteilung in der gesetzlichen Unfallversicherung

H. Hempfling

Die Begutachtung eines Körperschadens geht in aller Regel, sowohl in der gesetzlichen Unfallversicherung als auch in anderen Versicherungszweigen, vom pathomorphologischen Substrat (PMS) aus. Das bedeutet, es bedarf einer möglichst exakten Diagnose im Sinne einer zweifelsfreien Zuordnung von Symptomen zu einem Krankheitsbegriff, der wiederum das pathomorphologische Substrat widerspiegeln sollte. Nur in Kenntnis dieser krankhaften Veränderung, die möglichst mit den klassischen Begriffen der Pathologie definiert sein sollte, gelingt es, eine präzise Zuordnung zu einem Ereignis zu ermöglichen. Hat ein krank machendes Ereignis stattgefunden, so wird im Sinne einer differenzierten Diagnostik unter Einbezug der notwendigen diagnostischen Verfahren im Sinne der synergistischen Diagnostik eine Diagnose erstellt. Die Diagnose ist die Voraussetzung für eine differenzierte Therapie, aus der dann ein Behandlungsergebnis resultiert.

Wenn nach einem Ereignis ein pathomorphologisches Substrat festgestellt wird, so bedeutet dies noch nicht, dass das Ereignis auch ursächlich für dieses pathomorphologische Substrat zu werten ist. Es ist die Frage, ob das Ereignis rechtlich wesentlich für die festgestellte krankhafte Veränderung zeichnet. Daraus resultiert die Frage, ob das Ereignis geeignet oder nicht geeignet war, die krankhafte Veränderung zu verursachen oder ob evtl. auch im Sinne einer Gelegenheitsbedingung ein Schaden nur anlässlich eines angeschuldigten Ereignisses bemerkbar wurde. Nicht immer resultiert aus einem Ereignis ein pathomorphologisches Substrat. Es muss unterschieden werden, ob eine morphologische Störung eingetreten ist, das würde bedeuten, dass ein pathomorphologisches Substrat nachgewiesen werden kann, oder es kommt durch ein Ereignis zu einer funktionellen Störung, ohne dass ein pathomorphologisches Substrat im Sinne der morphologischen Störung nachgewiesen werden könnte (Abb. 1).

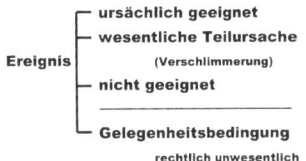

Abb. 1. Kausalität und pathomorphologisches Substrat

Liegt eine funktionelle Störung vor, so ist die Ausheilung zu erwarten in einem wohl definierten Zeitraum, oder es kommt zu einer einfachen, dann aber vorübergehenden Verschlimmerung, die ebenfalls nach einer bestimmten Zeit den Zustand wieder erwarten lässt, wie er vor dem Ereignis vorlag.

Entsteht eine morphologische Störung, d.h. eine Strukturänderung, so ist ebenfalls mit einer Ausheilung zu rechnen, dann aber immer im Sinne einer Narbe. Ist diese Ausheilung nicht möglich, kann eine Defektheilung erwartet werden oder aber es liegt eine einfache, dann aber dauernde Verschlimmerung vor. Der Begriff der richtungsgebenden oder richtungsweisenden Verschlimmerung ist unter diesen Aspekten nicht zu verwenden.

Die Beziehung zwischen dem festgestellten Schaden (Diagnose) und dem Ereignis kann verschieden sein (Abb. 2). Hat das Ereignis zu einem bestimmten Schaden geführt, so war das Ereignis ursächlich. Lag bereits ein Schaden vor und hat das Ereignis zu einer Verschlimmerung

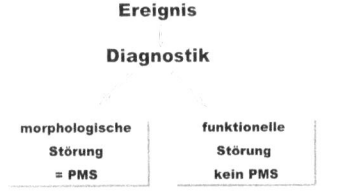

Abb. 2. Kausalität in der gesetzlichen Unfallversicherung

geführt, so kann das Ereignis die wesentliche Teilursache für den jetzt festgestellten Schaden sein oder das Ereignis ist grundsätzlich nicht geeignet, eine dann festgestellte Schädigung zu verursachen; das bedeutet, es liegt eine Zufallsdiagnose vor. Von diesen Überlegungen muss die Gelegenheitsbedingung abgegrenzt werden, bei der anlässlich eines Ereignisses ein Schaden entstandenen, der in etwa auch zur gleichen Zeit und im gleichen Ausmaß ohne das angeschuldigte Ereignis entstanden wäre. Das bedeutet, das Ereignis ist rechtlich unwesentlich für den entstanden Schaden zu bezeichnen. Für das Anerkennen eines Schadens als Folge eines Ereignisses setzt jedoch das Sozialgesetz voraus, dass das Ereignis rechtlich wesentlich für den entstandenen Schaden verantwortlich ist.

Wird ein Schaden festgestellt, so kann dieser auch zugeordnet werden, wobei der Schaden dann nicht unbedingt dem angeschuldigten Ereignis angehören muss. Die Einteilung der Schäden sieht Folgendes vor:
- keine morphologische Veränderung, evtl. funktionelle Störung
- Normgeneration
- mechanisch bedingter Verschleiß
- Überlastungsschaden
- Verschlimmerung eines vorbestehenden Schadens
- Verletzungsfolge.

Liegt ein Unfallereignis vor und wird nach diesem eine Diagnose gestellt, d. h. ein Schaden festgestellt, so bedeutet dies noch nicht, dass dieser auch rechtlich wesentlich auf das angeschuldigte Unfallereignis zurückzuführen ist. Die Beurteilung einer anatomischen Struktur kann diese als altersentsprechend einschätzen, das würde der Normgeneration entsprechen. Eine Struktur kann vorgealtert sein, d. h. aber nicht, dass dies ein degenerativer Schaden ist, in aller Regel liegt ein mechanischer Aufbruch (overuse) vor. Der Begriff degenerativ wird allzu häufig anstelle der mechanisch bedingten Verschleißerscheinung eingesetzt. Degenerativ bedeutet aber, dass eine intrazelluläre Einlagerung gemäß der pathologischen Definition zustande kommt, z. B. im Sinne der Stoffwechselstörung (trübe Schwellung, vakuoläre Degeneration, u. a.). Möglicherweise bedeutet die primäre Meniskopathie ein degeneratives Ereignis im Sinne der mukoiden Degeneration.

Bei Normgenerationen, bei mechanisch bedingtem Verschleiß, aber auch bei der direkten Verletzungsfolge, müssen anlagebedingte Schäden (Schadensanlage) abgegrenzt werden. Soll ein pathomorphologisches Substrat beurteilt werden, so sind abgesehen von der Normgeneration oder auch der mechanisch bedingten Verschleißerscheinung (overuse) die Verletzungsfolgen dem Zeitfaktor zuzuordnen. Eine Verletzung kann frisch oder veraltet sein. In aller Regel ist die zeitliche Abgrenzung am 14. Tag nach dem Unfallereignis. Dies hat eine Bedeutung für die Therapie. Ligamentäre Strukturen können innerhalb der ersten 14 Tage (frische Verletzung) rekonstruiert werden.

Zur Feststellung des pathomorphologischen Substrates stehen die üblichen diagnostischen Verfahren, jedoch mit unterschiedlicher Wertigkeit zur Verfügung. Zur Beurteilung werden dann möglichst alle vorhandenen Diagnoseverfahren im Ergebnis herangezogen, so dass eine synergistische Diagnostik mit einer Diagnose resultiert. Dabei sollte die Mitbeurteilung der feingeweblichen Untersuchung (Histologie) nicht unterschätzt werden.

Das pathomorphologische Substrat

Gemäß den Vorstellungen der klassischen Pathologie werden die pathologischen Veränderungen in die der allgemeinen Gelenkpathologie eingeteilt, d. h. es liegen Strukturveränderungen vor, die an allen Gelenken vergleichbar sind, wie die Knorpelpathologie, die Pathologie der Synovialis und auch der Gelenkkörper.

An allen Gelenken findet man auch die sog. Distorsionen und Kontusionen sowie in der Nähe der Gelenke die diese übergreifenden Muskelschäden.

Allgemeine Schulterpathologie

Pathologische Veränderungen am Schultergelenk sind, bezogen auf das anatomische Substrat, mit denen an anderen Gelenken vergleichbar:
1. Distorsion – Kontusion
2. Muskelschäden
3. Knorpelpathologie
4. Synovialispathologie
5. Gelenkkörper.

Distorsion – Kontusion

Als Diagnosen werden häufig Kontusionen und Distorsionen angegeben. Hier handelt es sich zwar um definierte Begriffe, diese aber werden unterschiedlich gebraucht. Bei beiden Begriffen als Diagnose ist eine Krafteinwirkung auf den Körper Voraussetzung (Abb. 3). Diese Krafteinwirkung wird definiert durch ihre Richtung, durch die Kraftstärke sowie durch die Art und Dauer der Einwirkung. Des Weiteren hängt das Ergebnis einer Krafteinwirkung davon ab, welche Gewebearten getroffen werden, z. B. Epithelgewebe, Stützgewebe, Muskelgewebe, Nervengewebe.

Kontusion und Distorsion unterscheiden sich durch die Art der Krafteinwirkung (Abb. 4). Während bei der Distorsion Körperstrukturen auseinander gezogen werden, kommen bei der Kontusion Körperstrukturen unter Druck im Sinne einer direkten Krafteinwirkung. Es hängt nun davon ab, ob bei der direkten Krafteinwirkung ein elastischer oder ein unelastischer Stoß resultiert. Der elastische Stoß führt zur elastischen Verformung und diese ist in aller Regel vorübergehend. Der unelastische Stoß führt zu einer plastischen Verformung und dies bedeutet eine dauerhafte Schädigung. Die Kontusion oder Prellung ist vergleichbar mit einem elastischen Stoß, die Stauchung und Quetschung ist vergleichbar mit einer plastischen Verformung. In Abhängigkeit von der Kraftrichtung zum getroffenen Körperteil werden dann auch tangentiale Krafteinwirkungen (Schürfung, Ablederung u. a.) und Biegungsmechanismen unterschieden. Bei letzteren wirkt auf die betroffene Körperregion eine Dehnung und Stauchung gleichzeitig ein. Eine Krafteinwirkung kann von kurzer Dauer sein, vergleichbar mit einem Stoß, oder von langer Dauer, vergleichbar mit einer Quetschung. Sie kann punktuell aber auch flächig sein, und hängt von der Kraftrichtung zur Körperoberfläche ab. Je nach Intensität der Krafteinwirkung kann somit die vorübergehende der dauernden Verformung unterschieden werden (Tabelle 1). Demzufolge resultieren verschiedene Verletzungsbegriffe in Abhängigkeit von der Art des betroffenen Gewebes (Tabelle 2).

Der Begriff der „Distorsion" wird häufig gebraucht, bedeutet aber nicht eine Diagnose sondern eigentlich einen Unfallhergang. Daher kann die Distorsion lediglich als Oberbegriff verwendet werden. Sie enthält verschiedene

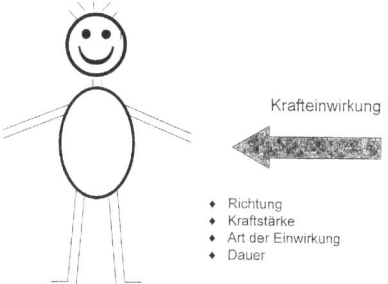

Abb. 3. Möglichkeiten der Krafteinwirkung auf den menschlichen Körper

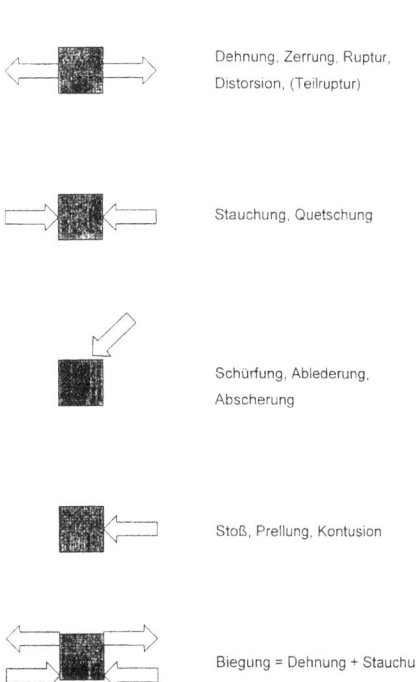

Abb. 4. Richtung der Krafteinwirkung

Schweregrade von Verletzungen, die an Bändern, Sehnen oder Muskeln abgelaufen sind. Der Schweregrad der Bandverletzung mit dem Oberbegriff der „Distorsion" enthält unter Berücksichtigung des Elastizitätskoeffizienten am Band Einschätzungen der Längenänderung, der Kontinuität, der Stabilität, des evtl. auftretenden Hämatoms sowie auch des Schmerzes (Tabelle 3). Demzufolge, und unter Berücksich-

Tabelle 1. Art der Verformung

- ■ **Plastische Verformung (vorübergehend)**
  - Kompressibilität (Kompressionsmodul)
  - Torsion (Torsionsmodul)
  - Dehnung – Stauchung (Elastizitätsmodul)
  - Biegung (Dehnung + Stauchung)
- ■ **Plastische Verformung (dauernd)**
  - Quetschung
  - Ruptur
  - Fraktur

Tabelle 2. Verletzungen der verschiedenen Gewebearten

Verletzungen der verschiedenen Gewebearten		
1. Epithelgewebe:	Wunden (Hieb-, Stich-, Quetsch-, Platz-, Riss-, Schürfwunde u. a.)	
2. Stützgewebe:		
– ungeformt:	wie 1.	
– geformt:	Sehnen, Bänder; Knorpel:	direkt (Kontusion) indirekt (Distorsion) direkt (Hieb, Schnitt) Kontusion Abscherung → … bis zur Fraktur
	Knochen:	direkt (Kontusion) indirekt (Biegung) indirekt (Torsion) → … bis zur Fraktur
3. Muskelgewebe:	direkt:	Kontusion
	indirekt:	Distorsion
4. Nervengewebe:	Druck-, Zugschäden Teil-, Komplettdurchtrennung	

Tabelle 3. „Distorsion" der Bänder

	Grad I Dehnung	Grad II Zerrung	Grad III Ruptur
■ Längenänderung	bis 5%	5–8%	über 8%
■ Kontinuität	+	+	–
■ Stabilität	+	(–)	–
■ Hämatom	–	+	+
■ Schmerz	+	+	?

Tabelle 4. „Distorsion" u. a. an Bändern, Sehnen, Muskeln

→ ☐ ← „Distorsion"	Klinische Zeichen
■ **Dehnung** 5%	Schmerzen keine Blutung keine Schwellung
■ **Zerrung** = Teilruptur 5–8%	Schmerzen Schwellung Einblutung (Hämatom)
■ **Ruptur** über 8%	Schwellung Einblutung (Hämatom) Instabilität Schmerzen (gering?)

renmanschette am Tuberculum majus, hier muss dann unterschieden werden, ob diese Fraktur als Abrissverletzung oder als Kontusionsverletzung durch direkte Krafteinwirkung zu werten ist. Sowohl bei „Distorsionen" als auch bei „Kontusionen" bestehen klinische Zeichen, die die Unterscheidung nach Ausschluss einer knöchernen Verletzung ermöglichen (Tabelle 4). Bestehen Schmerzen, so ist bei der „Distorsion" die Dehnung und die Zerrung wahrscheinlich, sind die Schmerzen in den Hintergrund getreten und lässt sich die Instabilität nachweisen, so weist dies auf die Ruptur hin.

Bei der direkten Krafteinwirkung kann je nach Art der Einwirkung (Tabelle 5) die Prellung von der Kontusion und der Quetschung unterschieden werden, wobei der Begriff „Kontusion" ähnlich dem Begriff der „Distorsion" als Oberbegriff zu werten ist.

Kommt es zu einer tangentialen Krafteinwirkung (Tabelle 6), so finden wir meist an der Haut, den darunterliegenden Subkutanschichten, aber auch am Knorpel und am Knochen, entsprechende pathomorphologische Substrate. Die

Tabelle 5. Kontusion (Stauchung), Kontusion (Stoß), u.a. Haut, Sehnen, Muskeln, Knorpel, Knochen

→ ☐ ← Kontusion (Stauchung) ☐ ← Kontusion (Stoß)	Klinische Zeichen
■ **Prellung**	Schmerzen keine Blutung keine Schwellung
■ **Kontusion**	Schmerzen, Schwellung Einblutung (Hämatom)
■ **Quetschung**	Schmerzen, Schwellung Gewebestörung (Nekrose)

tigung der verschiedenen Einzelfaktoren, ist eine Klassifikation der „Distorsion" möglich mit den Unterbegriffen „der Dehnung, Zerrung und Ruptur" (Tabelle 4).

Ein Sonderfall ist die Abrissverletzung eines Bandes oder auch einer Sehne. An der Schulter findet man dies als Abrissverletzung der Rotato-

Tabelle 6. Tangentiale Krafteinwirkung, u. a. Haut, Knorpel, Knochen

☐ ✓	Klinische Zeichen
■ **Schürfung**	oberflächliche Hautschäden
■ **Ablederung**	Hautablederung
■ **Abscherung**	Hautablederung mit Abscherung tieferer Strukturen

Abscherung kann am Weichteilgewebe zu finden sein aber auch an tieferen Strukturen.

Muskelschäden

Mechanisch bedingte traumatische Muskelschäden kommen entweder zur Ausheilung, dies ist mit Wiederherstellung des Muskelgewebes möglich, es kann aber auch Narbengewebe entstehen oder eine überschießende Reaktion im Sinne der Myositis ossificans. Die Muskelpathologie sieht eine Einteilung von mechanisch-traumatischen Muskelschäden vor (Tabelle 7).

Bezüglich der Kausalität gilt der Leitsatz: Immer dann, wenn die Anforderung an den Muskel seine verfügbare Kraft übersteigt, kann es zum Riss kommen – Missverhältnis zwischen Belastung und Belastbarkeit. Die Unterscheidung, ob ein Muskelschaden unfallbedingt zu werten ist oder ob das genannte Missverhältnis zwischen Belastung und Belastbarkeit vorliegt, ist in der Beurteilung schwierig. Als Hinweis kann gelten, dass eine Krafteinwirkung von außen in aller Regel zu einer direkten unfallbedingten Muskelschädigung führt. Krafteinwirkungen im Muskelinneren sind nur dann als Unfallfolge zu werten, wenn eine Überstreckung vorliegt oder eine Kontraktion gegen Widerstand (Tabelle 8). Chronische Überlastungsschä-

Tabelle 7. Mechanisch-traumatische Muskelschäden

- Geschlossene Muskelquetschung
- Geschlossene Muskelzerrung
- Geschlossener Muskelriss → direkte Krafteinwirkung
  → indirekte (plötzliche übermäßige Muskelkontraktion)
- Muskelverrenkungen
- Offene Muskelverletzungen

Tabelle 8. Muskelschäden

	Art der Schädigung	Unfallereignis
A	**Krafteinwirkung von außen**	Prellung Quetschung Kontusion	ja
B	**Krafteinwirkung im Muskelinneren**	Zerrung Faserriss Muskelriss	
	B1 „Muskelriss"		
	B1a Überstreckung	⟶	ja
	B1b Kontraktion gegen Widerstand	⟶	ja
	B2 „chron. Überlastung" overuse injury		nein Missverhältnis Belastung und Belastbarkeit
C	**Vorschaden**	Nekrose	
	C1 Muskelerkrankung		nein
	C2 Muskelschäden (z. B. Anabolika)		

den oder auch Folgen aus Muskelerkrankungen sind normalerweise als Unfallfolge abzulehnen.

Knorpelpathologie

Die Knorpelpathologie sieht die Unterscheidung zwischen Knorpelverletzung und Knorpelschaden (Malazie/Arthrose) vor. Des Weiteren wird zwischen primären und sekundären Knorpelschäden unterschieden. Sekundäre Arthrosen resultieren aus der Luxation, intraartikulären Oberarmkopfbrüchen, bei der Cuff-tear-Arthropathie und aus der Instabilität im Sinne der Instabilitätsarthrose mit den typischen Exophyten am Unterrand des Oberarmkopfes.

Die traumatischen Knorpelschäden werden eingeteilt in Knorpelkontusionen, Knorpelimpressionen und Knorpelfrakturen:
- Knorpelkontusion
  Subchondrales Hämatom
  Fissuren
- Knorpelimpression
  Impressionsfraktur
  Federnde Impression
  Gelenkkantenimpression
- Knorpelfrakturen
  Isolierte chondrale Fraktur (isolierte Knorpelabscherung)
  Osteochondrale Fraktur.

Knorpelfissuren bringen die Knorpelmasse in Kontakt zum subchondralen Knochen, Knorpeldefektfrakturen lösen den Knorpel aus dem Verbund, bei dieser Verletzung ist die Hämarthrosebildung obligat. Bei Knorpel-Knochen-Ausbrüchen kommt es zum Versuch der Reparation, wobei die ehemals scharfrandigen Knorpelecken sich abrunden mit teilweisem Auffüllen des Defektgrundes mit Ersatzgewebe.

Die Knorpelerweichungen sehen eine Klassifikation vor mit erhaltener aber weicher Oberfläche. Es kommt zum Öffen der Knorpeloberfläche mit Fissur- und Rissbildungen innerhalb der Knorpelschicht, bis schließlich die subchondrale Knochenschicht erreicht wird und als Knochenglatze imponiert (Abb. 5, Tabelle 9). Beim Stadium III nach Ficat und Hungerford (1977) ist die subchondrale Knochenschicht erreicht, d.h. bei dieser Form des Knorpelschadens kommt es zur knöchernen Reaktion auf den Knorpelschaden und zu ersten radiologisch erkennbaren Arthrosezeichen (Hille 1988). Mit dem Stadium III der Knorpelerweichung kann eine Klassifikation der Arthrose mittels Röntgenbild vorgenommen werden. Die Klassifikationen der Knorpelschäden sind vielfältig. Gängig ist die Einteilung nach Bauer und Jackson (1988), wobei hier eine Abgrenzung zwischen traumatischen und nicht traumatischen Knorpelschäden im Gesamtsystem nicht vorgesehen ist (Abb. 6):

I: „Linear-crack type"
Dabei handelt es sich um eine isolierte Knorpellinearfraktur, die bis auf den subchondralen Knochen reichen kann.
II: „Stellate-fracture type"
Dabei liegen mehrere divergierende Frakturlinien oft mit einem zentralen Flake vor.
III: „Flape type"
Es ist eine Knorpellamelle ausgerissen, diese hat jedoch noch Verbindung zur Knorpelumgebung.
IV: „Crater type"

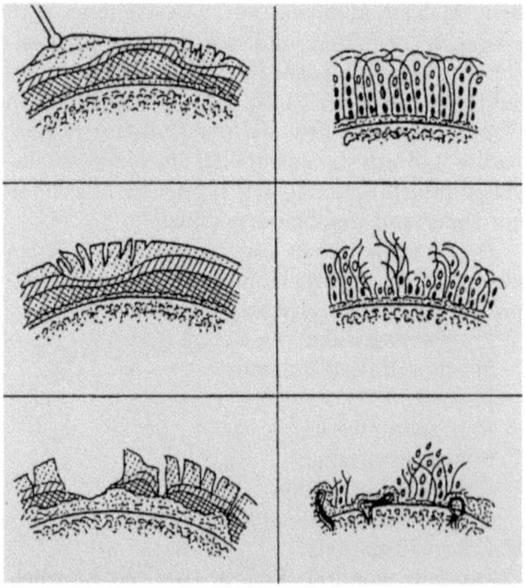

Tabelle 9. Verschiedene Stadieneinteilungen der Chondromalazie patellae

Outerbridge (1961)	
Stadium I	Lokale Erweichung und Schwellung des Knorpels
Stadium II	Fissurenbildung und Fragmentation bis zu einem Herddurchmesser von 1,3 cm
Stadium III	Wie Stadium II, nur mit einem Herddurchmesser über 1,3 cm
Stadium IV	Ulzera und Erosionen bis auf den subchondralen Knochen
Ficat u. Hungerford (1977)	
Stadium I	Knorpelödem mit Elastizitätsverlust und eventueller Knorpelverfärbung
Stadium II	Knorpelfissuren und Rissbildungen, welche den subchondralen Knochen nicht erreichen
Stadium III	Nekrose des Knorpels mit Ulzera bis auf den subchondralen Knochen
Metcalf (1982)	
Stadium I	Knorpelerweichung bei sonst intakter Oberfläche
Stadium II	Mäßige Fissurenbildung und Fragmentation der Knorpeloberfläche
Stadium III	Starke Fibrillation, Fragmentation oder Fissurenbildung über weniger als 50% der Knorpeloberfläche
Stadium IV	Wie Stadium III, nur mehr als 50% der Knorpeloberfläche betroffen oder Freilegung des subchondralen Knochens
Hille (1988)	
Stadium I	Knorpelerweichung
Stadium II	Blisterbildung
Stadium III	Crabmeat-Veränderung
Stadium IV	Arthrose: Stadium I: Samtartig veränderte Knorpeloberfläche Stadium II: Tiefergreifende, bis auf den subchondralen Knochen reichende Fissur Stadium III: Knorpelulzerationen, Knochenglatzen

Abb. 5. Klassifikation der Chondromalazie nach Ficat und Hungerford (1977)

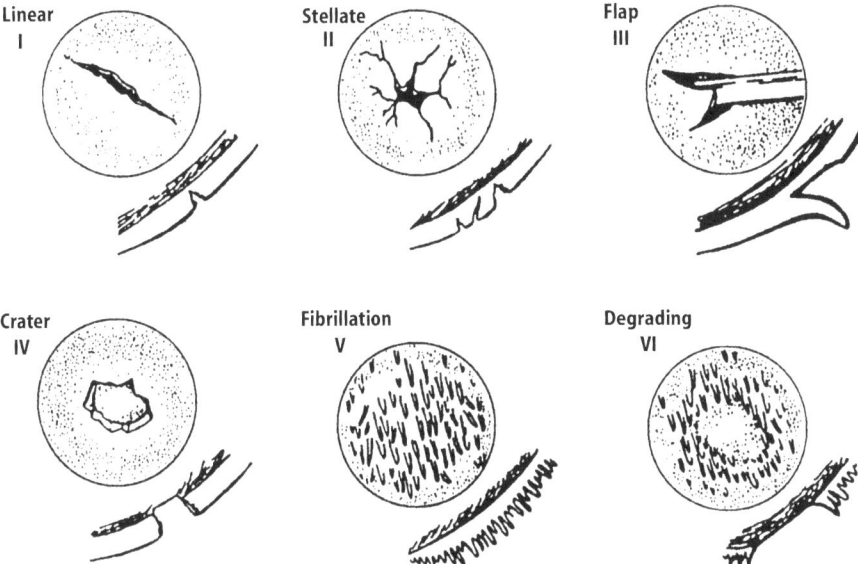

Abb. 6. Klassifikation der Knorpelschäden nach Bauer und Jackson (1988) – Typenbezeichnung im Text

Es ist ein Stück Knorpel vom subchondralen Knochen abgelöst.

V: „Fibrillation type"
Die Knorpeloberfläche ist faserförmig aufgerauht, größere Knorpellösungen liegen nicht vor.

VI: „Degrading type"
Degenerative Erweichung des Knorpels mit Lösung von Knorpelstücken.

Gutachterliche Probleme entstehen immer wieder in der Abgrenzung der Osteochondrosis disseans von der sog. Flake fracture, insbesondere dann, wenn diese alten Charakters ist (Abb. 7). Sowohl bei der isolierten Knorpelfraktur als auch bei der Knorpel-Knochen-Fraktur ist die Hämarthrosebildung nach dem Unfall obligat, da blutender Knochen freiliegt. Demgegenüber kann die Osteochondrosis dissecans zur Dissekatbildung neigen, eine Einblutung ins Gelenk erfolgt dabei nicht. Die Beurteilung und Abgrenzung traumatisch bedingter Knorpelschäden von den nicht traumatischen Knorpelschäden (Malazie und Arthrose) ist denkbar schwierig und ist im engen

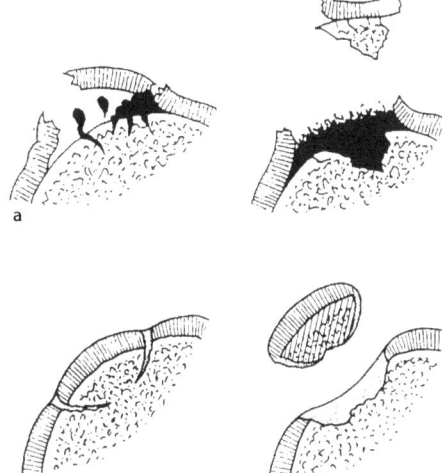

Abb. 7. Knorpel- und Knorpel-Knochen-Fraktur im Vergleich zur Osteochondrosis dissecans (Originalabbildung aus: Bandi 1977): (**a**) chondrale Ruptur oder Abscherung, (**b**) Osteochondrosis dissecans

Tabelle 10. Klassifikation der Hill-Sachs-Läsion nach Calandra (1989)

Grad	Läsion
I	rein chondraler Defekt
II	Mitbeteiligung subchchondralen Knochens
III	ausgedehnter subchondraler Defekt

zeitlichen Zusammenhang zum Ereignis zu sehen. Traumatische Knorpelschäden gehen dann, wenn der subchondrale Knochen erreicht wird, mit einer Einblutung ins Gelenk einher. Oberflächliche traumatische Knorpelschäden sind selten und setzen dann, wenn eine direkte Krafteinwirkung zu einer Knorpelschädigung führen soll, auch eine entsprechende Weichteilverletzung am Einwirkpunkt voraus. Während bei oberflächlichen Knorpelschäden keine Heilungschance besteht, sind Knorpelschäden, die auf den subchondralen Knochen reichen, in der Lage Regenerationstendenzen aufzuzeigen, die dann zum Zeitpunkt des Unfallereignisses relativ typische Erscheinungsbilder nachweisen lassen (z. B. Abrundung ehemaliger scharfer Ränder). Alleine die Tatsache, dass ein scharfrandiger Knorpelschaden besteht, heißt noch nicht, dass auch ein Trauma vorausgegangen ist, denn auch bei arthrotischen Veränderungen sind scharfkantige Knorpeldefekte häufig.

Eine spezielle Knorpel-Knochen-Schädigung am Schultergelenk ist die Impression bei der Schulterluxation (Hill-Sachs-Läsion), die entsprechend Calandra (1989) in drei Schweregrade eingeteilt wird (Tabelle 10).

Synovialispathologie

Die Synovialispathologie des Schultergelenkes ist vergleichbar mit der anderer Gelenke, man unterscheidet die unspezifische Synovialitis von spezifischen Synovialitiden, wie septische Synovialitis, Synovialitis villonodularis pigmentosa sowie Synovialitis chondrodetritica und die synoviale Chondromatose.

Gelenkkörper

Gelenkkörper sind an der Schulter seltener als an anderen Gelenken. Sie entstehen z. B. bei der synovialen Chondromatose, aber sie können auch bei Schulterluxationen durch Aussprengungen aus einer Hill-Sachs-Delle entstehen oder auch durch Abbruch von Exophyten bei der Arthrose. Entscheidend ist, dass bei der Gelenkkörperbildung im Schultergelenk immer die Ursache abgeklärt wird bzw. der Herkunftsort gefunden wird (z. B. Gelenkmaus bei der Osteochondrosis dissecans mit Mausbett).

Spezielle Schulterpathologie

Spezielle pathologische Probleme finden sich an der Rotatorenmanschette (Impingement, Defekt, Ruptur, Kalk). Man definiert Impingementsyndrome subakromial und subkorakoidal, aber auch im Subskapularisbereich und am hinteren oberen Glenoid. Charakteristisch ist die Labrumpathologie, die Bizepssehnenpathologie und das Instabilitätsproblem, differentialdiagnostisch zu den Schulterluxationen.

Rotatorenpathologie

Vergleichbar der Pathologie auch an anderen Sehnen werden hier traumatische Rupturen von einem schleichenden, der Impingementsymptomatik folgenden degenerativen Defekt unterschieden. Traumatische Risse der Rotatorenmanschette sind komplett und inkomplett auf der Bursa- oder Gelenkseite lokalisiert, in seltenen Fällen kann eine extrasynoviale Ruptur vorliegen. Das bedeutet, es ist eine Einblutung ins Gelenk nicht zu erwarten, da die die Rotatorenmanschette überkleidende Synovialis erhalten ist. Die frische Ruptur ändert sich etwa nach zwei Wochen unter Retraktion der Sehnenränder und Abrundung derselben zur veralteten Ruptur (Abb. 8).

Traumatische Rotatorenrupturen gehen in aller Regel mit einer Hämarthrosebildung einher und sind extrem selten. Das Ereignis, das dazu führen soll, muss geeignet sein, einen entsprechenden Sehnenriss zu verursachen. In der Beurteilung der angeschuldigten Ereignisse herrscht noch weitgehend Uneinigkeit, wobei zwei Mechanismen in aller Regel allgemein anerkannt werden:
■ Unfallmechanismen, die auch zu einer Schulterluxation hätten führen können,
■ passive Krafteinwirkung auf eine maximal vorgespannte Rotatorenmanschette.

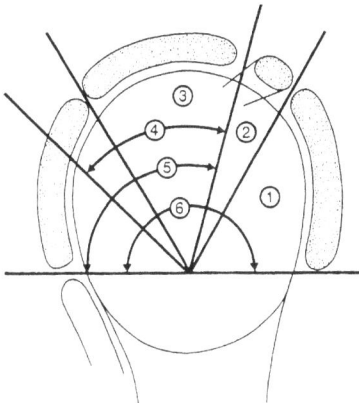

Abb. 8. Topographie der Risse in der sagittalen Ebene. Die Ausdehnungslokalisation bestimmt die Einteilung in Segmente; Anterosuperiore Läsion: Segment 1, 2 und 3; Superiore Läsion: Segment 2 und 3; Posterosuperiore Läsion: Segment 4 und 5; und komplette Läsion; Segment 6 (aus: Patte 1990)

Tabelle 11. Wolfgang's Klassifikation der Rotatorenmanschettenschäden

„Transverse" ≙	transversale Defektform
„Triangular" ≙	dreieckförmige Defektform
„Massiver" ≙	großer Rotatorendefekt

Da es bei der kompletten Rotatorenmanschettenruptur im Sinne der echten Verletzung, wenn keine subsynoviale Ruptur vorliegt, zum Einriss der Synovialis kommt, ist auch die Hämarthrosebildung obligat. Ein sicherer Nachweis der traumatischen Ruptur gelingt nur arthroskopisch innerhalb der ersten zwei bis drei Wochen. Der Nachweis der Schäden mittels Sonographie und Kernspin ist mit Vorsicht zu beurteilen, da diese Methoden lediglich die Kontinuitätsunterbrechung nachweisen können. Eine sichere Unterscheidung zwischen Ruptur und Defekt ist nicht möglich. Selbst die Histologie versagt nach sechs bis zwölf Wochen in der Aussagekraft. Kernspintomographische Hinweise auf die fettige Degeneration und die Retraktion der Muskelbäuche sind Zeichen des Defektes oder einer veralteten Läsion. Liegen noch indirekte Röntgenzeichen vor, wie Schultereckgelenksarthrose, Oberarmkopfhochstand, Akromionpathologie u. a., so wird der Defekt differentialdiagnostisch zur Ruptur wahrscheinlicher. In Abhängigkeit von der Zeit bis zum Unfallereignis liefert die Arthroskopie mit Betrachtung der Ober- und Unterseite der Rotatorenmanschette eine relativ sichere Aussage.

Eine Klassifikation der partiellen Kontinuitätsunterbrechungen zeigt Ellman (1993). Bis dahin war lediglich eine beobachtende Klassifikation (Tabelle 11) der Rotatorenmanschettenschäden vorgenommen worden (Wolfgang

1974). Für die komplette Kontinuitätsunterbrechung der Rotatorenmanschette sieht Ellman (1993) eine Klassifikation entsprechend der Rissform vor (Tabelle 12), bis schließlich Neer (1990) eine ätiologische Klassifikation einführt (Tabelle 13).

Andere Klassifikationen definieren die Defekte bezüglich der Größe und Retraktion bezogen auf den muskulotendinösen Ansatz. 1990 entwickelt Patte ein Klassifikationssystem, das auf anatomischen und pathologischen Kriterien beruht.

Eine weitere Klassifikation schafft Patte (1990) mit der Einteilung der Defekte gemäß der Topographie in der Sagittalebene (Abb. 8) und in der Frontalebene.

Die Rotatorenpathologie ist auch für die Impingementsymptomatik im Subakromialraum verantwortlich. Hier unterscheidet man das subakromiale Impingement vom subkorakoidalen Impingement (Abb. 9). Bereits 1983 schafft Neer eine Stadieneinteilung des Impingements bezüglich der Rotatorenmanschette (Abb. 10).

Diese klassischen Rotatorenveränderungen sind arthroskopisch sehr gut zu differenzieren. Für das subakromiale Impingement sind differentialdiagnostische Überlegungen erforderlich (Tabelle 14).

Zur Rotatorenpathologie gehört auch die Tendinosis calcarea als Anhäufung von Kalk in der

Tabelle 12. Klassifikation nach der Rissform (mod. nach Ellman 1993)

Defektform	Lokalisation
„Transverse linear"	Supraspinatussehne am Ansatz
„Crescent"	Transverser Riss, auseinandergezogen durch die Infraspinatus- und Subscapularis-Sehne
„L-shaped"	Defekt zwischen M. infraspinatus und M. supraspinatus
„Reverse L"	Defekt im Rotatorenmanschettenintervall
„Trapezoidal"	Defekt am Ansatz von M. infraspinatus und M. supraspinatus
„Massive"	Ausdehnung zwischen M. teres minor und M. subscapularis anterior

Tabelle 13. Klassifikation von Rotatorenmanschettenschäden nach Neer (1990)

Häufigkeit	Alter (Jahre)	Pathologie
90	über 40	am M. suprapinatus lokalisiert
unter 5	unter 40	inkompletter Supraspinatusschaden
selten	unter 40	inkompletter Supraspinatusschaden
selten	jedes Alter	ausgedehnter Rotatorenabriß
unter 5	unter 40	Intervalriss mit Instabilität
selten	über 40	Intervallriss der Subscapularissehne

Subakromiales Impingement in Abduktion

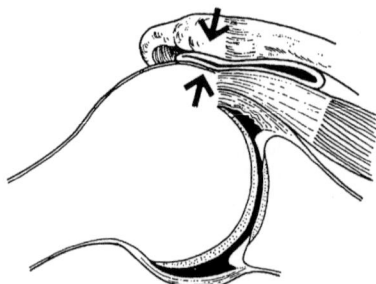

Korakoides Impingement in Adduktion

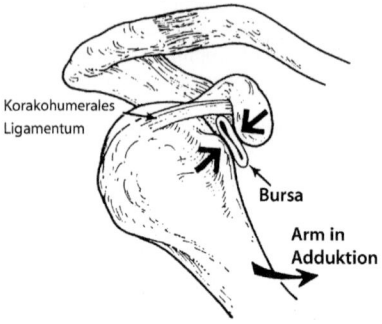

Abb. 9. Subkorakoidales und subakromiales Impingement

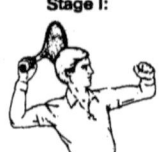

Stage I: **Edema and Hemorrhage**
- typical age <25
- diff. diagnosis subluxation, A/C arthritis
- clinical course reversible
- treatment conservative

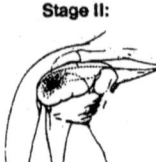

Stage II: **Fibrosis and Tendinitis**
- typical age 25–40
- diff. diagnosis frozen shoulder, calcium
- clinical course recurrent pain with activity
- treatment consider bursectomy; C/A ligament division

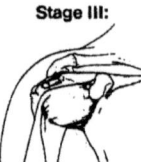

Stage III: **Bone Spurs and Tendon Rupture**
- typical age >40
- diff. diagnosis cervical radiculitis; neoplasm
- clinical course progressive disability
- treatment anterior acromioplasty; rotator cuff repair

Abb. 10. Impingement-Stadien, Originalabbildungen aus Neer (1983)

Tabelle 14. Subakromiales Impingement (Neviaser 1990)

Folgende Unterbegriffe sind dem Subakromial-Impingement zuzuordnen
■ Akromioklavikular-Arthrose
■ Rotatorenmanschettendegeneration bis hin zur degenerativen Defektbildung
■ Subakromiale Osteophyten
■ Os acromiale
■ Tendinosis calcarea
■ Bizepssehnenpathologie
■ Tuberculum majus-Hochstand nach fehlverheilter Fraktur
■ Bursitis calcarea subacromialis

Rotatorenmanschette. Eine Klassifikation gemäß dem Röntgenbild schlägt Weber (1993) vor, daraus kann auch die Therapie abgeleitet werden. Scharfrandiger Kalk sollte operativ entfernt werden, unscharfrandiger Kalk lässt die Spontanheilung erwarten. Die Tendinosis calcarea ist der stumme Kalk in der Rotatorenmanschette.

Bricht dieser entweder ins Gelenk oder in die Bursa ein, wird ein Entzündungsstadium im Sinne der Tendinitis calcarea erreicht.

Die Rotatorenmanschettepathologie ist in 99% der Fälle als unfallunabhängige krankhafte Veränderung zu werten. Es bedarf der Unterscheidung des Rotatorenimpingements, des Rotatorendefekts als Endstadium des Impingements, dies in Abgrenzung zur Rotatorenmanschettenruptur und zum Intervallriss. Letzterer ist mit hoher Wahrscheinlichkeit als Luxationsfolge zu werten.

Pathologie der Subskapularissehne

Als Bestandteil der Rotatorenmanschette gelten vergleichbare ätiologische Überlegungen auch für die Subskapularissehne. Neben Rissformen, die insbesondere die Außenrotation voraussetzen, besteht auch hier ein Impingement, bezeichnet als Pulley-Läsion. Zwischen der Subskapularissehne und der Supraspinatussehne kann es zu Einrissen der Intervallschlinge durch Rotationsscherkräfte kommen. Dieses Pulley-Syndrom führt zu einem Einklemmen der Subskapularissehne am anterioren oberen Glenoidrand (Gerber 2000). Für Risse und Defekte der Subskapularissehne gelten vergleichbare differentialdiagnostische Überlegungen wie für die Supraspinatussehne.

Impingementsyndrome

Impingementsyndrome im Sinne des Einklemmens findet man subakromial (Neviaser 1990), aber auch subkorakoidal (Gerber 1985, Dines 1990). Uthoff (1988) unterscheidet das primäre Impingement vom sekundären Impingement, wobei für das primäre Impingement intrinsische Faktoren verantwortlich sind, beim sekundären Impingement wirken extrinsische Faktoren, z. B. posttraumatisch oder bei Instabilitäten ein. Neer (1983) bezeichnet das Outlet-Impingement und das Non-Outlet-Impingement und Wiedemann (2002) unterscheidet beim Impingement den Druck von oben und den Druck von unten. Eine Sonderform des Impingement ist das Pulley-Syndrom (Gerber 2000) sowie das posterior-superiore Glenoidimpingement (Walch 1992, Jobe 1995), bei dem es sowohl im Sinne einer SLAP-Läsion als auch bei isolierten Labrumverschleißerscheinungen, durch eine Ganglionzystenbildung zu einem Entrapment des Nervus suprascapularis kommen kann.

Labrum

Das Labrum glenoidale als Begrenzung der Schulterpfanne stellt ein periartikuläres Fasersystem dar, aus dem sich dann auch am oberen Labrumrand die Bizepssehne heraus entwickelt. Man unterscheidet Labrumläsionen mit Instabilität und solche ohne Instabilität (Terry 1994). Eine besondere Bedeutung haben die glenohumeralen Bänder zur Stabilisierung der Schultervorderwand, die in unmittelbarem Kontakt zum Labrum glenoidale anatomisch von Bedeutung sind.

Topographisch werden verschiedene Typen der Labrumpathologie unterschieden (Abb. 11). Im Bereich des Bizepsankers findet man die SLAP-Läsion („superior labrum anterior to posterior lesion"), deren erste vier Typen sich auf den oberen Quadranten beschränken, bei Schulterluxationen aber Schäden weiter nach vorne unten auslösen können im Sinne der erweiterten Klassifikation nach Maffet (1995). Im vorderen Labrumbereich findet man im oberen Anteil die Andrews-Läsion als verschleißbedingte Labrumlösung sowie das Foramen labrale als Beginn einer Andrews-Läsion. Im unteren Anteil zeigt sich die Bankart-Läsion, die ALPSA-Läsion sowie die GLAD-Läsion. Gegenüber im hinteren unteren Labrumanteil ist die Bennett-Läsion definiert sowie die „reversed" Bankart-Läsion und im oberen hinteren Anteil die Walch-Läsion als posteriores superiores Glenoid-Impingement mit der Ganglienbildung, die auf den Nervus suprascapularis drücken kann.

Eine Normvariante stellt das Foramen labrale dar sowie der Buford-Komplex. Das Foramen labrale kann ebenso wie die Andrews-Läsion als verschleißbedingte Lösung des Labrums am vorderen oberen Rand gewertet werden diese Labrumpathologie bedarf der strengen Abgrenzung zur Bankart-Läsion (Bankert 1923). Die Bankart-Läsion ist die typische Verletzung des vorderen unteren Labrums, entstanden durch die Schulterluxation. Eine Klassifikation liegt nach Rowe (1988) vor (Abb. 12).

Die ALPSA-Läsion (Neviaser 1993) bedeutet eine veraltete Bankart-Läsion, bei der das Labrum und das Ligamentum glenohumerale inferius vom vorderen Skapulahals deperiostiert sind und einen Narbenwulst am Boden der Periosttasche bilden. Die GLAD-Läsion stellt einen Knor-

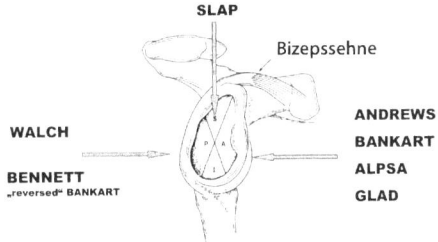

Abb. 11. Örtliche Zuordnung der Labrumläsionen

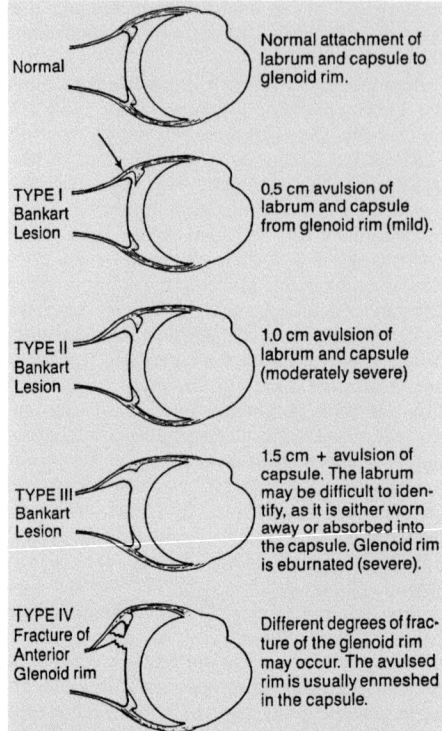

Abb. 12. Bankart-Läsion – Klassifikation, Originalabbildung aus Rowe (1988)

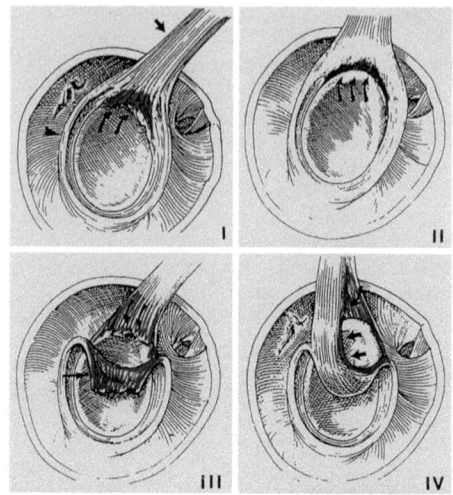

Abb. 13. Klassifikationen der SLAP-Läsionen, Originalabbildung aus Snyder (1990)

peldefekt an der Übergangszone zum Labrum ohne wesentliche Ablösung desselben dar. Diese Veränderung soll eine direkte Traumafolge sein ohne Instabilität, aber mit Schmerzen verbunden.

Die Bennett-Läsion (Bennett 1941, in Ferrari 1994) ist eine postero-inferiore Labrumläsion mit extraartikulärer Ossifikation, intraartikulärem Labrumschaden und intraartikulärem Rotatorenschaden. Sie muss abgegrenzt werden von der „reversed" Bankart-Läsion als Folge einer hinteren Schulterluxation. Die Walch-Läsion (1993) ist als oberes hinteres Glenoidimpingement definiert.

Die Klassifikation der SLAP-Läsion sieht vier Typen nach Snyder (1990) vor: Erweiterte SLAP-Läsionen, wie sie bei der Schulterluxation auftreten (Maffet 1995), der knöcherne Ausriss wird von Iannotti 1992 beschrieben, der Typ IX nach Burkhart (1992) bedeutet eine SLAP-Läsion einschließlich Bizepssehnenabriss. Die klassische Typisierung nach Snyder (1990) unterscheidet vier Typen (Abb. 13), wobei Typ II nach Morgan (1998) in Typ A, B und C unterteilt wird. Der Typ I nach Snyder (1990) ist eine partielle Lösung des Labrums im Bereich der vorderen und hinteren kranialen Zirkumferenz, der Typ II eine komplette Lösung des Labrum-Bizepssehnenankers, der Typ III eine korbhenkelartige Lösung des Labrums bei intaktem Bizepssehnenanker, und der Typ IV eine korbhenkelartige Lösung des Labrums mit zusätzlichem Einriss im Ansatzbereich der langen Bizepssehne.

Die Typisierung nach Maffet (1995) mit Typ V bis VII (Abb. 14) sieht beim Typ V eine SLAP-Läsion II mit antero-inferiorer Bankart-Läsion vor, der Typ VI eine SLAP-Läsion II mit instabiler Lappenrissbildung des Labrums im Bereich des Bizepssehnenankers, der Typ VII eine SLAP-II-Läsion und eine anteriore Ausdehnung des Labrumrisses bis zum Ligamentum glenohumerale medium. Von all diesen Typen sind nach Weber und Jerosch (2000) lediglich die Labrumläsionen unfallbedingt zu erklären, die nach traumatischer Schulterluxation auftreten.

Prozess hinzuweisen (Apoil 1977), da insbesondere die unmittelbare Nachbarschaft auch mit entzündlichen Veränderungen eine gleichzeitige Beteiligung wahrscheinlich macht.

Die Klassifikation der intraartikulären Bizepssehnenschäden sieht vier Typen vor:
1. Kolbige Degeneration
2. Auffaserung
3. Verdünnung
4. Spontanruptur

Für die Beurteilung der Bizepssehne gelten die gleichen Kriterien wie für alle großen Sehnen. Gerade an der Bizepssehne, und in Kenntnis der gemeinsamen pathologischen Veränderungen mit der Rotatorenmanschette, kommt dem Missverhältnis zwischen Belastung und Belastbarkeit eine besonders große Bedeutung zu.

Bevor eine Bizepssehne traumatisch bedingt reißt, entsteht eher eine Bizepssehnenluxation. Diese finden wir als Traumafolge bei der Schulterluxation, verschleißbedingt häufig bei den Impingementsyndromen im Rahmen der Rotatorenmanschettenpathologie. Die Definition sieht die Luxation der Sehne vor die Subskapularissehne und hinter die Subskapularissehne vor (Abb. 15, 16). Subluxationsmechanismen sind möglich.

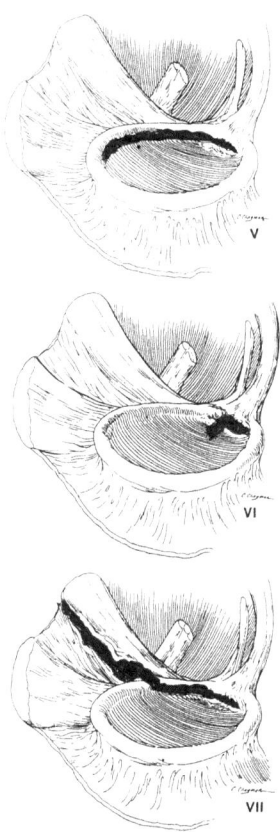

Abb. 14. Klassifikation der SLAP-Läsionen, Originalabbildung aus Maffet (1995)

Bizepssehnenpathologie

In aller Regel verläuft die Bizepssehne intraartikulär, es gibt Normvarianten mit teilweiser Umscheidung der Bizepssehne durch die Synovialis, auch mit kräftigeren Strukturen im Sinne eines sog. Mesotenon. Die Bizepssehne kann auch nicht angelegt sein (Mariani 1997). Die Kontinuitätsunterbrechung der Bizepssehne intraartikulär wird bereits von Glatthaar (1939) als „schleichender Sehnenriss" bezeichnet. Diese zum Teil mechanisch bedingten Verschleißerscheinungen in der unmittelbaren Nähe der Rotatorenmanschette (meist beginnen die Verschleißerscheinungen an der Oberseite der Bizepssehne) scheinen auf einen gemeinsamen

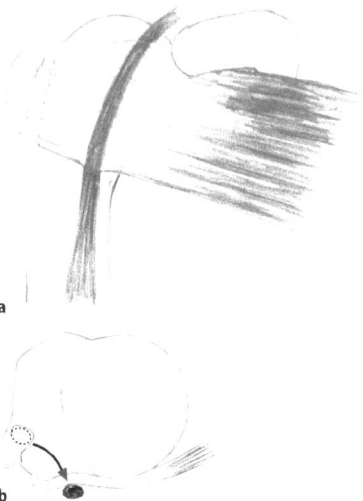

Abb. 15 a, b. Bizepssehnenluxation vor die Subskapularissehne

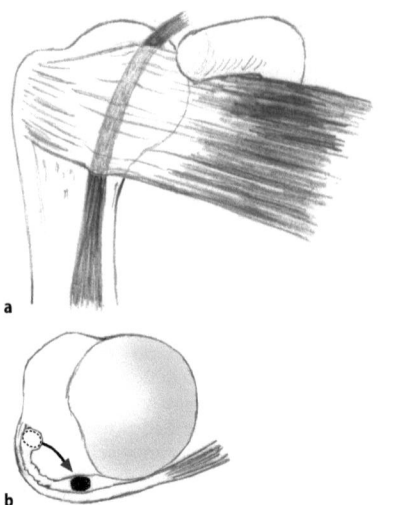

Abb. 16a, b. Bizepssehnenluxation unter die Subskapularissehne

Instabilitäten

Definitionsgemäß ist eine Schulterinstabilität die Unfähigkeit den Oberarmkopf zentriert in der Fossa glenoidalis zu halten. Die Schulterluxation ist nur eine Möglichkeit von vielen, die zu einer Schulterinstabilität führt oder führen kann. Die Einteilung der Schulterinstabilitäten nach Neer und Forster (1980) sieht die Berücksichtigung der Instabilitätsrichtung vor. Meist ist diese nach antero-inferior gerichtet, seltener nach dorsal. In etwa 55 der Fälle soll eine multidirektionale Instabilität vorliegen. Darunter versteht man eine dreidimensionale Luxationsrichtung, also nach vorne, nach hinten und nach unten. Von dieser dreidirektionalen Instabilität ist die dreidirektionale Hyperlaxität abzugrenzen. Ursprünglich wurde zwischen einer traumatischen und einer nichttraumatischen Instabilität unterschieden. Die traumatische Instabilität (TUBS) soll auf einem adäquat traumatischen Mechanismus beruhen, der zu einer Instabilität in einer Richtung führt und durch eine Bankart-Läsion charakterisiert ist. Normalerweise wird diese Instabilität chirurgisch behandelt (T = traumatisch, U = unidirektional, B = Bankart-Läsion, S = Surgery). Die atraumatische Schulterluxation (AMBRII) ist eine Instabilität, die atraumatisch entsteht, mit einer multidirektionalen Laxität verbunden ist und häufig bilateral auftritt. Die Behandlung erfolgt durch konservative Reha-Maßnahme. Versagt diese, so sollte eine chirurgische Intervention erfolgen mit dem Verschluss des Rotatorenintervalls in Kombination mit einem inferioren Kapselshift (A = atraumatisch, M = multidirektional, B = bilateral, R = Reha, I = Intervall, I = inferiorer Kapselshift). Diese Klassifikation nach Matsen (1994) sieht nicht die Mischform aus Trauma und Schultergelenkshyperlaxität vor.

Die aktuelle Klassifikation ist die nach Gerber (1986), hier wird zwischen Instabilität und Hyperlaxität unterschieden sowie zwischen indirekt traumatischer und atraumatischer Instabilität, wobei die Hyperlaxität mit einer Instabilität kombiniert sein kann. Diese Klassifikation sieht sechs Typen vor (Tabelle 15).

Schließlich ergänzt Bayley (1982) die Unterscheidung traumatisch und atraumatisch mit der muskulären Dysplasie.

Somit werden vier Begriffe zur Beurteilung der Schulterinstabilität verwendet:
- Laxität
- Hyperlaxität
- Instabilität
- Hypermobilität.

Einteilungen der Schulterinstabilitäten werden meist auf die Schulterluxation bezogen, erst in neuerer Zeit wird die Instabilität als solche klassifiziert. Im Schema nach Gallie (1948) kommt die wesentliche Unterscheidung der Einteilung zwischen Erstluxation und sich wiederholender Luxation zum Ausdruck im Vergleich zur Dauerluxation (Tabelle 16). Der Unterscheidung zwischen Erstluxation und rezidivierender Luxation kommt eine besondere Bedeutung zu, da die Reluxationshäufigkeit von nahezu 100% beim Kind bis etwa 0% beim alten Menschen sich ändert (Abb. 17). Die Einteilung in fünf Kategorien einer Schulterluxation wird dann von Rowe

Tabelle 15. Klassifikation der Schulterinstabilität nach Gerber (1986)

I	Chronisch verhakte Luxation
II	Unidirektionale Instabilität **ohne** Hyperlaxität
III	Unidirektionale Instabilität **mit** multidirektionaler Hyperlaxität
IV	Multidirektionale Instabilität **ohne** Hyperlaxität
V	Multidirektionale Instabilität **mit** multidirektionaler Hyperlaxität
VI	Willkürliche Instabilität

Tabelle 16. Einteilung der Schulterinstabilität – Schema nach Gallie (1948)

Schulterinstabilität
I. **Erstluxation (echtes Trauma)**
II. **Wiederholte oder habituelle Luxation**
1) Exogene Luxation
a) traumatisch (auch geringes Trauma)
b) pathologisch (Hypoplasie der Pfanne etc.)
2) Endogene Luxationen
a) willkürliche (z. B. Marfan-Syndrom, Ehlers-Danlos-Syndrom)
b) unwillkürliche (klonisch-tonische Krämpfe)
III. **Dauerluxation (vollkommene Instabilität)**

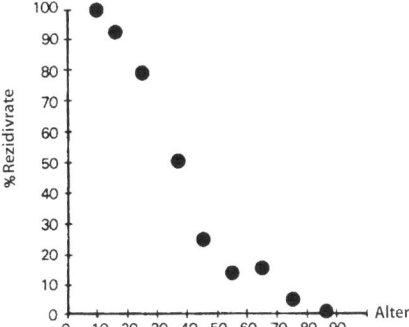

Abb. 17. Abnahme der Rezidivhäufigkeit bei nicht oder konservativ behandelter traumatischer Schulterluxation (Kessel 1986)

Tabelle 17. Instabilitäten der Schulter (nach Rowe 1988)

Kategorien	Pathomorphologische Substrate
1. Traumatisch	1. Bankart-Läsion
2. Atraumatisch	2. Instabilität
3. Vorübergehend	3. Hill-Sachs-Läsion
4. Willkürlich	4. Glenoidfraktur
5. Unwillkürlich	5. Muskuläres Glenoidshifting
	6. Ruptur

Tabelle 18. Klassifikation der „recurrent dislocation" (nach Neer 1990)

Ätiologie	
▪ **Atraumatisch**	angeborene Hypermobilität
▪ **Traumatisch**	eine größere Verletzung
▪ **Erworben**	wiederholte, kleinere Verletzungen

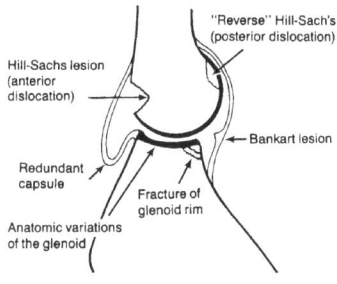

Abb. 18. Anatomische Läsionen bei der Schulterluxation, Originalabbildung aus Rowe (1988)

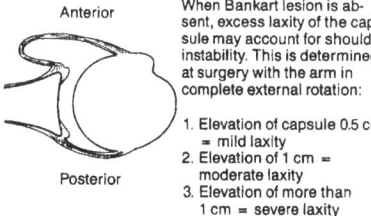

Abb. 19. Klassifikation der Gelenkkapsellaxität, Originalabbildung aus Post (1988)

(1988) auf anatomische Strukturen bezogen (Tabelle 17). Damit entsteht das typische pathomorphologische Substrat, das die stattgehabte Schulterluxation charakterisiert (Abb. 18).

Demgegenüber sind die Gelenkkapsellaxitäten zu erwähnen, die von Post (1988) eingeteilt werdun (Abb. 19). Eine Klassifikation der „recurrent dislocation" sieht dann Neer (1990) vor (Tabelle 18). Aus der Überlegung, dass nicht die komplette Luxation entstehen muss, kommt es zur Einteilung und Abgrenzung der Luxation von der Subluxation (Tabelle 19). Watson (1991) schlägt eine genauere Betrachtung der Pathomorphologie vor.

Weitere Klassifikationen bezüglich der Instabilität stammen von Hedtmann (2002) und Gohlke (2002). Hedtmann unterscheidet nach Ursache, Instabilitätsrichtung und Zustand der kapsuloligamentären Strukturen sowie auch der motorischen Situation (Tabelle 20). Gohlke (2002) teilt bei den Instabilitäten das Ausmaß der translatorischen Verschieblichkeit in der Horizontalebene ein.

Tabelle 19. Luxation und Subluxation (nach Watson 1991)

1. Rezidivierende, traumatische vordere Verrenkung
2. Rezidivierende, traumatische vordere Subluxation
3. Rezidivierende, hintere Verrenkung oder Subluxation
4. Multidirektionale Instabilität

Tabelle 20. Einteilung der Instabilitäten des Glenohumeralgelenkes (Hedtmann 2002)

- **Nach Ursache:**
  - traumatisch
  - atraumatisch
  - repetitiv-mikrotraumatisch
- **Nach Instabilitätsrichtung:**
  - unidirektional
  - bidirektional
  - multidirektional
- **Nach der kapsuloligamentären Konstitution:**
  - Instabilität ohne Hypermobilität
  - Instabilität mit Hypermobilität
- **Nach motorischer Kontrollsituation:**
  - unwillkürliche Instabilität
  - willkürliche Instabilität
    a) positionell demonstrierbare Instabilität
    b) habituell-willkürliche Instabilität

Schließlich kommt Gerber (1997) zu der Überzeugung, dass die uni- von der multidirektionalen Instabilität abgegrenzt werden muss mit der Unterscheidung mit oder ohne Hyperlaxität (Tabelle 21).

Zur Beurteilung des pathomorphologischen Substrates wird die Festlegung des Orts der Läsion gefordert (Nebelung 2001). Dies kann bezüglich der ligamentären Strukturen glenoidal, kapsulär und humeral sein. Der humerale ligamentäre Abriss ist die Hagl-Läsion, die kapsuläre Schädigung wäre eine intraligamentäre Ruptur und die glenoidale ligamentäre Schädigung ist dem Oberbegriff der Bankart-Läsion zuzuordnen. Am häufigsten sind die klassischen Bankart-Läsionen mit etwa 80%, gefolgt von verschiedenen Varianten (Abb. 20), es liegt jedoch immer eine Schädigung des Ligamentum glenohumerale anterior inferior vor.

Während bei der vorderen Schulterluxation die Bankart-Läsion sowie die typische Hill-Sachs-Läsion dorsokranial als Folge des Ereignisses gefordert wird, findet man bei der hinteren Schulterluxation die „reversed" Hill-Sachs- und die „reversed" Bankart-Läsion.

Weitere pathomorphologische Substrate der Schulterluxation sind die Intervallrisse in der Rotatorenmanschette bei Patienten über dem 40. Lebensjahr in einer Häufigkeit von 30 bis 80% (Petterson 1942), aber auch der Ausriss der Supraspinatussehne oder der Subskapularissehne als knöcherne Ausrissverletzung. Bei der knöchernen Supraspinatussehnenausrissverletzung bedarf es der Überlegung, ob diese Verletzung durch direkte Krafteinwirkung oder durch Zug am Sehnenansatz als tatsächliche Ausrissverletzung zu werten ist.

Sowohl die Luxation nach vorne als auch die Luxation nach hinten hinterlassen nicht nur auf der Seite der Luxationsrichtung einen Schaden, sondern immer auch an der gegenüberliegenden Kapselwand. Dies bedeutet, dass auch hier Kapselrupturen entstehen können, die dann z. B. bei der hinteren Schulterverrenkung dazu Anlass geben, eine vordere Stabilisierung vorzunehmen (Abb. 21). Die Unterscheidung der pathomorphologischen Substrate bei der Subluxation und Komplettluxation sieht vor, dass bei der teilweisen traumatischen Instabilität eine Bankart-Läsion, evtl. auch eine SLAP-Läsion, entsteht mit Einblutung ins Gelenk. Bei der kompletten Dislokation sind Bankart-Läsion, Hill-Sachs-Delle u. a. wahrscheinlich. Bei rezidivierenden Formen ist mit der Luxationstasche nach vorne zu rechnen (Tabelle 22). Overuse-bedingte Instabilitäten führen zu anderen pathomorphologischen Substraten, so bei der teilweisen Überlastung nach vorne zur Pulley-Läsion, zur Andrews-Läsion oder auch zu einem Rotatorenmanschettenimpingement.

Tabelle 21. Klassifikation der Schulterinstabilität nach Gerber (1997)

I	Chronische Luxation
II	Unidirektionale Instabilität ohne Hyperlaxität
III	Unidirektionale Instabilität mit multidirektionaler Hyperlaxität
IV	Multidirektionale Instabilität ohne Hyperlaxität
V	Multidirektionale Instabilität mit multidirektionaler Hyperlaxität
VI	Uni- oder multidirektionale willkürliche Luxation

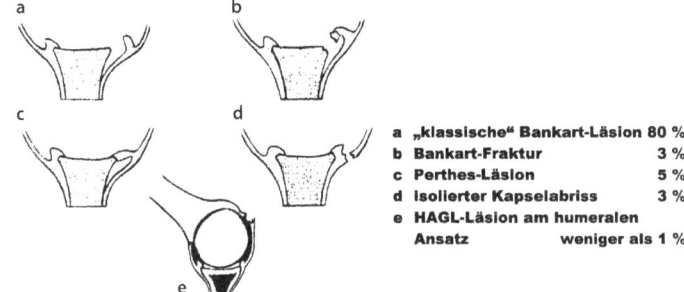

Abb. 20. Einteilung der vorderen Kapsel-Band-Läsionen bei der Schulterluxation, Originalabbildung aus Nebelung (2001)

a „klassische" Bankart-Läsion 80 %
b Bankart-Fraktur 3 %
c Perthes-Läsion 5 %
d Isolierter Kapselabriss 3 %
e HAGL-Läsion am humeralen Ansatz weniger als 1 %

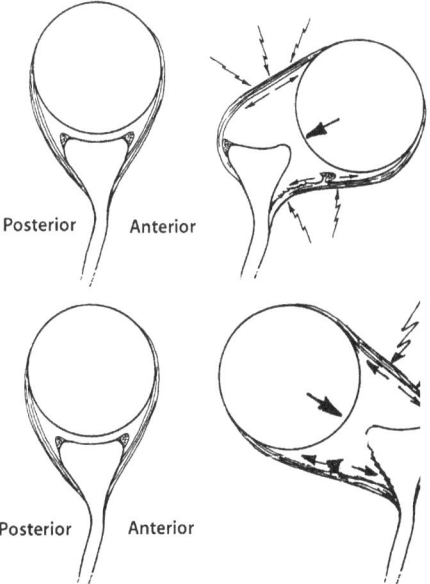

Abb. 21. Pathomorphologische Substrate bei der vorderen und hinteren Schulterluxation

Tabelle 22. Pathomorphologische Substrate bei teilweiser und kompletter Instabilität

Instabilität	Teilweise	Komplett
Traumatisch	Bankart, SLAP (?) Hämarthrose	Bankart, Hill-Sachs, RM-Intervall, BS-Luxation Hämarthrose Luxationstasche
„overuse"	post. Impingement Pulley-Läsion Andrews-Läsion RM-Impingement Erguss	

Glenoidfrakturen

Frakturen des Schulterglenoids werden nach Ideberg (1984) eingeteilt. Der Typ I entspricht der typischen knöchernen Bankart-Läsion als knöcherne Abrissverletzung des Ligamentum glenohumerale inferius von der vorderen unteren Gelenkpfannenkante. Eine vergleichbare knöcherne Läsion ist auch bei der hinteren Schulterluxation am unteren dorsalen Pfannenrand bekannt. Bei Luxationen sind auch größere Pfannenabbrüche möglich (Typ II) als quere oder auch als schräge kaudale Glenoidabscherfrakturen. Die weiteren Typen III bis V sind dann den Skapulafrakturen zuzuordnen.

Oberarmkopfbrüche

Oberarmkopfbrüche sind Problembrüche, da sie zur Humeruskopfnekrose neigen. Durch die Verletzung selbst kommt es zur Durchblutungsunterbrechung, vier Durchblutungsbezirke können der 4-Fragment-Einteilung von Codman (1934) zugeordnet werden. Gemäß der Zuordnung der einzelnen Kopffragmente sind aus der Grundüberlegung der vier Fragmente 16 Untertypen abzuleiten (Abb. 22). Diese nicht einfache Klassifikation wurde abgeändert, es entstand die Neer-Klassifikation (1970), die als Grundlage der Einteilung anatomische Strukturen zuordnet, heute favorisiert man die AO-Einteilung.

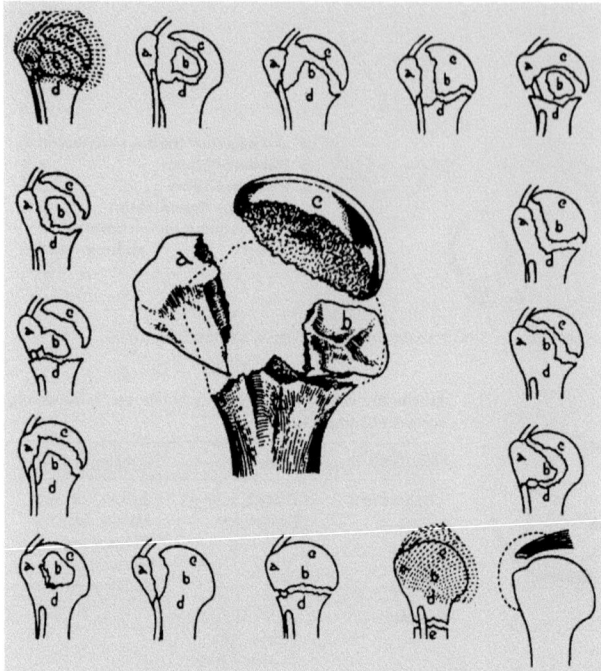

Abb. 22. Klassifikation der Oberarmkopfbrüche, Originalabbildungen aus Codman (1934)

Zusammenfassung

Pathomorphologische Substrate dienen als Grundlage für die Beurteilung eines Schadens, der nach einem angeschuldigten Unfallereignis meist durch eine synergistische Diagnostik festgestellt wird. Für die gesetzliche Unfallversicherung ist es von Bedeutung festzustellen, ob der eingetretene Schaden rechtlich wesentlich auf das Unfallereignis zurückzuführen ist. Allein die Feststellung des pathomorphologischen Substrates ist häufig nicht ausreichend, um diese Frage zu beantworten. In aller Regel bedarf es einer kritischen Zusammenfassung der Gesamtsituation, um dann im Einzelfall die Kausalität zu beurteilen.

Literatur

Apoil A, Dautry P, Moinet P, Koechelin P (1977) A propos de 70 interventions pour syndrome dit de Rupture de la coiffe des Rotateurs de l'epaule. Rev Chir Orthop (Suppl) 11:63

Bandi W (1977) Die retropatellaren Kniegelenkschäden. In: Burri C, Herfarth C, Jäger M (Hrsg) Aktuelle Probleme in Chirurgie und Orthopädie 4. Huber, Bern Stuttgart Wien

Bankart ASB (1923) Recurrent or habitual dislocation of the shoulder. Br Med J 11:1132f

Bauer M, Jackson RW (1988) Chondral lesions of the femoral condyles: a system of arthroscopic classification. Arthroscopy 4:97–102

Bayley I, Kessel L (Hrsg) (1982) Shoulder Surgery. Springer, Berlin Heidelberg New York

Burkhart SS, Fox DL (1992) SLAP lesions in association with complete tears of the long head of the biceps tendon: a report of two cases. The Journal of Arthros Rel Surg 8(1):31–35

Calandra JJ, Baker CL, Uribe J (1989) The incidence of Hill-Sachs lesions in initial anterior shoulder dislocations. Arthroscopy 5/4:254–257

Codman AE (1934) The shoulder. Miller & Co, Brooklin

Cofield RH, Lanzer WL (1985) Pathology of rotator cuff tearing in methods of tendon repair (abstract). Orthop Trans 9:42

Dines MD, Warren RF, Inglis AE, Pavlow H (1990) The Coracoid Impingement Syndrome. J Bone Joint Surgery 72-B:314-316

Ellman H (1991) Surgical treatment of rotator cuff rupture. In: Watson MS (ed) Surgical disorders of the shoulder. Churchill Livingstone, Edinburgh London pp 283-291

Ellman H (1993) Rotator cuff disorders. In: Ellman H, Gartsman GM (eds) Arthroscopic shoulder surgery and related disorders. Lea & Febiger, Philadelphia, pp 98-119

Ferrari JD, Ferrari DA, Coumas J, Pappas AM (1994) Posterior ossification of the shoulder: the Bennett lesion. Etiology, diagnosis, and treatment. Am J Sports Med 22/2:171-176

Ficat P, Hungerford DS (1977) Disorders of the patellofemoral joint. Masson, Paris

Fukuda H, Mikassa M, Ogawa K (1983) The partial thickness tear of the rotator cuff. Orthop Trans 7:137

Gallie WE, Lemesurier AB (1948) Recurring dislocation of the shoulder. J Bone Joint Surg 30-B:9

Gerber Ch, Ganz R (1985) Schulterinstabilitäten. Med Orthop Techn 105:121-125

Gerber Ch, Ganz R (1986) Diagnostik und kausale Therapie der Schulterinstabilitäten. Unfallchirurg 89: 418-428

Gerber Ch (1997) Observations on the classification of instability. In: Warner JP, Iannotti JP, Gerber C (eds) Complex and recision problems in shoulder surgery. Lippincott-Raven, Philadelphia, pp 9-19

Gerber Cg, Sebesta A (2000) Impingement of the deep surface of the subscapularis tendon and the reflection pulley on the anterosuperior glenoid rim: a preliminary report. J Shoulder Elbow Surg 9:483-490

Glatthaar E (1939) Zur Pathologie der Periarthritis humroscapularis. Dtsch Z Chir 251:414

Gohlke F, Hedtmann A (2002) Schulter. In: Wirth CJ, Zichner L (Hrsg) Orthopädie und Orthopädische Chirurgie. Thieme, Stuttgart

Harryman DT, Mack LA, Wang KY, Jackins SE, Richardson ML, Matsen FA (1991) Repairs of the Rotator Cuff. J Bone Joint Surg 73-A(7):982-989

Hedtmann A, Heers G, Hammer I (2001) Charakteristika isolierter und kombinierter Subscapularis-Rupturen. Vortrag: Deutsche Vereinigung für Schulter- und Ellenbogenchirurgie e.V. 8. Jahrestagung 15.-16.06.01, München

Hedtmann A (2002) Terminologie. In: Wirth CJ, Zichner L (Hrsg) Orthopädie und Orthopädische Chirurgie. Thieme, Stuttgart

Hille E (1988) Arthroskopische Behandlung der Erkrankung des patellofemoralen Gelenkes. Arthroskopie 1:124-131

Iannotti JP, Wang ED (1992) Avulsion fracture of the supraglenoid tubercle: a variation of the SLAP lesion. J Shoulder Elbow Surg 1/1:26-30

Ideberg R (1984) Fractures of the scapula involving the glenoid fossa. In: Bateman JE, Welsh RP (eds) Surgery of the shoulder. Mosby, St. Louis Toronto London, pp 63-66

Jobe CM (1995) Posterior superior glenoid impingement: expanded spectrum. Arthroscopy 11/5:530-536

Kessel L (1986) Clinical disorders of the shoulder. Churchill Livingstone, Philadelphia

Maffet MW, Gartsman GM, Moseley B (1995) Superior Labrum-Biceps Tendon Complex Lesions of the Shoulder. Am J Sports Med 23/1:93-98

Metcalf RW (1982) An arthroscopic method for lateral release of the subluxating or dislocating patella. Clin Orthop 167:9-18

Mariani PP, Bellelli A, Botticella C (1997) Arthroscopic absence of the long head of the biceps tendon. Arthroscopy 13(4):499-501

Matsen FA, Lippit SB, Didles GA, Harryman DT (1994) Practical evaluation and management of the shoulder. Saunders, Philadelphia, pp 59-111

Morgan CD, Burkhart SS, Palmeri M, Gillespie M (1998) Type II SLAP Lesions: Three subtypes and their relationships to superior instability and rotator cuff tears. Arthroscopy 14/6:553-565

Müller W (1982) Das Knie. Springer, Heidelberg

Nebelung W (2001) Klassifikation der rezidivierenden Schulterinstabilität. Z Orthop 139:M84-M87

Neer CS (1970) Displaced proximal humeral fractures, part I: classification and evaluation. J Bone Joint Surg 52-A:1090-1103

Neer CS (1970) Displaced proximal humeral fractures, part II: Treatment of three-part and four-part displacement. J Bone Joint Surg 52-A:1077-1089

Neer CS, Forster CR (1980) Inferior capsular shift for unvoluntary inferior and multidirectional instability of the shoulder. J Bone Joint Surg 62-A:897-908

Neer CS II, Graig EV, Fukuda H (1983) Cuff-tear arthropathy. J Bone Joint Surg 65-A:1232-1244

Neer CS II (1990) Cuff tears, biceps lesions, and impingement. In: Neer CS II (ed) Shoulder Reconstruction. WB Saunders, Philadelphia, pp 63-70

Neviaser RJ, Neviaser TJ (1990) Observation on Impingement. Clin Orthop Relat Res 254:60-63

Neviaser RJ, Neviaser TJ, Neviaser JS (1993) Anterior dislocation of the shoulder and rotator cuff rupture. Clin Orthop Relat Res 291:103-106

Outerbridge RE (1961) The etiology of chondromalacia patellae. J Bone Joint Surg 43-B:752-757

Patte D (1990) Classification of rotator cuff lesions. Clin Orthop Relat Res 254:81-86

Post M (1988) Miscellaneous Painful Shoulder Conditions. In: The shoulder. Lea & Febiger, Philadelphia, pp 322-330

Rowe CR (1988) The Shoulder. Churchill Livingstone, New York

Snyder SJ, Karzel RP, Delpizzo W, Ferkel RD, Friedman MJ (1990) SLAP lesions of the shoulder. Arthroscopy 6/4:274-279

Terry GC, Friedman SJ, Uhl TL (1994) Arthroscopically treated tears of the glenoid labrum. Factors influencing outcome. Am J Sports Med 22/4:504-512

Uhthoff HK, Sarkar K, Löhr J (1988) Die Pathologie der Rotatorenmanschette. H Unfallheilkunde 195: 125–131

Uhthoff HK, Sarkar K (1991) Classification and definition of tendinopathies. Clin Sports Med 10(4):707–720

Walch G, Boileau P, Noel E, Liotard JP (1992) Posterio-superior glenoid impingement on diagnostic arthroscopy. J Shoulder Elbow Surg 1:238–245

Watson MS (ed) (1991) Surgical disorders of the shoulder. Churchill Livingstone, Edinburgh London Melbourne New York

Weber SC (1993) Arthroscopic "Mini-OPEn" Technique in the treatment of ruptures of the long head of the biceps. Arthroscopy 9:3

Weber M, Jerosch J (2000) Die Schäden des Labrum glenoidale und ihre Begutachtung. Z Orthop 138: 487–491

Wolfgang GL (1974) Surgical repair of tears of the rotator cuff of the shoulder. J Bone Joint Surg 56-A:14–25

Fortbildung Orthopädie · Traumatologie

Die ASG-Kurse der DGOOC

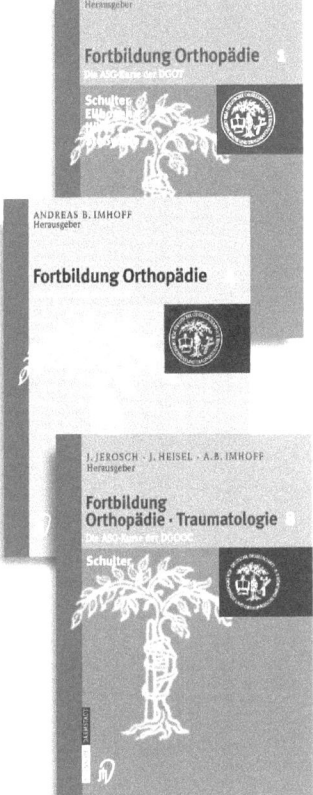

In dieser Reihe sind bereits erschienen:

Band 1
Schulter / Ellbogen / Hüfte / Stoßwelle
1999. 267 Seiten. 169 Abb. 31 Tab. Brosch.
EUR 49,95**; sFr 80,-
ISBN 3-7985-1148-9

Band 2
Wirbelsäule
1999. 136 Seiten. 72 Abb. Brosch.
EUR 49,95**; sFr 80,-
ISBN 3-7985-1149-7

Band 3
Knie
2000. 172 Seiten. 136 Abb. 10 Tab. Brosch.
EUR 49,95**; sFr 80,-
ISBN 3-7985-1181-0

Band 4
Fuß
2000. 155 Seiten. 106 Abb. 11 Tab. Brosch.
EUR 49,95**; sFr 80,-
ISBN 3-7985-1182-9

Band 5
MRT
2001. 178 Seiten. 153 Abb. 15 Tab.Brosch.
EUR 49,95*; sFr 80,-
ISBN 3-7985-1183-7

Band 6
CAOS - Computer Assisted Orthopedic Surgery
2002. 120 Seiten. 76 Abb. 22 Tab. Brosch.
EUR 49,95*; sFr 80,-
ISBN 3-7985-1184-5

Band 7
Knorpelschaden
2003. 129 Seiten. 114 Abb. 22 Tab. Brosch.
EUR 49,95*; sFr 80,-
ISBN 3-7985-1405-4

Band 8
Schulter
2004. 160 Seiten. 150 Abb. Brosch.
EUR 49,95*; sFr 80,-
ISBN 3-7985-1441-0

Herausgeber Bände 1-6:
A. B. Imhoff
Herausgeber ab Band 7:
J. Jerosch, J. Heisel,
A. B. Imhoff

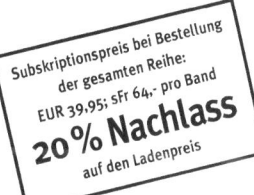
Subskriptionspreis bei Bestellung der gesamten Reihe: EUR 39,95; sFr 64,- pro Band
20% Nachlass auf den Ladenpreis

STEINKOPFF DARMSTADT

STEINKOPFF DARMSTADT • Postfach 100462 • 64204 Darmstadt/Germany • www.steinkopff.springer.de

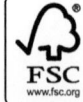

MIX
Papier aus verantwortungsvollen Quellen
Paper from responsible sources
FSC® C105338

If you have any concerns about our products,
you can contact us on
ProductSafety@springernature.com

In case Publisher is established outside the EU,
the EU authorized representative is:
**Springer Nature Customer Service Center GmbH
Europaplatz 3, 69115 Heidelberg, Germany**

Printed by Libri Plureos GmbH
in Hamburg, Germany